U0304413

现代口腔疾病诊疗聚焦

马国兰 ◎著

黑龙江科学技术出版社

图书在版编目(CIP)数据

现代口腔疾病诊疗聚焦 / 马国兰著. -- 哈尔滨：
黑龙江科学技术出版社，2022.6（2023.1重印）
ISBN 978-7-5719-1373-1

Ⅰ.①现… Ⅱ.①马… Ⅲ.①口腔疾病–诊疗 Ⅳ.
①R78

中国版本图书馆CIP数据核字(2022)第065718号

现代口腔疾病诊疗聚焦
XIANDAI KOUQIANG JIBING ZHENLIAO JUJIAO

作　　者	马国兰
责任编辑	陈元长
封面设计	刘彦杰
出　　版	黑龙江科学技术出版社
	地址：哈尔滨市南岗区公安街70-2号　邮编：150007
	电话：（0451）53642106　传真：（0451）53642143
	网址：www.lkcbs.cn
发　　行	全国新华书店
印　　刷	三河市元兴印务有限公司
开　　本	787mm×1092mm　1/16
印　　张	17.75
字　　数	416千字
版　　次	2022年6月第1版
印　　次	2023年1月第2次印刷
书　　号	ISBN 978-7-5719-1373-1
定　　价	52.00元

前　言

口腔疾病是临床的常见病和多发病,因其初期症状不明显,容易被人们忽视,从而引发更为严重的后果。口腔疾病不但影响口腔功能,还会对全身各系统的功能和心理健康产生一定的影响。随着口腔疾病发病率的提高和发病范围的扩大,越来越多的人意识到了口腔疾病的危害。随着医疗技术、医疗器材的不断发展,新方法、新技术层出不穷。为了既能反映近年来口腔技术的成果,又能对临床实践起到很好的指导作用,编者在查阅大量国内外资料的基础上,结合多年来的临床实践经验,编写了本书,以满足广大基层口腔医师的需求,解决一些临床治疗的实际问题。

本书内容主要涵盖口腔颌面部解剖、牙体慢性损伤、牙髓病、根尖周病、口腔颌面部炎症等,从病因病理、发病机制、临床表现、诊断与鉴别诊断、治疗等方面较为详细地阐述了临床常见的口腔疾病。本书是一部简明的口腔学专著,既体现目前口腔领域的理论与技术的新进展,又体现这些新进展在临床方面的实用性、可用性、易用性、科学性、新颖性的特点,内容深广、结构严谨,希望本书能成为帮助各级医院的临床口腔医师提高临床工作能力的良师益友。

虽然编写此书时参阅了大量相关专业的书籍,但由于能力有限,加之时间仓促,难免会存在不妥与错误之处,望广大读者予以批评指正。

编　者

目　录

第一章 口腔颌面部解剖

第一节 口腔及颌面部的区域划分

口腔颌面部是口腔与颌面部的统称。上起发际,下至下颌骨下缘或舌骨水平,两侧至下颌支后缘或颞骨乳突之间的区域,通常称为颜面部。以经过眉间点、鼻下点的两条水平线为界,可将颜面部分为三等分(图1-1),即上1/3、中1/3和下1/3。颜面部的中1/3和下1/3两部分组成颌面部,上1/3区域称为颅面部,即颌面部是以颌骨为主要骨性支撑的区域,而颅面部则是以颅骨(额骨)为主要骨性支撑的区域。现代口腔医学,尤其是口腔颌面外科学的研究已扩展到上至颅底、下至颈部的区域,但不涉及此区域内的眼、耳、鼻、咽等组织器官。

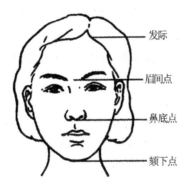

图1-1 面部三等分图

口腔颌面部的解剖区域可分为额面区、眶区、眶下区、颞面区、鼻区、唇区、颏区、颊区、腮腺咬肌区、颧区(图1-2)。

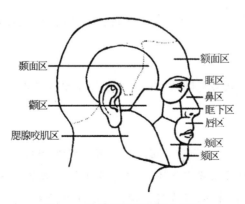

图1-2 口腔颌面部解剖分区图

口腔位于颌面部区域内,是指由牙齿、颌骨及唇、颊、腭、舌、口底、唾液腺等组织器官组成

1

的多功能器官。口腔为上消化道的起始端,其内牙齿的主要功能为咀嚼食物;唇的主要功能为吮吸;舌的主要功能为运送食物及辅助食物吞咽;唾液腺的功能则是分泌大量唾液,以润滑口腔黏膜和食物,并通过其中的淀粉酶对食物进行初步糖化作用。进食时,舌、颊、唇协调运动,将食物与唾液充分拌匀,送入上下牙间咀嚼,通过咀嚼把食物研细、拌匀,以利于吞咽。舌体上有多种感受器,其中味觉感受器可感受酸、甜、苦、辣、咸等味觉,其他感受器可分辨冷热、机械刺激等。唇、舌、牙、腭、颊的协调运动对完成发音和提高语言的清晰度起到很大作用;在鼻腔堵塞时,可通过口腔经咽喉进行呼吸。

第二节　口腔解剖

口腔前壁为唇,经口裂通向外界,后方为口咽。牙槽骨及上、下牙列将口腔分为两部分:牙列与唇、颊之间为口腔前庭,牙列以内为固有口腔。

一、口腔前庭

口腔前庭为位于唇、颊与牙列、牙龈及牙槽骨、牙弓之间的蹄铁形潜在腔隙,在张口时和固有口腔相通;在上下牙咬紧时,通过在其后部经翼下颌皱襞与最后磨牙远中面之间的空隙与固有口腔相通。口唇与颊部内面都衬有黏膜,中间为肌肉,外面为皮肤。口唇与颊黏膜移行于上、下颌骨的牙槽骨上,形成牙龈。

二、固有口腔

固有口腔亦称口腔本部,上方以软、硬腭为界,下方以口底为界,前方和两侧以上下牙齿和牙龈为界,后方与口咽相邻。固有口腔内大部分空间为舌所占据。

三、口腔的主要组织器官

(一)唇

唇构成口腔的前壁,分为上唇和下唇。上、下唇脱离接触时构成的通道称口裂,两侧联合处形成口角。唇组织结构由皮肤(外层)、肌肉(中层)和黏膜(内层)组成。

1.皮肤

唇部皮肤较厚,与肌层附着紧密。唇部皮肤有丰富的汗腺、皮脂腺及毛囊,为疖、痈好发部位。

2.肌层

肌层主要为扁平、呈环状或椭圆状的口轮匝肌。手术或外伤时应将其对位缝合,以免形成较宽的瘢痕或隐裂。

3.黏膜下层和唇腺

黏膜下层主要由疏松结缔组织和较多纤细的弹力纤维组成。上、下唇动脉在平唇红缘处形成冠状的动脉环,距黏膜近而隔皮肤较远,以手指可触及搏动。唇部手术时可以夹住此处暂时止血。此外还有许多小黏液腺,导管阻塞时容易形成黏液囊肿。

4.黏膜

上皮层较厚,略呈透明,有黏液腺开口,排出黏液。

(二)颊

颊位于面部两侧,形成口腔前庭的外侧壁。上接颧骨下缘,下接下颌骨下缘,后接咬肌前缘,前接唇面沟。颊的全层厚度为 1～3 cm,其厚度的大小直接影响面容丰满与否。颊的组织结构由外向内如下所述。

1.皮肤

颊部皮肤较薄。

2.皮下组织

皮下组织为疏松的结缔组织,其内含有数目不等的脂肪。在颊肌表面和颊、咬二肌之间有一团菲薄筋膜包裹的脂肪,称颊脂垫。其尖称颊脂垫尖,为下牙槽神经阻滞麻醉的重要标志。

3.颊筋膜

颊筋膜位于皮下组织的深面,覆盖于颊肌表面,在颊肌和向后的咽肌之间形成了翼下颌韧带。

4.颊肌

颊肌起自翼下颌韧带及其上、下颌骨的比邻部分,腮腺导管穿过该肌。

5.黏膜下层

黏膜下层含有黏液腺。

6.黏膜

在上颌第二磨牙所对应的颊黏膜上有腮腺导管的开口。在颊黏膜偏后的区域,有时可见黏膜下有颗粒状黄色斑点,称为皮脂腺迷路或迷脂症。

(三)腭

腭分为前 2/3 的硬腭及后 1/3 的软腭两部分:硬腭在腭前部有骨质部分;软腭在腭后部有肌肉可活动部分。软腭后缘正中突出部为悬雍垂。腭参与发音、言语及吞咽等活动。腭表面有如下标志。

1.腭中缝

腭黏膜的正中线上有一条很明显的黏膜缝,叫腭中缝。

2.切牙乳头

切牙乳头为位于两种切牙后面、腭中缝上的黏膜突起,其内为切牙孔,鼻腭神经、血管由此穿出向两侧分布于硬腭前1/3。切牙乳头是鼻腭神经局部麻醉的表面标志。

3.硬腭皱襞

硬腭皱襞位于切牙乳头两旁,为多条不规则的波浪形软组织横嵴。儿童时期和青壮年时期比较明显,随着年龄增长而逐渐平缓。硬腭皱襞有辅助发音的功能。

4.腭大孔

腭大孔位于硬腭后缘前方约 0.5 cm 处,上颌第三磨牙腭侧,相当于腭中缝至龈缘之外 1/3 处。此处黏膜稍凹陷,其深面为腭大孔,腭前神经及腭大血管经此孔向前分布于硬腭后 2/3。此凹陷为腭大孔麻醉的表面标志。

5.上颌硬区

上颌硬区在上颌硬腭中央部分,黏膜薄且缺乏弹性。在硬区前部有时可出现不同程度的骨质隆起,称上颌隆突。

6.腭小凹

腭小凹为位于软、硬腭交界处腭中缝两旁的小孔,是腭部许多小唾液腺的开口。有些人没有腭小凹。

(四)舌

舌分为舌体和舌根两部分。前 2/3 为舌体,活动度大;后 1/3 为舌根,活动度小,参与咽前壁的构成。其前端为舌尖,上面为舌背,下面为舌腹。舌背黏膜粗糙,与舌肌紧密相连。舌体和舌根之间以人字形沟为界。界沟的中点后面有一凹陷,为甲状舌管遗留下来的残迹,称为舌盲孔。

舌是由横纹肌组成的肌性器官。肌纤维呈纵横、上下等方向排列,因此舌能进行前伸、后缩、卷曲等多方向运动。舌前 2/3 遍布乳头,分下列四种:丝状乳头数目最多,但体积甚小,呈天鹅绒状,布于舌体上面,司一般感觉;菌状乳头数目较少,色红,分散于丝状乳头之间而稍大,有味蕾,司味觉;轮廓乳头一般为 7~9 个,体积最大,排列于界沟前方,乳头周围有深沟环绕,沟内有味蕾,司味觉;叶状乳头为 5~8 条并列皱襞,位于舌侧缘后部,有味蕾,司味觉。舌的感觉神经:舌体部为舌神经,舌根部为舌咽神经。舌的运动为舌下神经所支配。舌的味觉神经为面神经的鼓索支,该支加入舌神经,分布于舌背黏膜。

(五)口底

口底又称舌腹面或舌下面。黏膜薄而光滑,在中线处形成舌系带。舌系带过短或附丽过前时,常造成语言、咀嚼障碍,需手术治疗。舌系带两侧各有一条黏膜皱襞,称舌下肉阜,为颌下腺导管和部分舌下腺导管的开口。

(六)牙列或牙弓

上、下颌牙分别在上、下颌牙槽骨上排列成连续的弓形,构成上、下牙列或牙弓。按照构成牙列的牙齿不同,分为恒牙列、乳牙列和混合牙列三种。恒牙列全部由恒牙组成,一般为尖圆形、椭圆形或方圆形。乳牙列全部由乳牙组成,形态近似半圆形。混合牙列中既有恒牙也有乳牙。

四、牙体解剖生理

牙齿是咀嚼器官的主要组织部分,同时也与发音和面貌外形有密切的关系。

(一)牙的分类、牙列及咬合关系

牙根据功能及形态分为切牙、尖牙、前磨牙和磨牙。根据牙齿所在部位可把牙分为前牙和后牙,前牙包括切牙和尖牙,后牙包括前磨牙和磨牙。上、下颌牙分别在上、下颌牙槽骨上排列成连续的弓形,构成上、下颌牙弓或牙列。上下牙齿互相接触的关系,称为咬合关系。

(二)牙的类别

人一生中有两副牙齿,幼儿时期长出的一副称乳牙,6~18 岁长出的一副称恒牙。乳牙20 个,恒牙 28~32 个(图 1-3)。根据牙的形态特点和功能特性,恒牙分为中切牙、侧切牙、尖牙、第一前磨牙、第二前磨牙、第一磨牙、第二磨牙、第三磨牙,乳牙分为乳中切牙、乳侧切牙、乳尖牙、第一乳磨牙、第二乳磨牙。

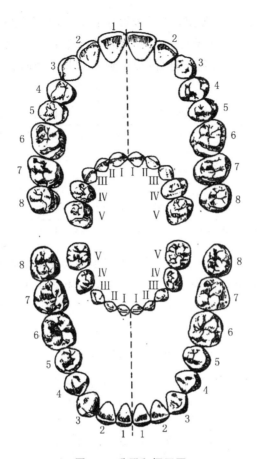

图 1-3　乳牙和恒牙图

　　幼儿 6 个月左右开始萌出乳牙,2～3 岁时,乳牙全部萌出。6 岁前后开始长出恒牙,逐渐替换乳牙,12～13 岁时,乳牙替换完毕,恒牙共长出 28 个。一般 17 岁后开始长出第三磨牙(又称智齿)。人类第三磨牙有退化趋势,也有的人终生不长智齿,或萌出数目不全,因此成人恒牙数目可以是 28～32 个。乳牙一般比恒牙小,形态上乳磨牙颈部宽而咬合面略小,恒磨牙咬合面宽而颈部略小,乳切牙冠部一般比恒切牙冠部短小且窄。在乳恒牙交换时间,应注意两者的鉴别,避免误诊。

　　(三)牙位记录方法

1.常用部位记录法(或称坐标法)

　　以"十字"符号将上下牙弓分为四区,符号的水平线用以区分上下,垂直线用以区分左右,即 $\frac{A|B}{C|D}$。以阿拉伯数字 1 至 8 分别代表恒牙的中切牙至第三磨牙,以罗马数字 Ⅰ 至 Ⅴ 分别代表乳牙的中切牙至第二磨牙。如右上颌第一恒磨牙书写为 $\underline{6|}$ 或 6A,左上颌第一乳磨牙书写为 $|\underline{Ⅳ}$ 或 ⅣB。

　　2.世界牙科联盟(Fédération Dentaire Internationale,FDI)记录法(FDI 法)

　　每一个牙齿都用两位数字来表示,第一位数字代表象限,第二位数字代表牙齿的名称。恒牙的象限编号为 1 到 4,从右上象限为 1 开始,顺时针依次为 2、3、4 象限。而乳牙的象限编号为5到8,顺时针依次为5、6、7、8象限。1代表恒牙右上区,2代表恒牙左上区,3代表恒牙左下区,4代表恒牙右下区,5代表乳牙右上区,6代表乳牙左上区,7代表乳牙左下区,8代表乳牙右下区。恒牙的编号为1到8,乳牙的编号为1到5,以从中线向后为序。

恒牙牙式:

18	17	16	15	14	13	12	11	21	22	23	24	25	26	27	28
48	47	46	45	44	43	42	41	31	32	33	34	35	36	37	38

乳牙牙式:

55	54	53	52	51	61	62	63	64	65
85	84	83	82	81	71	72	73	74	75

例如:上颌左侧第一恒磨牙记录为26,下颌右侧恒中切牙记录为41,上颌左侧第一乳磨牙记录为64,下颌右侧乳侧切牙记录为82。检查者在指明牙位时,应先读出代表象限的数字,然后读出代表牙位的数字。上颌左侧第一恒磨牙应读为"2、6",而不读为"26"。

(四)牙齿的表面特征

从外部观察,牙体由牙冠、牙根及牙颈三部分组成(图1-4)。

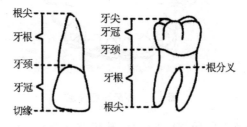

图1-4　牙齿的表面解剖名称图

1.牙冠

牙体外层由釉质覆盖的部分,也就是在口腔内能见到的部分称牙冠。牙冠是发挥咀嚼功能的主要部分。牙冠的外形随其功能而异,功能较弱而单纯的牙,其牙冠外形也比较简单;功能较强而复杂的牙,其牙冠外形也比较复杂。

临床上为了实际工作需要,有临床牙冠和解剖牙冠的叫法。以牙颈为界、表面覆盖釉质的部分称为解剖牙冠;而临床牙冠是指显露于口腔内的牙体部分。青少年牙龈未萎缩,牙颈部未暴露,其临床牙冠小于解剖牙冠;中老年人牙龈萎缩,牙颈部暴露,其临床牙冠大于解剖牙冠。

牙冠有五个面,还有窝、沟、点隙等标志。各个面都有一定名称。

近中面和远中面:以正中线为准,每个牙冠靠近中线的一面称近中面,远离中线的一面称远中面。每个牙均有一个近中面和一个远中面。近中面、远中面统称为邻接面。

颊面和唇面:后牙靠近颊部的一面称颊面,前牙靠近唇部的一面称唇面。

舌面和腭面:前牙或后牙靠近舌侧的一面称舌面,上颌牙的舌面接近腭,故称腭面。

咬合面或切缘:上、下后牙相对咬合的一面称为咬合面,前牙没有咬合面但有切缘。

牙尖:牙冠上突出成尖的部分称牙尖。

窝:牙冠上不规则的凹陷称为窝。前牙舌面有舌窝,后牙舌面有三角窝和中央窝。

沟:牙面上细长的线形凹陷部分称为沟,如颊沟、舌沟等。如发育沟的汇合处釉质钙化不全则成为沟裂,为龋病的好发部位。

点隙:为沟末端的凹陷或发育沟的汇合处。有时此处釉质钙化不全,则成为点隙裂,为龋病的好发部位。

每个后牙的牙冠都有五个面:近中面、远中面、颊面、舌(腭)面和咬合面。每个前牙的牙冠都有四个面(近中面、远中面、唇面、舌或腭面)和一个切缘。

2.牙颈

牙冠和牙根交界处叫牙颈部。因其呈弧形曲线,故又称颈线或颈缘。

3.牙根

在牙体外层由牙骨质覆盖的部分称牙根,是牙体的支持部分。其形态与数目随功能而有所不同:前牙用于切割和撕裂食物,功能较弱而单纯,故为单根;前磨牙用于捣碎食物,功能较为复杂,故为1~2个根;磨牙用于磨细食物,功能强大而复杂,多为2~3个根。每一个牙根的尖端称为根尖,每个根尖都有让牙髓血管、神经通过的小孔,称为根尖孔。在正常情况下,牙根整个包埋于牙槽骨中。

(五)牙齿组织结构

牙齿由釉质、牙本质、牙骨质和牙髓四部分组成(图1-5)。

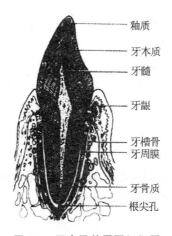

图1-5　牙齿及其周围组织图

1.釉质

釉质覆盖在牙冠表面,是人体中最硬的组织,硬度达340 RHN(洛氏硬度),呈乳白色或淡黄色,半透明,有光泽,能耐受强大的咀嚼力。釉质是一种钙化组织,其中无机盐约占96 %,主要是含钙离子、磷离子的磷灰石晶体,还有少量其他磷酸盐晶体;有机物和水占4 %左右。在组织学上,釉质是由无数密集的釉柱和少量柱间质组合而成的。

2.牙本质

牙本质是构成牙齿的主体部分。牙本质钙化程度和硬度比釉质低,比骨组织稍高,平均为

68 RHN(洛氏硬度);呈淡黄色,不透明;含无机盐类约 70 %,主要为羟基磷灰石、磷酸钙等,有机物约占 30 %,主要是胶原蛋白。

在组织学上,牙本质是由矿化的基质和牙本质小管组成的,牙本质小管中有成牙本质细胞突,借此进行营养代谢。牙本质小管中有神经末梢,是痛觉感受器,对各种理化刺激的反应都表现为痛觉。

3.牙骨质

牙骨质是包绕在牙根表面的一层薄骨样组织。呈淡黄色,含无机盐 55 %左右,构成和硬度与骨组织相似,但无哈弗斯管。其营养主要来自牙周膜,并借牙周膜纤维与牙槽骨紧密相接。受牙根部炎症的激发,牙骨质可以发生吸收或增生,或与周围骨组织呈骨性粘连。

4.牙髓

牙髓是位于牙腔内部的疏松结缔组织,其四周被牙本质所包围。牙腔的外形与牙体形态大致相似,牙冠部牙腔较大,称髓室;牙根部牙腔较细小,称根管;根尖部有小孔,称根尖孔。

牙髓组织主要包含成牙本质细胞、牙髓细胞、神经、血管、淋巴和结缔组织。成牙本质细胞排列在牙髓外周,其作用是形成牙本质。当牙冠某一部位有龋或其他病损时,可在相应的牙腔内壁形成一层牙本质,称为修复性牙本质,以补偿该部的牙冠厚度,此为牙髓的保护性反应。

近代观点认为,从胚胎学、组织学及生理学等方面考虑,牙本质和牙髓之间有着极为密切的联系,可将其视为一个组织或器官,合称为"牙髓-牙本质"复合体。

五、牙周组织的解剖结构

牙周组织包括牙龈、牙周膜、牙槽骨三部分,是牙的支持组织。其主要功能是保护和支持牙齿,使其固定于牙槽窝内,承受咀嚼力量。

(一)牙龈

牙龈是包围和覆盖在牙颈部和牙槽嵴的黏膜组织,呈粉红色,坚韧且有弹性。牙龈未与牙颈部附着的部分称游离龈,游离龈的边缘称为龈缘,龈缘正常情况下呈月牙形。龈缘与牙颈之间的空隙称龈沟,正常龈沟深度为 0.5～3.0 mm,平均深度为 1.8 mm,龈沟深度超过 3 mm时则被认为是病理性的,称牙周袋。两邻牙之间突起的牙龈称龈乳头,在炎症或食物嵌塞时,龈乳头可发生肿胀或破坏消失。附着龈在游离龈的根方,紧密贴附在牙槽骨表面。其表面有橘皮状的凹陷小点,称为点彩,当牙龈有炎症时点彩可消失。

(二)牙周膜

牙周膜由致密结缔组织构成,环绕牙根,位于牙根和牙槽骨之间。其宽度为 0.150～0.387 mm,在根中 1/3 处最薄。牙周膜由纤维、细胞、基质、神经、血管、淋巴等组成,大量纤维排列成束,一端埋于牙骨质内,另一端则埋于牙槽窝骨壁里,使牙齿固定于牙槽窝内,并能抵抗和调节牙所承受的咀嚼压力,具有悬韧带的作用,又称牙周韧带。

(三)牙槽骨

牙槽骨是上、下颌骨包绕和支持牙根的部分,又称牙槽突。骨质较疏松且富有弹性。牙根所在的骨窝称牙槽窝,牙槽窝在冠方的游离端称牙槽嵴,牙根和牙根之间的骨板称牙槽间隔。牙槽骨和牙周膜都有支持和固定牙齿的作用。牙槽骨的生长发育依赖牙的功能性刺激,如果牙齿脱落,牙槽骨也随之萎缩。

六、口腔的功能

口腔主要具有咀嚼、吞咽、语言和感觉的功能。

(一)咀嚼功能

咀嚼是在神经系统的支配下,通过咀嚼肌的收缩,使颞下颌关节、下颌骨、牙齿及牙周组织产生节律性运动。上述各部关系极为密切,因此近30年,已将咀嚼肌、颞下颌关节、颌骨、牙齿、牙周组织及与其有关的神经、血管视为发挥咀嚼功能的统一整体,称为咀嚼系统。

(二)吞咽功能

吞咽为复杂的反射活动,它将食物团从口腔经咽、食管输入胃内。吞咽包括一连串按顺序发生的环节,每一环节由一系列的活动过程组成,前一环节的活动又可引起后一环节的活动。吞咽过程极为迅速,从吞咽开始到食物到达贲门所需的时间与食物的性状、人体的体位有关:液体食物需 3~4 s;糊状食物约需 5 s;固体食物较慢,需 6~8 s,通常不超过 15 s。身体倒立时,固体食物从口腔到胃的时间较正常者长,而正常范围内的体位改变对吞咽时间无明显的影响。

吞咽过程分为三期:第一期为食物团块由口腔至咽;第二期为食物团块由咽至食管上段;第三期为食物团块由食管下行至胃。

(三)语言功能

语言是人与人之间用来交流信息的一种符号化工具,而语言功能必须通过口腔及口腔内的组织器官参与才能实现。口腔的部分残缺或畸形必然导致语言功能的障碍,如牙列缺损、牙列缺失、唇腭裂等均会造成不同程度的语言困难。

(四)感觉功能

口腔是人体多种感觉较为集中的部位,除具有痛觉、温度觉、触觉、压觉外,还有特殊的酸、甜、苦、咸等味觉功能。味觉是通过味觉感受器——味蕾实现的。味蕾主要分布在轮廓乳头、菌状乳头和叶状乳头内,软腭、咽和会厌等黏膜上也有少量分布。舌的不同部位对各种味觉的反应不同,舌尖对甜味敏感,舌侧对酸味敏感,舌根对苦味敏感,全舌均对咸味敏感。

(五)唾液的功能

唾液是由三对大的唾液腺(腮腺、颌下腺、舌下腺)和众多的小唾液腺(唇腺、舌腺、腭腺、颊腺等)所分泌的混合液的总称,具有以下功能。

1.消化作用

唾液内含有淀粉酶,能将食物中的淀粉分解成糊精,进而水解成麦芽糖。

2.溶酶作用

唾液将固体食物溶解,使味蕾能感觉到食物的味道。

3.保护和润滑作用

唾液的黏蛋白吸附在口腔黏膜表面,形成一层薄膜,这层薄膜既可以保护黏膜组织,对抗脱水,阻止外源性刺激物进入黏膜;又可以使口腔黏膜保持润滑,使唇、颊、舌能自由活动,有助于咀嚼、吞咽等活动顺利进行。

4.清洁作用

唾液能机械性地冲洗口腔黏膜和牙齿,将附着在其上的食物碎屑及细菌冲掉,从而起到清洁作用。患有口干症的患者由于唾液分泌量减少,可以在短时间内出现多颗牙同时龋坏。

5.杀菌和抗菌作用

唾液中含有多种物质,如溶菌酶、乳铁蛋白、分泌型免疫球蛋白 A 等,能对口腔中的多种细菌起到杀菌和抗菌的作用,增强抗龋能力。

6.稀释和缓冲作用

当刺激性强的物质进入口腔时,唾液分泌立即增加,以稀释其浓度;对过冷或过热的刺激也可以借此缓冲,保护黏膜。唾液中还含有较高浓度的碳酸氢盐,起中和酸的作用。

7.黏附与固位作用

唾液本身具有黏着力,可以将食物黏成团,便于吞咽;唾液在义齿基托和黏膜之间形成一层薄膜,对全口义齿的固位起到非常重要的作用,口干症的患者全口义齿固位力往往很差。

8.缩短凝血时间

血液与唾液混合后,凝血时间缩短。混合的比例与缩短的时间有关,血液与唾液之比为1:2时,凝血时间缩短最多。

9.排泄作用

血液中的异常或过量成分可以通过唾液排出,如汞、铅等重金属和病毒等。

10.再矿化作用

唾液中的无机盐可以促使牙齿表面重新矿化。

第三节 殆与颌位

上、下颌牙发生咬合接触的现象称为殆。颌位指下颌骨相对上颌骨或颅骨的位置,由于下颌骨可以运动,可产生不同的颌位,其中容易重复又有临床意义的颌位有 3 种:正中殆位(牙尖交错位)、正中关系(下颌后退接触位)和下颌息止位(下颌姿势位)。

一、殆的发育和发育阶段

(一)殆的发育

咬合正常不仅有赖于牙齿正常的发育和萌出到位,还有赖于颌骨、牙槽骨及整个面颅的正常发育,且与机体的整个发育状况密切相关,受遗传、先天、代谢、营养、内分泌及局部环境等诸多因素的影响。所以殆的发育是机体及其与外界诸多因素共同作用的一个复杂过程。正常殆的发育有赖于面部各组肌肉间的动力平衡,即作用于牙弓的向前与向后、向内与向外的力相互平衡。正常的动力平衡是建立正常殆关系的基础。

1.前后向动力平衡

(1)使下颌向前的动力主要来自颞肌、咬肌和翼内肌等升颌肌提下颌向前上的作用,从而对牙列产生向前的推动力,其作用主要可通过以下两种机制实现:①闭口咬合时,下颌从后下向前上运动,咬合力给上牙弓施加一个向前上的作用力;②上、下颌牙牙冠略向近中倾斜,咬合时牙的远中受力大于近中,这种咬合力对牙体有推向近中的作用,因而正常时牙齿基本上是向近中倾斜的。

舌肌的作用,上、下颌骨后部生长较前部旺盛的颌骨生长特点,也对牙列产生向前的推动力。

(2)使下颌向后、向内的动力主要来自唇、颊肌,其力量加载在上、下颌前牙,通过邻接面而传至牙弓内各牙。一方面,抵抗牙弓向前的推力,使牙弓不至于过度向前发育,形成上颌或(和)下颌前突;另一方面,又促进了同颌的牙齿保持紧密接触、相互支持。

前后向动力平衡具有重要意义,如果牙齿缺失,动力平衡被破坏,位于缺牙远中的邻牙因近中支持丧失,在向前的推动力作用下将向近中移动或倾斜,而位于缺牙近中的邻牙也会因缺少远中支持,在向后方向的动力作用下向远中移动或倾斜。

2.内外向动力平衡

上、下牙弓内侧有舌体,外侧有颊肌,内、外方向的动力相平衡。另外,前、后向的动力也平衡。一方面,可促进上、下颌骨适当向前发育;另一方面,亦可促使牙弓向侧方发育。在正常的内、外向动力作用下,牙弓得以正常发育,不至于过宽或过狭。

3.上下向动力平衡

上、下牙弓密切而稳定的咬合接触关系,使得牙齿在各种生长发育动力的作用下,得以保持正常的萌出高度,如果缺少对颌牙,则牙齿将过度萌出,直至遇到萌出阻力为止;如果因间隙过小,牙萌出受阻,萌出时阻力大于萌出力,则该牙将低位萌出或阻生。

(二)𬌗的发育阶段

𬌗的发育大致经历无牙𬌗、乳牙𬌗、替牙𬌗、恒牙𬌗4个阶段。①无牙𬌗:新生儿出生后半年内口腔内没有牙,因而也没有𬌗关系。②乳牙𬌗:从生后6个月到2岁半期间,乳牙陆续萌出后便逐渐建立了乳牙𬌗关系,完整的乳牙𬌗存在于2岁半至6岁。③替牙𬌗:从6岁之后,恒牙开始萌出,至12岁左右,乳牙相继被恒牙替换,因此在6岁到12岁前后,口腔内同时有乳牙和恒牙存在,为混合牙列期。④恒牙𬌗:12岁开始,口腔内乳牙全部被恒牙所替换,恒牙𬌗基本建成,直到第三磨牙萌出,完成建𬌗过程。现代人第三磨牙先天缺失、萌出障碍等发生率也很高,因此一般第二磨牙萌出并建立了𬌗关系后,即可认为恒牙𬌗建𬌗完成。

1.乳牙𬌗特征

完整的乳牙𬌗存在于2岁半至6岁第一颗恒牙萌出之前。乳牙𬌗在口腔内存留的时期,正是儿童生长发育非常旺盛的时期。一方面,摄取、粉碎食物,满足生长发育的营养需要;另一方面,在咀嚼食物过程中,咀嚼力对颌骨的生长发育也构成一种重要的生理刺激。因此,保护乳牙、保持乳牙列的健康非常重要。

乳牙在颌骨上的位置较垂直,无明显近远中及颊舌向倾斜度,无明显𬌗曲线。由于4岁以后颌骨发育速度明显加快,牙槽骨迅速增大,4岁前后乳牙𬌗特征略有不同。

(1)4岁以前乳牙𬌗特征:①乳牙在颌骨上的位置较正,没有明显的近远中向或唇(颊)舌向倾斜;②𬌗曲线不明显;③上、下颌第二乳磨牙的远中面彼此相齐,呈一垂直面,称为齐平末端;④乳切牙的牙长轴接近垂直,无明显唇舌向倾斜,使乳牙𬌗的覆𬌗较深,覆盖较小。

(2)4~6岁乳牙𬌗特征:①随着颌骨的长大,牙排列逐渐不紧密,切牙区及尖牙区出现间隙,其中上颌尖牙近中和下颌尖牙远中的间隙称为灵长类间隙;②牙的切缘及𬌗面产生显著的磨耗;③上、下颌第二乳磨牙的远中面不在同一个平面,下颌第二乳磨牙移至上颌第二乳磨牙的近中;④随着下颌支的发育,暂时性深覆𬌗可有所减小。

2.替牙𬌗特征

此期口腔内既有乳牙又有恒牙,𬌗关系变化较大。在替牙𬌗期间,常有暂时性错𬌗表现,此类错𬌗在牙胎的发育过程中,常可自行调整为正常𬌗,因此无须矫正。这些暂时性错𬌗主要表现为以下几种类型。

(1)上唇系带位置过低:在乳牙初萌时,上唇系带常位于两中切牙之间,此为暂时现象,随着面部和颌骨的发育,牙根的生长,上唇系带可逐渐退缩到正常位置。

(2)上中切牙间隙:上颌的左右中切牙牙冠偏向远中,在两者之间形成一条明显的间隙。这多是因为尚未萌出的上颌侧切牙在牙槽骨内挤压了中切牙的牙根,迫使其向近中移动所造成的。一方面,待侧切牙萌出后其对中切牙牙根的挤压作用减弱或消失;另一方面,侧切牙萌出过程中对中切牙的牙冠产生挤压作用,迫使其向近中移动,这样上中切牙间隙便会逐渐消失,中切牙位置转为正常。

(3)上切牙牙冠偏远中:因颌弓暂时增长不足,上颌中切牙、侧切牙的牙根分别受到未萌出的侧切牙、尖牙牙冠向近中的挤压力,使得牙冠向远中偏斜。待侧切牙、尖牙相继萌出,同时牙槽骨又有所增长之后,各切牙的牙体长轴可恢复正常。

(4)暂时性远中𬌗:上、下颌第一恒磨牙在建𬌗的初期,为偏远中关系。下颌乳切牙、乳尖牙的近远中总宽度小于下颌恒切牙、恒尖牙的近远中总宽度,而其差数较上颌乳切牙、乳尖牙与上颌恒切牙、恒尖牙的差数小。下颌乳磨牙的近远中总宽度大于下颌前磨牙的近远中总宽度,而其差数比上颌乳磨牙与上颌前磨牙的差数大。因此,在替牙期间,下颌第一恒磨牙向近中移动的距离较上颌第一恒磨牙多。这样,便能使上、下颌第一恒磨牙建立中性𬌗关系。

(5)暂时性拥挤:恒切牙初萌时,可能呈一定的拥挤状态。随着颌骨的发育、替换乳牙的恒牙比例差异及牙齿的倾斜等因素的作用,恒牙弓增大,为恒牙调整位置、建立良好𬌗对应关系提供了有利的条件。

(6)暂时性深覆𬌗:有时上颌恒切牙较先萌出,后与下颌恒切牙形成深覆𬌗关系。这种现象可能是暂时性的,待后牙咬合高度增长后,切牙的深覆𬌗现象可以自行消失。

总之,替牙𬌗期𬌗的变化很大,需细心观察,慎重诊断,对于能够自行调整的暂时性错𬌗,不需要治疗。

3.恒牙期间的𬌗特征

所有替换乳牙的恒牙及第一磨牙都在替牙期间建立咬合接触关系。第二恒磨牙约在12岁萌出,其所占位置间隙大部分由面前2/3向前方增长、小部分由面后1/3向后方增长而获得。第三恒磨牙多在17岁以后萌出,其萌出位置的获得与第二恒磨牙相同。但是现代人第三磨牙常常因萌出空间不足而阻生。

二、正中𬌗与正中𬌗位

又名牙尖交错𬌗,是指上下牙颌牙尖相互交错,𬌗面最广泛密切的咬合接触关系,属于牙对牙的关系。

(一)正中殆的特点

1.中线对正

上、下牙列的中线相一致,并与面部的中线、上唇系带和人中一致。

2.一牙对二牙

除了下颌中切牙及上颌第三磨牙,每个牙均与对颌的两个牙形成咬合接触。上下牙的这种对位关系的意义在于:可使殆面广泛地接触而有利于咀嚼功能,又因为是一牙对二牙的牙交错咬合接触,既可以分散殆力,又可以避免个别牙负担过重;不会因为个别牙的缺失,而导致无对颌牙咬合接触的现象发生,并在短时间内不至于发生牙齿移位现象。

3.上、下颌第一磨牙的对位关系

第一磨牙的殆关系是牙尖交错殆的重要标志。临床上根据上、下颌第一磨牙的对位分为3种关系。

(1)中性殆:上颌第一磨牙的近中颊尖对着下颌第一磨牙的颊沟。

(2)远中殆:上颌第一磨牙的近中颊尖对着下颌第一磨牙颊沟的近中,也称为安氏Ⅱ类错殆。

(3)近中殆:上颌第一磨牙的近中颊尖对着下颌第一磨牙颊沟的远中,也称为安氏Ⅲ类错殆。

4.上、下颌尖牙的对位关系

在正中殆时,上颌尖牙牙尖的近中舌斜面与下颌尖牙牙尖的远中唇斜面相对。

5.上、下牙列间存在覆殆、覆盖关系

上牙列比下牙列宽大,因而在牙尖交错殆时上牙列盖过下牙列。上颌牙列盖过下颌牙列的水平距离,称为覆盖;上颌牙列盖过下颌牙列的垂直距离,称为覆殆。在临床上,不特别说明的话,覆殆、覆盖一般指前牙。

(1)覆盖及分度:在正中殆时,以上颌切牙切缘到下颌切牙切缘水平距离来分度,水平距离在 3 mm 以内为正常覆盖,大于 3 mm 则为深覆盖。①Ⅰ度深覆盖:水平距离在 3～5 mm。②Ⅱ度深覆盖:水平距离在 5～7 mm。③Ⅲ度深覆盖:水平距离大于 7 mm。覆盖过大影响下颌功能运动的范围,可造成前牙的切咬困难;过小可阻碍下颌的前伸运动及限制下颌的左右侧方运动。

(2)覆殆及分度:在正中殆时,以上颌前牙盖过下颌前牙唇面多少来分度,取决于下前牙咬在上前牙舌面部位而定,下前牙咬在上前牙舌面切 1/3 以内为正常覆殆,超过则为深覆殆。①Ⅰ度深覆殆:下前牙咬在上前牙舌面中 1/3 以内。②Ⅱ度深覆殆:下前牙咬在上前牙舌面颈 1/3 以内。③Ⅲ度深覆殆:下前牙咬在上前牙舌面颈 1/3 以上达牙龈者。

发育异常或其他原因,可以形成不同的覆殆、覆盖类型。①反殆:在正中殆时,下颌前牙切缘突于上颌前牙的唇面,或下颌后牙的颊尖突于上颌后牙的颊侧。②对刃殆:在正中殆时,上、下颌前牙彼此以切嵴相对或下颌后牙以颊尖相对。另外,还有浅覆殆、深覆殆、锁殆上颌前突、下颌后缩等类型。

正常的覆殆和覆盖,不仅与唇、颊及面部相协调,使容貌和谐美观,并且与发音、呼吸、咀嚼功能都有关系。其主要生理意义有:一是上牙列大于下牙列,便于下颌在进行咀嚼运动时,保持骀接触关系,从而有利于提高咀嚼效能;二是由于上牙列的切缘与颊尖覆盖着下牙列的切缘与颊尖,使唇、颊侧软组织得到保护,不致被咬伤。同时,由于下颌牙列的舌尖反覆盖着上颌牙的舌尖,这样又可保护舌的边缘,不被咬伤。

(3)切道和切道斜道与覆骀、覆盖的关系:切道是指在咀嚼运动过程中,下颌前伸到上、下颌切牙切缘后返回到牙尖交错骀的过程,下颌切牙切缘所运行的轨迹;切道斜度是指切道与骀平面相交所成的角度。切道斜度的大小受上、下颌切牙间存在的覆骀、覆盖程度的影响。一般来说,覆盖越大,切道斜度反而变小,覆骀越深,则切道斜度越大。所以,切道斜度与覆盖成反比,与覆骀成正比。

(二)正中骀位

1.定义

正中骀位又名牙尖交错位,是指牙尖相互交错接触时下颌骨的位置,即牙尖交错骀时的下颌骨位置,属于牙对牙关系,因此它又名牙位。它是依牙尖交错骀而存在,因此该颌位不稳定,随牙尖交错骀的变化而改变。

2.正常尖牙交错位的特点

(1)牙尖交错位时,上、下颌牙列的中线与颌面部中线一致,与上、下唇系带一致。

(2)颞下颌关节的对称性运动(张口运动、闭口运动)表现为下颌运动在正中,不偏左、不偏右,髁突的位置位于关节凹的中部,前后间隙大致相等,左右两侧髁突相互平衡。

(3)达到正常的牙尖交错位,要求两侧咀嚼肌的张力均等。

(4)牙尖交错位时的骀关系骀面接触广泛。

牙尖交错位依据牙尖交错骀而定位,并随着牙尖交错骀的变化而变化,随牙尖交错骀的丧失而丧失。

三、正中关系

(一)定义

正中关系又名下颌后退接触位、韧带位,是指在适当的垂直距离,下颌骨不偏左、不偏右,适居正中,髁突位于下颌窝的最后位,附着于下颌骨的肌肉和韧带均处于自然状态。它是一种既稳定又可重复的位置,是一种功能性的最后位,如果迫使下颌再后退,则会感到颞下颌关节紧张且不适。

从牙尖交错位开始,在保持牙接触的情况下,下颌还可对称性向后下移动 1 mm 左右,此时后牙牙尖斜面部分接触,前牙不接触,髁突位于下颌窝的最后位,此时的位置即为下颌后退接触位。获得和维持该位置的动力通过颞肌和舌骨上肌群收缩实现。向后移动的幅度由颞下颌韧带决定。

(二)下颌后退接触位的意义

(1)下颌后退接触位是生理位,人在吞咽和咀嚼硬物时下颌常到达此位。

(2)人群中绝大多数为"二位",即大多数人下颌后退接触位能自如地直向前行 1 mm 至正中骀位,在滑动的过程中无骀障碍,称为长正中。该特点为正中骀位功能位留有缓冲的余地,是口颌系统生物力学的优越之处。

(3)下颌后退接触位属于韧带位,为物理性定位,重复性好,不依牙的存在而存在。当依牙尖交错殆而存在的牙尖交错位丧失或失去明确定位标志,可以利用下颌后退接触位作为获得牙尖交错位的参考位。

四、下颌息止位

(一)定义

下颌息止位又名下颌姿势位、息止颌位,是指当人直立或坐正时,两眼平视前方,口腔不咀嚼、不说话、不吞咽,下颌处于休息状态时的位置,下颌姿势位时升颌肌仍在发挥作用,以维持下颌姿势位的平衡,故这一位置又称为肌位。

(二)息止殆间隙

下颌姿势位时,头部直立,上、下牙列自然分开,无任何殆接触关系。从后向前保持一个由小到大的楔形间隙,称为息止殆间隙,在前牙上、下切牙切缘间的殆间隙为1~4 mm。

(三)垂直距离

垂直距离通常指在下颌姿势位时面下1/3的高度,临床用鼻底到颏下点的距离表示。垂直距离在恢复咬合的治疗中十分重要,临床上常以面中1/3距离或眼外眦到口角的距离作为参照,以恢复正常的垂直距离。在正常的垂直距离下,颌面部诸肌张力适度、表情自然,可发挥最大的咀嚼功能。

(四)下颌姿势位的意义

(1)下颌在此位置时,无牙齿接触,避免非咀嚼性牙磨耗,减轻牙周及颞下颌关节的负荷,口颌肌比较放松,这对维持口颌系统的健康十分重要。

(2)下颌姿势位主要靠升颌肌与下颌骨重力平衡来维持,在正常条件下,该位置相对稳定,且不以牙的存在为先决条件。因此,此位置作为恢复牙尖交错位的参考颌位。下颌从此位置自然上咬到咬合接触位置,正常情况下,下颌骨位置即为牙尖交错位。

五、下颌三个基本颌位的关系

下颌三个基本颌位的关系如图1-6所示。

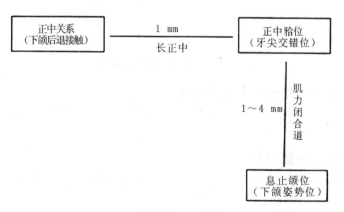

图1-6　三个基本颌位的关系图

第四节　口腔颌面部的解剖特点及临床意义

口腔颌面部部位的特殊性及其解剖特点赋予其特别的临床意义。

一、位置显露

口腔颌面部位置外露，容易受外伤，这是其缺点；但罹患疾病后，容易发现，获得及时治疗，则是其优点。

二、血供丰富

口腔颌面部血管丰富，使其组织器官具有较强的抗感染能力，外伤或手术后伤口愈合也较快；但因其血供丰富，组织疏松，受伤后出血多，局部组织肿胀明显。

三、解剖结构复杂

口腔颌面部解剖结构复杂，有面神经、三叉神经、唾液腺及其导管等组织和器官，这些组织和器官损伤后可能导致面瘫、麻木及涎瘘等并发症。

四、自然皮肤皮纹

口腔颌面部皮肤向不同方向形成自然的皮肤皱纹，简称皮纹（图1-7）。皮纹的方向随年龄增加而有所变化。口腔颌面部手术的切口设计应沿皮纹方向，并选择较隐蔽的区域作切口，使术后伤口愈合瘢痕相对不明显。

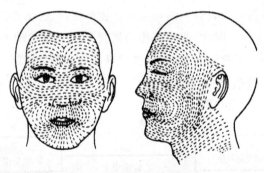

图1-7　颌面部皮肤皱纹图

五、口腔颌面部疾患影响形态及功能

口腔颌面部常因先天性或后天性的疾患，如唇腭裂或烧伤后瘢痕，导致颌面部形态异常，乃至颜面畸形和功能障碍。

六、疾患易波及毗邻部位

口腔颌面部与颅脑及咽喉毗邻，当发生炎症、外伤、肿瘤等疾患时，容易波及颅内和咽喉部，以及相邻的眼、耳、鼻等器官。

七、结构

口腔颌面部结构复杂，面积相对小，又直接影响美观，所以口腔颌面部手术难度相对较大。

第二章　口腔组织胚胎学

第一节　牙齿的发育

　　牙齿的发育经历一个长期、复杂的过程(图 2-1)。乳牙从胚胎第 2 个月开始发生,到幼儿 3 岁左右,牙根完全形成。恒牙在胚胎第 4～5 个月开始发生,直到 20 岁左右,才完全形成。以单个牙齿为例,如乳中切牙从开始发生到牙根完全形成,约需两年的时间,而恒中切牙则需要 10 年左右才能完成。

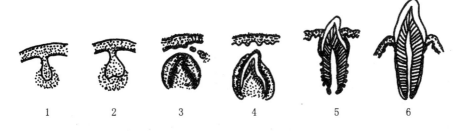

1.牙蕾;2.帽状期;3.钟状期;4.牙体硬组织形成;5.开始萌出;6.发育成熟。

图 2-1　牙齿发育的全过程图

　　牙齿的发育是一个连续的过程,这种复杂的发育过程是机体其他器官所没有的,如肝脏、心脏等重要脏器官均只有生长期,骨骼系统也只有生长期和矿化期两个时期。然而,牙齿不但要生长、矿化,还要萌出到口腔,才能行使其功能。所以,每个牙齿的发育都必须依次经历3个过程,即生长期、矿化期和萌出期。

一、牙胚的发生及发育

(一)牙板的发生

　　牙板发生在胚胎的第 6 周时。此时覆盖在原口腔的上皮由两层细胞组成,外层为扁平的上皮细胞,内层为矮柱状的基底细胞。在相当于将来的唇(颊)沟或牙槽嵴区,深层的外胚间充质组织诱导上皮增生。开始仅在上、下颌弓的特定点上,上皮局部增生,增厚的上皮相互连接,依照颌骨的外形形成一个马蹄形上皮带,称为原始上皮带。此弓形的上皮带在上、下颌各有一个。大约到了胚胎的第 7 周时,此带继续向深层生长进而增殖、分裂成两个弓形板。外侧(唇颊)方向生长的上皮板,称为前庭板,将来参与口前庭的形成。内侧(舌腭)方向生长的上皮板称为牙板,在胚胎的第 8～10 周时,前庭板继续向深层生长,与发育着的牙槽嵴分离,前庭板表面的上皮发生变性,进而形成口腔的前庭沟。而牙板向深层的结缔组织内伸延,在其最末端的细胞不断增生,进而发育形成牙胚。

　　牙板的上皮向深层结缔组织增殖,分别形成 10 个球状的上皮隆起,这就是将来产生乳牙釉质器的原始器官,称为成釉器,日后形成釉质。成釉器起源于口腔外胚层。乳牙的成釉器形成后不久,在成釉器的舌(腭)侧面,牙板继续向深部结缔组织内增殖,将来发育形成恒牙的牙板,日后形成恒牙的成釉器。在20个乳牙的成釉器的腭(舌)侧增生形成20个恒牙的成釉器。而恒牙的第一、二、三磨牙将是从第二乳磨牙的远中侧的恒牙牙板上延伸发育而来。

在牙板的发育过程中,如果牙板出现过剩增殖,日后则可形成额外牙或多余牙;如果牙板不发育,则日后可出现牙齿的缺失;如果牙板在发育过程中出现发育异常,则日后可出现牙源性肿瘤。

(二)牙胚的形成与发育

1.牙胚的形成

牙胚的形成是在成釉器形成后不久,成釉器深部的间充质开始增殖,逐步形成一团较为致密的细胞团,称为牙乳头,它日后将形成牙本质。在牙乳头形成的同时或稍后,围绕牙乳头和成釉器的间充质亦开始增殖与分化,这些逐渐呈环形排列的间充质,称为牙囊,它日后将形成牙骨质、牙周膜和固有牙槽骨。牙胚由成釉器、牙乳头和牙囊三个部分组成。牙胚的发生是口腔上皮和外胚间充质(间叶)组织相互作用的结果。

2.牙胚的发育

成釉器的发育:在牙胚的整个发育过程中,成釉器首先形成。成釉器的发育是一个连续的过程,可分为以下三个发育时期,即蕾状期、帽状期和钟状期。

(1)蕾状期:在牙板最末端20个定点位置上,上皮细胞迅速向下增生,形成圆形或卵圆形突起,形状似花蕾,即是乳牙早期的成釉器。蕾状期的成釉器是成釉器发育的最早期形式,其组织学特征是一团上皮细胞尚处在未分化阶段,细胞形态特点类似于基底细胞,呈立方或矮柱状。邻近的间充质细胞增生活跃。

在牙弓的每一个象限内,最初发生的成釉器只有4个,即乳切牙、乳尖牙、第一乳磨牙和第二乳磨牙,此阶段约在胚胎的第10周发生。

(2)帽状期:成釉器随着牙蕾细胞的继续增生,牙蕾的体积也开始逐步增大,由于牙蕾各部分的生长发育不一致,基底部向内凹陷,其形状似帽状,故称为帽状期的成釉器。此时,成釉器的上皮细胞除有大量的增生,其组织学特征是帽状期的成釉器已逐步分化为三层细胞,位于成釉器的周边是一个单层的立方状细胞,称为外釉上皮,外釉上皮借牙板与口腔黏膜上皮相连接。在成釉器的凹面,与牙乳头接触的上皮,称为内釉上皮,该处有基底膜将内釉上皮与牙乳头分开,由半桥粒将内釉上皮固定在基底板上。内釉上皮和外釉上皮相连处称为颈环。内釉上皮是一层矮柱状细胞。在内外釉上皮之间的细胞呈星形,细胞有长的细胞质突,细胞质突相互连接呈网状,故称此层为星形网状层。星形网状层内细胞之间充满着富含蛋白质的黏液样液体,它对内釉上皮细胞有营养和缓冲作用,以保护成釉器免受损伤。

外胚间充质组织被成釉器凹陷部分包围,间充质细胞增生形成牙乳头。环绕在成釉器周围的外胚间充质组织则逐步形成致密的结缔组织层,包裹着成釉器和牙乳头,此环形排列的纤维组织称为牙囊。成釉器、牙乳头和牙囊三个部分共同构成牙胚。牙胚是整个牙齿及其支持组织结构的母体组织。

(3)钟状期:随着成釉器的继续发育长大,上皮凹陷更深,其周缘继续生长,形似古庙的吊钟,故称为钟状期的成釉器。此期成釉器已步入成熟期,其凹陷面的形状已被确定。如果是前牙,此期成釉器的凹面呈切牙的形态;如果是后牙,此期成釉器的凹面则呈磨牙的形态。此期成釉器的组织学特征是细胞在 3 层基础上逐步分化为 4 层,且各层细胞进一步分化成熟。

内釉上皮层:由单层细胞组成,整齐地排列在基底,在颈环处与外釉上皮相连。从牙颈部到牙尖,内釉上皮的分化程度各异。内釉上皮开始是矮柱状,逐步到分化成熟时则呈高柱状,此时称它为成釉细胞,成釉细胞的直径为 4～5 μm,高约 40 μm。这些高柱状的成釉细胞侧面由连接复合体相连,与内釉细胞浅层的中间层细胞则由桥粒相连。在成釉细胞的分泌釉质基质活动之前,细胞内的细胞器重新定位,即细胞核远离基膜;高尔基体位于细胞核的侧面;线粒体和粗面内质网发达,位于细胞的远端 1/3 处,成为成釉细胞内主要的细胞器。

中间层:在内釉上皮与星形网状层之间,由 2～3 列扁平细胞组成。细胞核呈扁平或卵圆状。在钟状期的早期阶段,细胞核居中,高尔基体、粗面内质网、线粒体和其他细胞器的数量极少,到钟状期的晚期阶段,细胞间隙增大,与成釉细胞之间的距离缩短,便于牙囊中的毛细血管输送营养。

星形网状层:由于细胞间液体增加,此层膨胀增宽,细胞呈星状,有长的细胞质突,与邻近细胞质突彼此相连。在釉质形成开始之前,此层细胞萎缩,致使成釉细胞与邻近外釉上皮输送营养的毛细血管间的距离缩短,便于牙囊的毛细血管输送营养。

外釉上皮层:此层细胞呈扁平状或矮立方状,在钟状期的后期阶段,当釉质开始形成时,外釉上皮层细胞平整排列形成众多皱褶。牙囊邻近的间充质细胞进入上皮皱褶之间,其中含有毛细血管祥,为成釉器旺盛的代谢活动提供丰富的营养。

3.牙乳头的发育

在钟状期,牙乳头被成釉器凹陷部包围的外胚间充质组织增多,并出现细胞的分化。在内釉上皮的诱导下,牙乳头的外层细胞逐渐分化出高柱状的成牙本质细胞。这些细胞在切缘或牙尖部为柱状;在牙颈部成牙本质细胞尚未分化成熟,细胞为立方状,具有产生牙本质的潜能。牙乳头在牙齿发育中具有重要的作用。

现已证明,牙乳头是决定牙齿形状的重要因素。如将切牙的成釉器与磨牙的牙乳头重新组合,就会形成磨牙;将切牙的牙乳头与磨牙的成釉器重新组合,就会形成切牙。此外,牙乳头还可以诱导非牙源性的口腔上皮形成成釉器。

4.牙囊的发育

在成釉器的外周,外胚间充质组织呈环形排列,间充质细胞产生牙囊,其中含有丰富的血管,从而保证了组织形成时期所需的营养。

在乳牙胚形成之后,在牙胚的舌侧,从牙板游离缘下端形成新的牙蕾,并进行着与上述过程相同的发育过程,形成相应的恒牙胚。所有乳牙除第二磨牙外,达到这一发育期约需 10 周,恒牙胚形态发生需 2～4 周才能完成。所有恒牙的牙蕾在胚胎的第 4 个月形成。在乳磨牙胚形成之后,牙板的远中增生延长,与上、下颌弓的长度相协调,并对下颌升支的发育和上颌结节处的恒牙胚的发生起重要作用。第一恒磨牙的牙胚是在胚胎的第 4 个月形成;第二恒磨牙的牙胚是在出生后一年形成;而第三恒磨牙的牙胚的形成是在出生后 4～5 岁。牙胚的活动期从胚胎发育的第 6 周开始,持续到出生后第 4 年,整个活动期约 5 年。

5.牙板的结局

牙板是成釉器发生过程中的过渡组织。当成釉器分化完成,开始增生产生牙体组织之前,牙板被间充质侵入而穿孔、断裂,并逐渐退化消失。此时,成釉器与口腔黏膜上皮失去联系。有时有些残留的牙板上皮,以上皮岛或上皮团的形式存在于颌骨或牙龈之中,如婴儿出生后不久,偶见牙龈上出现针头大小的白色突起,即上皮珠,俗称马牙,可自行脱落。在某些病理情况下,残留的牙板上皮可成为牙源性上皮性肿瘤或牙源性囊肿的起源。

二、牙体组织的形成

(一)冠部牙体组织的形成

牙体硬组织的形成与骨组织基本相似,也有生长中心,从生长中心开始形成硬组织。前牙的生长中心位于切缘和舌侧隆突的基膜上,磨牙的生长中心位于牙尖处,釉质和牙本质的形成过程具有严格的规律性和节拍性,交叉进行。成牙本质细胞先分泌形成一层牙本质基质,紧接着成釉细胞分泌形成一层釉质基质,如此交叉进行分泌,层层沉积,直至达到牙冠的厚度。

1.牙本质的形成

在钟状期后期,成釉器的内釉上皮分化成熟,并对牙乳头发生诱导作用。与内釉上皮基膜相接触的牙乳头细胞,开始分化成高柱状的成牙本质细胞,该细胞核位于细胞的基底部,在细胞的顶端细胞器增多,有发达的高尔基体、粗面内质网与核糖体。这些结构表明细胞已具备了合成蛋白质的功能。成牙本质细胞通过细胞顶端的细胞质突中的分泌泡,将蛋白质分泌到细胞外,最先形成尚未矿化的胶原基质即前期牙本质。当成牙本质细胞分泌一段牙本质基质后,成牙本质细胞便逐步离开基底膜,即未来的牙本质,向牙髓中心方向移动。与此同时,在成牙本质细胞后面,留下一短粗的细胞质突,即成牙本质细胞突,这些细胞突起被埋在前期牙本质的基质之中。

在牙本质基质形成时,牙本质细胞突偶有几个突起穿过基底板至成釉细胞,日后则成为釉梭。

牙本质的形成,首先是有机胶原基质的形成,其次是羟基磷灰石结晶的沉积。胶原纤维最早出现在基底膜下方,聚集在无结构的基质内,与基底板垂直。大部分胶原纤维在深层形成致密网,组成牙本质的基质。其中纤维的排列方向大致与牙本质表面平行,并贯穿于成牙本质细胞突之间,形成未来的牙本质小管。

牙本质基质形成后立即进行矿化,牙本质基质形成一层即开始矿化一层。当成牙本质细胞一边形成牙本质基质,一边形成一些基质小泡,这些小泡分泌到牙本质基质中。细胞外小泡内含有微小的羟基磷灰石结晶,之后晶体长大,小泡膜破裂,泡内的晶体便成簇地分散到前期牙本质的基质之中。之后晶体继续长大,并相互融合,最终前期牙本质基质矿化。在矿化过程中,羟基磷灰石晶体沉积在胶原纤维内和胶原纤维表面,并沿着胶原纤维的长轴排列,在牙冠部最先形成的牙本质,称为罩牙本质,该牙本质厚度约 20 μm。罩牙本质形成后,围绕牙髓牙本质继续形成,称为髓周牙本质,构成牙体组织的大部分。牙本质的形成与矿化均是从釉质牙本质界开始的,在牙尖区呈圆锥状,一层一层有节律地沉积,直至牙冠的完全形成和牙齿开始萌出。

牙冠的牙本质每天沉积 4~8 μm,逐渐增加,当牙齿萌出后,牙本质的沉积每天减少约

0.5 μm。在每天新形成的牙本质与先形成的基质之间,用光学显微镜观察可见到一条明显的生长线。这是基质形成变慢或休止,进而使矿化过程发生改变所留下的痕迹。

牙根部的牙本质形成与冠部牙本质形成相似。略有不同的是,它开始于上皮根鞘内侧面。

2.釉质的形成

当冠部牙本质开始形成后,成釉细胞开始分泌形成釉质基质。成釉器的内釉上皮分化出具有分泌活动的成釉细胞。成釉细胞在接近釉质牙本质界的一端,细胞质形成一个短钝的圆锥体突起,称成牙本质细胞突,突内含有丰富的粗面内质网、线粒体及分泌颗粒。在成牙本质细胞突与成釉细胞体交界处出现终棒,它是细胞质物质浓缩物与增厚的细胞膜紧密结合。釉质基质在粗面内质网中合成,在高尔基体中浓缩,之后从细胞的顶端和突起的周围分泌出来。新分泌的釉质基质,以有机成分为主,主要是角蛋白,其中含有的矿物盐仅占矿化总量的25%～30%。从电子显微镜观察最新的矿物盐是羟基磷灰石微晶。

每根釉柱均由4个成釉细胞参与形成,一个成釉细胞形成釉柱的头部,三个相邻的成釉细胞形成釉柱的颈部和尾部,使釉柱呈球拍状。成釉细胞与它们所形成的釉柱呈同一角度,因而成釉细胞和新形成的釉质表面交界处呈锯齿状,成牙本质细胞突位于这些凹陷之中。

当釉质基质形成至牙冠应有的厚度时,从生发中心开始,釉质基质沿着牙尖和切缘向牙颈的方向全部矿化,致使釉质成为机体中矿化程度最高的组织。在新形成的釉质中,羟基磷灰石晶体短而小,如针形,且数量稀少。在成熟的釉质中,羟基磷灰石晶体的体积逐渐增大,呈板条状,且数量增多。釉质中的水和有机物成分很快被吸收。此过程贯串在釉质形成的全过程。当釉质基质形成后,成釉细胞内的终棒消失,顶端的细胞膜形成皱褶,此结构更有利于吸收釉质中的液体。当釉质中有机物被吸收后,留下宽的间隙以容纳增多和长大的矿物盐晶体。

牙冠形成后,成釉细胞变短,细胞器数量逐步减少,在釉质表面分泌一层无结构的有机物薄膜,覆盖在牙冠的表面,称为釉小皮,细胞通过半桥粒与釉小皮相连。

釉质发育完成后,成釉器中的成釉细胞、中间层细胞和外釉上皮细胞结合在一起,形成一层扁平的鳞状上皮覆盖在釉小皮上面,称为缩余釉上皮。当牙齿萌出到口腔中,缩余釉上皮逐渐退缩到牙齿的颈部,附着在牙齿颈部表面,形成牙龈的结合上皮。

3.牙髓的发生

牙髓的原始组织是牙乳头。当牙乳头周围有牙本质形成时才叫牙髓。牙乳头决定牙齿的形态。牙乳头除底部与牙囊组织相接外,四周均被形成的牙本质所覆盖。牙乳头的细胞为未分化的间充质细胞,逐渐分化为星形的成纤维细胞,即牙髓细胞。随着牙本质不断形成,成牙本质细胞逐渐向中心移动,牙乳头的体积逐渐缩小,等到原发性牙本质完全形成,余留在牙腔内的血管、结缔组织等即为牙髓。当牙本质进一步形成时,有少数较大的有髓神经分支开始进入牙髓,交感神经也随同血管进入牙髓。

(二)牙根的形成和牙周组织的发育

1.牙根的形成

当冠部牙体组织发育即将完成时,牙根开始发育。内釉上皮和外釉上皮细胞在颈环处增生,向未来的根尖孔方向生长,而星形网状层和中间层细胞则萎缩消失。增生的上皮排列成筒状的双层,称为上皮根鞘(图2-2)。上皮根鞘的内侧面紧靠着牙乳头,上皮根鞘的外侧面被牙囊组织包绕。上皮根鞘内侧的牙乳头细胞向根尖方向增生,分化出成牙本质细胞,开始形成根部的牙本质。上皮根鞘继续生长,离开牙冠向牙髓方向呈约45°角弯曲,形成一个盘状结构,弯曲的这一部分称为上皮隔。上皮隔围成一个向牙髓开放的孔,即未来的根尖孔。在牙根的发育过程中,上皮隔的位置保持相对稳定的状态,生长的牙根与上皮隔形成一定角度,随着牙根的伸长,牙胚向口腔方向移动,为牙根的继续生长提供了空隙。在牙根发育的后期,上皮隔开口逐渐缩小,根尖孔宽度也随之缩小,随着根尖牙本质和牙骨质的沉积,形成狭小的根尖孔。

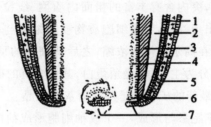

1.成釉细胞;2.釉质;3.牙本质;4.成牙本质细胞;5.外釉上皮细胞;6.牙乳头;7.上皮隔。

(a)牙根分叉处开始有牙本质形成

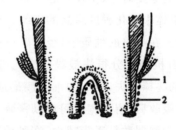

1.釉质牙骨质界;2.牙周上皮剩余。

(b)两根牙的牙根已形成一部分

图 2-2　上皮根鞘图

上皮根鞘在单根、双根和多根牙中的发育有着明显的不同。在单根牙的发育过程中,上皮根鞘的内层细胞,诱导邻近的牙髓细胞,分化出成牙本质细胞,进而形成根部的牙本质。在上皮根鞘的表面,一些细胞逐渐发生变性,进而使上皮根鞘发生断裂且与牙根表面分离。断裂的上皮根鞘呈网状包围在牙根的周围。此时,牙囊中的间充质细胞进入已断裂的上皮根鞘与上皮细胞之间,并与牙根表面接触,在该处分化出成牙骨质细胞。成牙骨质细胞逐渐分泌出牙骨质基质,经过矿化后即形成根面的牙骨质。而剩余的上皮细胞,称为牙周上皮剩余。

在双根牙和多根牙的发育过程中,在根分叉区形成前,其发育过程与单根牙相似。多根牙的形成由上皮隔的发育决定,首先在上皮隔上长出两个或三个舌状突起,这些突起逐渐增生伸长,与对侧增生的突起相连,从而形成两个或三个孔,将来就形成双根或三根(图 2-3)。

上皮根鞘对牙根的正常发育起着十分重要的作用。如上皮根鞘的连续性受到破坏,或在根分叉处与上皮隔的舌侧融合不完全,则不能诱导分化出成牙本质细胞,结果将导致该区的牙本质的缺损,进而使牙髓和牙周膜直接相连,形成侧支根管。另外,如果上皮根鞘没有在规定的时间发生断裂,则牙囊的间充质细胞不能与该处的牙本质接触,在该处亦不可能分化出成牙骨质细胞形成牙骨质。这样在牙根的表面,特别是在牙颈部出现此种情况时,该处牙本质直接暴露于口腔,将导致牙颈部牙本质过敏发生。

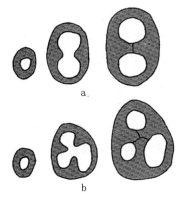

a.双根牙;b.三根牙。

图 2-3　双根牙和三根牙发育中的成釉器底部上皮隔的演变图

2.牙周膜的发育

牙周膜的发育是在上皮根鞘断裂与牙根牙本质表面分离之后开始的。它是由牙囊发育而来的。牙囊中的环状纤维排列成明显的三层结构,成为早期的牙周膜。牙囊的内层为牙骨质纤维层,外层为牙槽骨纤维层,内外两层之间为中间层纤维层。初期,牙周膜的内层,逐步形成早期的原发性牙骨质;牙周膜的外层则逐步形成固有牙槽骨。牙囊的中间层纤维层随着牙齿的不断发育和向口腔萌出,达到咬合平面时而逐渐改变方向,中间层纤维层两端分别包埋于牙骨质和牙槽骨中,形成穿通纤维。而游离于牙槽骨和牙骨质之间的部分,则形成致密的主纤维束,这些主纤维束逐步呈功能性排列,分别形成牙周膜中各主纤维束群。牙周膜在发育期和牙齿的整个生活期间内,均进行着不断地更新和改建,这对萌出的或有功能的牙齿均具有重要的支持作用。

三、牙齿的萌出与替换

(一)牙齿的萌出

牙齿的萌出是指牙齿突破口腔黏膜的现象。它是在牙冠形成后向平面移动,进而穿过骨隐窝和口腔黏膜,达到功能位置的一个复杂的过程。这一萌出过程可分为三个时期:萌出前期、萌出期和萌出后期(或称功能期)。

1.萌出前期

萌出前期的主要变化是在牙根形成时,牙胚在牙槽骨内的移动。牙胚的发育与颌骨的生长发育同时进行,从而使牙齿与发育的颌骨保持着正常的位置关系。乳牙胚和恒牙胚的移动是整个牙胚的移动,同时还有牙胚的生长。牙胚移动的结果是达到开始萌出移动的位置。这个时候的移动在组织学上表现为骨窝壁的改建。在牙胚移动方向上的骨窝壁表面可见到一些多核的破骨细胞,它吸收骨组织而后形成空间,为牙胚的移动创造条件。在对侧的骨窝壁上,可见到一些成骨细胞,它们可形成骨组织,从而保证了骨窝的大小与牙齿的发育相适应。随着牙根的生长,牙槽骨的高度逐渐增加。牙胚通过上述移动,来调整与邻牙和生长发育着的颌骨之间的关系,为牙齿的萌出做好准备。

2.萌出期

萌出期开始于牙根的形成,持续到牙齿进入口腔达到咬合接触。牙齿要行使它的功能,就必须从颌骨内移到咬合平面,这就是萌出期移动。萌出期移动主要是指向移动,但也有转动(下颌切牙)、近中移动(下颌前磨牙)和牙尖移动(上颌尖牙和下颌第三磨牙)。

牙根和牙周膜的形成对牙齿的萌出无疑是起到了促进作用。当牙齿向面方向移动时,覆盖在牙齿上的组织,首先是牙囊发生变性和溶解,以致萌出通道开始形成,其次是覆盖在牙胚上的骨隐窝发生吸收。当萌出牙的切缘或牙尖到达口腔黏膜时,缩余釉上皮与口腔黏膜上皮相互融合,随着牙齿的萌出,融合区的上皮发生蜕变,牙尖穿过最后的屏障进入口腔。但牙冠仍有未暴露的部分,缩余釉上皮仍附着在尚未暴露的牙冠表面,待牙齿完全萌出后,这部分上皮才退缩到牙齿颈部形成结合上皮。

3.萌出后期

萌出后期即功能性萌出期。萌出后移动是指牙齿到达功能性平面以后的移动。这时颌骨还在继续生长,牙齿的移动与之相适应。这种移动表现为牙槽窝的骨改建。时间主要发生在14～18岁,女性略早于男性。从理论上讲,牙齿到达了功能性平面以后,萌出移动就停止了。但是面的磨耗、龋病或外伤,以及不良修复、牙齿脱失等,均可导致功能性接触的消失,此时牙齿仍可向冠方持续萌出。牙齿发生移动时,牙周膜必然发生改建。牙齿若没有接触,这种移动将最终停止。此时牙周膜萎缩,细胞和纤维减少,牙周膜变窄,牙槽骨吸收,骨小梁变细消失。萌出后移动还包括滑动,滑动是指近中方向的移动、转动等。牙齿邻面的磨耗、龋坏、不良修复均可使牙齿发生近中方向的滑动。患牙周病时牙周膜被破坏,牙齿亦会发生滑动,正畸治疗时也会发生治疗性滑动。

(二)乳恒牙交替

随着儿童年龄的增长,乳牙的数目、大小和牙周组织的力量等,均不能适应长大了的颌骨和增强了的咀嚼力。乳牙在6岁左右发生生理性脱落,到12岁左右,全部为恒牙所替代。

乳牙的脱落是牙根被吸收,与牙周组织失去联系的结果。颌骨内恒牙胚的发育和移动,造成了对恒牙胚与乳牙根之间的结缔组织的压力,并分化出了多核破骨细胞,对乳牙根进行吸收。乳牙终因失去附力而逐渐松动、脱落。所以,脱落的乳牙是没有牙根的,或者只有很短的一段牙根,牙根面呈蚕食状,与牙根折断容易区别。

乳牙根面吸收的部位,常因恒牙胚的位置而异。例如,乳切牙与乳尖牙,因其恒牙胚是位于牙根的舌侧深面,所以乳牙根的吸收,常从根尖1/3的舌侧面开始。恒牙胚继续向面与前庭方向移动,逐渐移至乳牙根的正下方,因而使乳牙根呈水平的吸收,恒牙恰好在其相应的乳牙的位置上萌出。如果恒牙胚双向(舌向和颊向)移动不充分,乳牙根不能被完全吸收,这时恒牙可在乳牙的舌侧萌出,而出现双层牙。该情况在下颌切牙区较为多见,临床上切勿将刚萌出的恒切牙误认为是多余牙而拔除。尽早拔除这种乳牙,将有助于舌侧萌出的恒牙调整到正确的位置上。乳磨牙根部的吸收,则多从根分叉处开始,首先根间骨隔被吸收,进而乳牙根面发生吸收。同时牙骨突继续生长,以容纳伸长的恒牙根。乳牙向面方向移动,使恒前磨牙胚位于乳磨牙的根尖部。恒牙胚继续萌出,乳牙根完全被吸收,恒前磨牙进入乳磨牙的位置。

（三）牙齿萌出的次序和时间

牙齿萌出有一定的时间和次序,表现有以下特点。

（1）牙齿萌出有一定次序,萌出先后与牙胚发育的先后一致。

（2）牙齿萌出有比较恒定的时间性,但其生理范围较宽。

（3）左右同名牙同时出龈。

（4）下颌牙萌出略早于上颌的同名牙。

（四）牙齿发育与内外环境的关系

牙齿发育的全过程与机体内外环境有着十分密切的关系。如蛋白质、维生素和矿物质的缺乏和代谢的紊乱,或患某些传染病（如麻疹、高热等）均可导致牙齿生长发育、矿化及萌出过程发生障碍。如营养缺乏,尤其是维生素 D 缺乏和内分泌紊乱（如脑垂体和甲状腺功能不足等）均可使牙齿延迟萌出。乳牙迟脱也可使继承的恒牙延迟萌出或发生异位萌出。如果是全部乳牙或恒牙萌出延迟,则常与遗传或系统性的因素有关。因此,牙齿的保健应当从发育期就开始。这对口腔保健是十分重要的。

第二节　牙体组织

牙体组织即牙齿的本身,包括釉质、牙本质、牙骨质和牙髓,前三种是已经矿化了的硬组织,后一种是软组织。

牙本质构成牙齿的主体,分布于牙冠和牙根。釉质覆盖在牙齿的冠部表面,牙骨质覆盖在其根部表面。牙齿中央有一腔,称为牙腔,牙腔内有牙髓组织,牙髓内的血管和神经组织通过狭窄的根尖孔与牙周组织相联系（图 2-4）。

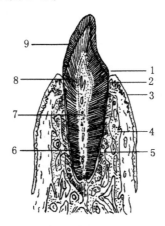

1.龈沟;2.结合上皮;3.牙龈;4.牙槽骨;5.牙周膜;6.牙骨质;7.牙髓;8.牙本质;9.釉质。

图 2-4　牙体牙周组织图

一、釉质

釉质覆盖于牙齿解剖牙冠表面,是牙体组织的一个重要组成部分,是一种坚硬的、无自主活动的结构,暴露于口腔之中。

(一)釉质的物理化学特性

1.物理特性

(1)硬度:釉质是人体中最坚硬的矿化组织,对于所有机械力的磨损,均具有较强大的抵抗力,这是由釉质中含有大量的矿物盐,以及在其内部呈晶状体排列所致。釉质的硬度,若与动物体以外的矿物质相比,则介于磷灰石与宝石之间。但在人类的釉质中,其硬度与釉质本身的矿化程度有着十分密切的关系。釉质的硬度大,因而它本身也具有脆性,尤其是在失去健全的牙本质基础上,更易于脆裂。

(2)色泽:釉质的颜色,一般是介于黄白色和灰白色之间。在不同的牙冠上,釉质的颜色可有所不同,即使在同一牙冠上,也常因解剖部位的不同,其色泽也不完全一样。釉质的颜色之所以不同,是因为其透明度不同。而透明度的高低与釉质本身的矿化程度密切相关。牙齿之所以呈现黄色,乃是釉质深面的牙本质的黄色透过釉质所呈现出来的一种现象。故黄色透露的多少,与釉质本身的透明度和硬度有着密切的关系。釉质透明度大,则透露出牙本质的黄色就多,因而牙冠显示出色泽较黄;相反,若釉质显示不甚透明,则牙冠的色泽就会显得较白。

(3)厚度:牙釉质的厚度分布不匀,牙尖部最厚,向牙颈部逐渐变薄,似刀刃状。釉质在切牙的切缘处厚度约2 mm;在磨牙的牙尖处最厚,其厚度约2.5 mm。

2.化学组成

釉质是人体组织中矿化最高的组织,按重量计算釉质内无机盐占96%,有机物和水仅占4%;按体积计算,无机盐占86%,有机物占2%,水占12%。釉质内的无机盐由羟基磷灰石晶体组成,其分子式为$Ca_{10}(PO_4)_6(OH)_2$。此外,在釉质的无机物中,还含有众多微量元素,如碳酸钙、磷酸镁和氟化钙等及少量的钠、钾、铁、铅、锰及锶等。

釉质中的有机物成分,迄今尚未完全明了。近期的研究表明,仅知其大部分是蛋白质及一些多糖成分。有研究者报告,在成熟的釉质内的蛋白质叫作釉蛋白,其分子量较大,它与晶体表面牢固地结合在一起,几乎占据了晶体内全部空间。在未成熟的釉质脱矿切片上,可见到这些有机物。

(二)釉质的表面结构

1.釉小皮

釉小皮覆盖在新萌出的牙齿表面,系一层有机质薄膜,称为内史密斯氏膜。此膜厚度为0.5~1.5 μm。它不仅覆盖在釉质表面,还覆盖在牙齿颈部的牙骨质的表面,故又称它为牙小皮。当牙齿萌出后,伴随咬面的牙小皮被磨掉。电镜下观察牙小皮的组织结构与黏膜上皮下的基板一样。它可能是成釉细胞在完成分泌物质的功能后产生的一种基板物质。

2.牙面平行线

牙面平行线是指横过牙釉质表面的水平浅凹线纹。它们环绕牙齿,相互平行,此线在牙齿的唇颊面较为明显。乳牙釉质表面很少有牙面平行线。有研究者认为,牙面平行线是釉质生长线的外部表现。此乃牙齿呈节律性发育的现象,即釉质生长线达到牙齿表面的线纹。

3.唾液薄膜

唾液薄膜指牙齿刚萌出到口腔,与唾液接触几秒钟内在釉质表面形成的一层唾液薄膜,其厚度约1 μm。用机械方法将牙面磨光后,在极短时间内又会很快出现这层薄膜。它是唾液内的糖蛋白成分选择性地在釉质表面沉积而形成的。在电镜下观察染色标本,见该膜呈现深色的、无形态的结构,偶尔也可见呈层板状结构。不同的牙齿、不同部位的薄膜成分各不相同。口腔内的微生物选择性地黏附在此膜上,即形成牙菌斑,成为龋病和牙周病的发病基础。

4.缩余釉上皮

缩余釉上皮是覆盖在釉质表面的薄膜,当牙齿萌出到口腔后,咬合面的缩余釉上皮被咀嚼运动迅速磨掉。其余部分参与龈牙结合部的形成。但在窝沟等处,它可以存在相当长的时间,对牙齿起一定的保护作用。

5.冠部牙骨质

冠部牙骨质是指冠部釉质已经形成,而牙齿尚未萌出时,有些牙面上的缩余釉上皮可能不完整,此时牙胚的牙囊结缔组织会在牙面上沉积牙骨质。牙颈部的缩余釉上皮常发生退缩,此时在冠部的釉质表面上有牙骨质覆盖。

6.窝沟

窝沟是在釉质发育过程中形成的。在牙面上,浅大的凹陷称为窝,细窄的凹陷称为沟。在正常情况下,窝沟的底部有釉质存在。窝沟开口处的直径和宽度一般均比常用的牙科探针尖还小,刷牙很难清洁它。

(三)釉质的组织结构

釉质由大量的矿物盐晶体组成,有机物成分很少。在脱矿切片下进行研究时,釉质所在的部位只留下一片空白。因此,对釉质的研究只能在 $50\sim100\ \mu m$ 的磨片下进行。

釉质的基本结构是釉柱。釉柱是一种细长的柱状结构,起自釉质牙本质界,呈放射状,贯穿釉质全层,达到牙齿的表面。在窝沟处,釉柱由釉质牙本质界向窝沟底部集中,而在近牙颈部,釉柱的排列近乎呈水平状(图 2-5)。釉柱自釉质牙本质界至牙齿表面的行程并非完全呈直线,在近表面 1/3 釉柱较直,称为直釉柱;而内 2/3 则较弯曲,在牙齿切缘及牙尖处弯曲的釉柱更为明显,这种弯曲釉柱,称为绞釉柱,或称螺旋釉柱。绞釉柱的组织学特征:在临床上,具有对抗磨切力的重要意义,咀嚼时不易被劈裂。

釉柱的直径为 $4\sim5\ \mu m$,但在不同的部位其直径是各不相同的。近牙髓端的釉柱直径最小,而在近牙表面的釉柱直径则最大。

在光镜下观察釉柱纵断面磨片时,可见到有规律的横纹。扫描电镜下观察釉柱呈间断收缩状,横纹之间的距离约为 $4\ \mu m$。这可能与釉质发育期间基质呈节律性的沉积有关,两条横纹之间的距离即釉质基质每天沉积的量。釉柱横纹处矿化程度稍低,故当牙齿轻度脱矿时釉柱横纹显示较为明显。

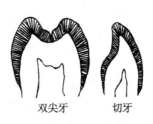

双尖牙　　切牙

图 2-5　釉柱排列方向图

光镜下观察釉柱的横断面呈鱼鳞状。电镜下见釉柱呈球拍状,它由一个近乎圆球形而体积较大的头部或体部和一个较为细长的尾部所组成(图 2-6)。头部近面方向,尾部靠近牙颈方向。在釉柱头部表面有一弧形清晰的周界称为釉柱鞘。每一个釉柱的头部紧密地插入邻近釉柱的头部与尾部的间隙之中。

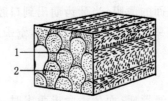

1.釉柱头部;2.釉柱尾部。

图 2-6 釉柱及晶体排列图

电镜下见釉柱是由众多有一定排列方向的扁六棱柱形晶体所组成。晶体平均宽度约 90 nm,平均厚度约 30 μm,晶体长度在 160~1 000 nm,每一个晶体的外面,均有一层有机物围绕。

关于釉柱的数目,据研究,上颌侧切牙约有 500 万条釉柱,上颌第一恒磨牙约有 1 200 万条釉柱,其余牙齿的釉柱数目则介于二者之间。

在光镜下,还可见到釉柱鞘和柱间质两种结构。目前,用电镜研究发现,所谓釉柱鞘和柱间质仅是由于晶体排列方向的不同在光镜下产生的一种光学现象。

釉质是由成釉细胞形成的,每一个成釉细胞形成一个釉柱。但近期的釉质研究发现,每个成釉细胞参与 4 个釉柱的形成,每一个釉柱又由 4 个成釉细胞共同形成。

基质:在釉质中,有机物仅占釉质总重量的 1 %左右。分布于羟基磷灰石晶体之间。在釉柱鞘区有机物分布稍多,这些有机物相互连接呈网状。釉质中有机物成分的性质目前尚不十分清楚,据目前所知,在发育的釉质中有机物成分主要是成釉蛋白;而在成熟的釉质中有机物成分主要是釉蛋白,其中一种为可溶性蛋白,一种为不溶性蛋白。可溶性蛋白多分布于晶体的间隙中,不溶性蛋白多分布于有机物集中处。

在釉质表面有一层约 30 μm 厚的区域内,在形成时由于没有成牙本质细胞突参与,因而该区域内没有釉柱结构,亦无微孔区存在,此区称为无釉柱釉质。

(四)釉质中有机物集中的组织学现象

在釉质中有些部位矿化程度较差,而有机质则较为集中,在光镜下呈现出一些特殊的组织学图像,形态不同,命名各异,如釉质生长线、舒化板、釉板、釉丛、釉梭、釉质牙本质界等。这些部位由于其有机物含量较多,它们对保持釉质的营养及龋病的进展有一定关系。现将它们分述如下。

1.釉质生长线

釉质生长线又称雷丘斯线。在低倍显微镜下观察釉质磨片时,釉质生长线呈褐色线条。在釉质纵磨片中,此线条自釉质牙本质界向外,沿着釉质形成的方向,在牙尖处呈环行排列,近牙齿颈部逐渐呈斜行线。在釉质横磨片中见此线条呈同心状排列。其宽度和距离不等,20~30 μm。当生长线到达牙表面时,即为釉面横纹,或称牙面平行线。此乃釉质发育过程中的间隙线。釉质生长线在发育不良的牙齿上更为明显。

电镜下观察发现该处晶体较少,且排列不规则,由于晶体排列方向的改变,孔隙增多,有机物增加,呈褐色。

在乳牙和第一恒磨牙的磨片上,常可见一条明显的间歇线,称为新生线。这是由于乳牙和第一恒磨牙的釉质一部分形成于胎儿时期,一部分形成于婴儿出生以后。当婴儿出生时,内外环境和营养条件的变化使该部位的釉质发育一度受到干扰,因而形成一条加重的生长线,特称为新生线。电镜下观察新生线中晶体的密度减低。

2.舒氏板

用落射光观察牙齿纵切磨片时,可见宽度不等的明暗相间的条纹,起自釉质牙本质界,分布于釉质内的 4/5 处,改变入射光角度时可使明暗条纹发生变化,这些条纹称为舒氏板。它是由于釉柱排列方向的改变而产生的。釉质表面的釉柱没有方向变化,故该处没有舒氏板的存在。

3.釉板

釉板是一菲薄的叶板状结构,起自釉质表面,向釉质牙本质界延伸,部分可伸入釉质内,部分可伸入釉质牙本质界内,部分可经釉质然后抵达釉质牙本质界,最终延伸到牙本质内。在釉质的横切磨片上,釉板较清晰,釉板是一种纵向的缺损,里面充满了釉蛋白和来自口腔的有机物。此外,还有少量的矿物盐。因为釉板内有机物较多,所以在脱矿切片上亦可见到它。在釉质磨片上,釉板会与磨片制作中出现的人工裂隙相混淆,可用在盖玻片上脱矿的方法来加以区别,釉板在脱矿的标本中仍可见到遗留的有机物,而人工裂隙内则在脱矿的切片中无有机物残留。

4.釉丛

釉丛起自釉质牙本质界,进入釉质内,呈丛状,其高度为釉质厚度的 1/5～1/3。在磨片上,釉丛似草丛,磨片较厚时更明显。釉丛是一部分矿化较差的釉柱,其中含有机物,所以在脱矿的切片上亦能见到。这些矿化差的釉柱在不同的平面及不同方向重叠投射形成丛状的影像。釉丛与釉板一样,沿牙冠长轴延伸,故在横切面磨片上较多,纵切面上较少。釉丛的临床意义尚不清楚,可能它不是龋病的好发部位,但临床上龋病在釉质牙本质界处有机物较多的区域扩散速度较快。

5.釉梭

釉梭起自釉质牙本质界,进入釉质中,末端膨大,呈梭形或纺锤形。在牙尖部较多见。釉梭是成牙本质细胞突在硬组织形成以前伸入成釉细胞之间而形成的。它的方向与成釉细胞一样,与牙本质垂直。由于釉柱的方向与成釉细胞形成一定角度,故与釉梭也呈一定角度。在干燥的牙磨片中,釉梭内的有机物被分解,代之以空气,在透射光下观察,此空隙呈现黑色。

6.釉质牙本质界

釉质和牙本质相交处不是一条直线,而是由许多小弧线相连而成,称为釉质牙本质界。此界呈贝壳状。小弧形的凹面向着釉质,凸面朝向牙本质,刚好与釉质的突起相适应。此结构在釉质脱矿切片上更清晰。电镜下观察釉质牙本质界是一系列的嵴。此形态特征在于釉质与牙本质的接触面大大增加,使两者能牢固地接合在一起。电镜下观察亦可见到牙本质与釉质的晶体相互混杂。釉质牙本质界在硬组织形成前就已出现,它是成釉细胞与牙乳头之间的基底膜的证据。

釉板、釉丛、釉梭和釉质牙本质界均是釉质内有机物比较集中的部位。

(五)釉质的代谢

釉质是一种高度矿化的组织,其结构中没有细胞,也没有血液循环,其中含无机物 96%,所以有人认为它是一种完全没有生命的无机物。现今,经组织化学研究证实,在釉质的各个部位都有有机物存在。在釉质内晶体间存在着微细的缝隙。同时,在釉丛、釉梭和釉质牙本质界等处有机物分布较多,这样结构均构成了釉质内的营养通道。此外,采用落射光对新鲜的离体牙观察,亦可见到完整的釉质表面有成滴的釉液从釉质内部向表面溢出。用放射性同位素试验研究证明,^{45}Ca、^{32}P 和氨基酸等均能由牙髓经牙本质到达釉质,或从唾液进入釉质,并能很缓慢地移动。进入釉质中的同位素的量与机体的状况(如年龄、营养状况等)有密切关系。氟离子能从釉质的表面吸收,从而增强釉质的抗龋能力。以上的研究均表明釉质中存在着物质代谢。只是其代谢的能力很低,进行的速度缓慢而已。

(六)釉质的增龄性变化

釉质是无细胞的组织,它一经形成就不能再发生修复和再生。随着年龄的增加,由于咀嚼运动而发生咬面和邻面釉质的磨耗,其结果是牙冠的垂直高度减少,邻面变平。

随着年龄的增加,牙齿表面的釉柱末端与牙面平行线逐渐变浅或消失。

随着年龄的增加,牙齿的色泽加深。这可能是有机物进入釉质所致,也可能是牙本质变色后透过釉质表现出来。

随着年龄的增加,釉质的渗透性逐渐减低,这是因为离子沉积,晶体变大,致使釉质内的孔隙变小。釉质内水分主要在孔隙内,所以水的含量亦随年龄的增加而逐渐减少。

随着年龄的增加,釉质表层内的氮和氟的含量增加,有机物含量亦在不断地发生变化。

二、牙本质

牙本质是构成牙齿的主体,它是一种有活力的组织,属于矿物化的、无血管的结缔组织,由成牙本质细胞和细胞间质组成。冠部牙本质外面有釉质覆盖、根部牙本质外有牙骨质覆盖。在牙本质中央的牙腔内充满牙髓组织。成牙本质细胞的胞体排在牙本质的牙髓面。它的细胞质突在牙本质小管内穿行,故有研究者将牙本质和牙髓视为一个整体结构,称它们为"牙本质-牙髓"复合体。从牙齿胚胎发育角度来讲,两者亦有着十分密切的关系。

(一)牙本质的物理化学特性

1.牙本质的物理特性

(1)硬度:牙本质是人体硬度仅次于釉质的矿化组织。其硬度比骨稍硬,脆性比釉质小,是一种富有弹性的组织。但乳牙和恒牙的牙本质硬度不一样,不同部位的牙本质硬度亦不尽相同。

(2)色泽:牙本质颜色淡黄半透明。

2.牙本质的化学组成

牙本质内含无机物约占总重量的 70%;有机物和水为 30%,其中有机物约占 20%,水占10%。若按体积计算,则无机物、有机物和水分别为 45%、33%、22%。随着年龄的增加,牙本质的矿物化程度逐渐增多,这种构成也在发生变化。无机物中仍以羟基磷灰石晶体为主,但比釉质的晶体小,长度约为 100 nm,宽度约为 3 nm。其晶体大小与牙骨质中的晶体相似。每个晶体均由数千个羟基磷灰石分子组成。其分子式为 $3Ca_3(PO_4)Ca(OH)_2$。除此之外,还含有少量碳酸盐、硫酸盐和磷酸盐。这些无机盐在新形成的牙本质中较多。牙本质内亦含有氟、铜、锌及铁等微量元素。

牙本质内的有机物成分主要是胶原,其次是蛋白多糖和氨基多糖。胶原是Ⅰ型胶原,形成胶原原纤维,约占牙本质重量的 17 %,占牙本质有机物的 93 %左右。胶原纤维主要分布在管间牙本质,而管周牙本质和成牙本质细胞周围却非常少。

(二)牙本质的组织学结构

牙本质是由成牙本质细胞突和牙本质小管及细胞间质组成的。成牙本质细胞的胞体位于牙本质的牙髓面,牙本质细胞突伸入牙本质小管内,牙本质基质内的胶原原纤维排列成网状。

1.牙本质小管

牙本质小管贯通于牙本质全层,是一种管状小腔,在牙本质形成过程中形成。牙本质小管内充满了成牙本质细胞突和组织液。牙本质细胞突占据了牙本质小管的全长或部分,突起与管壁之间的空隙,为组织液所占据。牙本质小管自牙髓表面向釉质牙本质界呈放射状排列,在牙尖部及根尖部牙本质小管较直,而在牙颈部小管则弯曲呈拉长的 S 形(图 2-7),近牙髓端的凸弯向着根尖方向。牙本质小管近牙髓一端管径较粗,其直径为 3~4 μm,越向牙本质表面小管管径越细;近牙本质表面处约为 1 μm,且小管数目稀疏。因此,牙本质在近髓端和远髓端每单位面积内牙本质小管数目之比约为 4:1。

牙本质小管行进过程中有若干分支,与主管几乎呈直角,分支小管的直径约为 1 μm 或更小。分支小管内可有或无成牙本质细胞突。牙本质小管的末端分支常较多,根部牙本质的末端分支现象比冠部更多更明显。小管沿途分支彼此相互吻合,构成了复杂的网管结构。

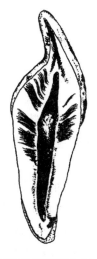

图 2-7 人切牙磨片观察牙本质,牙颈部呈 S 形

在牙本质小管的外周,有一层菲薄的衬里,有机物含量较多,矿化不全。其中含有丰富的糖胺聚糖,它在调节和抑制小管的矿化中起着重要的作用。

2.成牙本质细胞突

成牙本质细胞突是细胞质的延伸,位于牙本质小管内。细胞体位于牙腔近牙本质内侧,排列成一排。在其整个形成中分出细小的小支伸入小管的侧支内,并与相邻的突起分支相联系。过去研究认为,该突起延伸通过牙本质小管的全长,有的甚至穿过釉质牙本质界,其末端膨大并被包埋在釉质内。近期有研究观察发现该突起只延伸至牙本质小管的近髓端的 1/3 或 1/2 区域内。

成牙本质细胞突和牙本质小管之间有一小的空隙,称为成牙本质细胞突周间隙,间隙内含有组织液和少量有机物和胶原纤维,是牙本质内物质交换的主要通道。

3.细胞间质

牙本质的细胞间质为矿化的间质,其中有很细的胶原纤维,主要为Ⅰ型胶原,纤维的排列大多与牙齿表面平行,与牙本质小管垂直,且彼此交织成网状。在牙齿冠部靠近釉质处和牙根部靠近牙骨质处最先形成的牙本质,其胶原纤维的排列与牙本质小管平行,且与表面垂直,矿化均匀。镜下观察呈现不同的外观,在冠部者称为罩牙本质,厚 10～15 μm;在牙根部者称为透明层,在罩牙本质和透明层以内的牙本质称为髓周牙本质。

牙本质的细胞间质中羟基磷灰石晶体比釉质中的小,长 20～100 nm,宽 2～3.5 nm,呈针状或板状。这些晶体沉积于基质内,其长轴与胶原纤维平行。间质中的矿化程度并不是均匀的。由于其矿化程度的差异,在下列不同区域内命名各不相同。

(1)前期牙本质:在脱矿切片中观察牙本质时,可看到在成牙本质细胞和矿化牙本质之间有一层尚未矿化的牙本质,称为前期牙本质。发育完成的牙较之未发育完成的牙,其牙本质形成慢。所以前期牙本质在前者较后者为薄,一般为 10～12 μm 厚。苏木素-伊红(hematoxylineosin, HE)染色呈粉红色。

(2)管周牙本质:在镜下观察牙本质的横断磨片时,可清楚见到牙本质小管周围有一圈过度矿化的牙本质,呈环形的透明带,构成牙本质小管的壁,称为管周牙本质。管周牙本质矿化程度高,内含胶原纤维少。在观察脱矿切片时,由于脱矿后该处结构消失,故在成牙本质细胞突周围呈现出一个环形的空隙。

(3)管间牙本质:指位于牙本质小管之间的牙本质。管间牙本质构成了牙本质的主体。其中胶原纤维较多,矿化程度较管周牙本质低。在磨片上,管间牙本质与管周牙本质分界较清楚。以往认为它是一种特殊的结构,称为诺伊曼鞘。但在电镜下观察尚无法证实此鞘的存在。有研究报告指出,其对染色和酸、碱处理反应与两侧的牙本质不同,其真正的性质目前尚不清楚。

(4)球间牙本质:牙本质的矿化是以小球的形式相互融合而形成的,矿化小球融合后成为充分矿化的牙本质。在牙本质矿化不良时,矿化小球融合不完全而出现一些未被矿化的间质,其中仍有牙本质小管通过,这些未矿化的区域称为球间牙本质。球间牙本质主要见于牙冠部近釉质牙本质界处,沿着牙齿的生长线分布,大小不甚规则,其边缘多见凹形,酷似众多相接球体之间的空隙。

(5)牙本质生长线:牙本质的形成也是周期性的,活动期和静止期相互交替,因此留下了生长发育线。牙本质生长线又称冯·埃布纳(von Ebner)线,是一些与牙本质小管垂直的间歇线纹。牙本质生长线在纵切磨片上观察比较清楚,冠部内 2/3 特别明显。牙本质的形成是从牙尖处开始有规律地成层进行。牙本质生长线有节律性的间歇即为每天牙本质沉积的厚度,为 4~8 μm。如果在发育过程中受到障碍,则形成加重的生长线,特称为欧文(Owen)线,用软射线观察时,此线纹处矿化不全。在乳牙和第一恒磨牙的部分牙本质在出生前形成,部分在出生后形成,二者之间亦有一条明显加重的生长线,其矿化程度较低,称为新生线。牙本质形成期的疾病和营养障碍亦会程度不同地在生长线上表现出来。

(6)托姆斯(Tomes)颗粒层:在牙齿纵剖磨片中观察牙齿根部牙本质透明层的内侧,有一层颗粒状的未矿化带,称为托姆斯颗粒层。颗粒从釉质牙本质界至牙根逐渐增多。过去认为它是一种矿化不全的牙本质,但在脱矿切片上和电镜下均观察不到此结构。近期研究表明,它可能是牙本质小管终末端呈环状膨大的影像,或是小管末端弯曲所成的切面。托姆斯颗粒层外周还有一层很薄的透明层,此层可能在牙本质与牙骨质的牢固黏结方面起重要作用,是上皮根鞘的产物。

(7)罩牙本质:罩牙本质位于牙本质最外层,厚约 20 μm,是刚刚分化出来的成牙本质细胞形成的一层牙本质,由基质和疏松排列的胶原原纤维组成,原纤维排列方向与牙本质小管平行,矿化程度稍低。

(三)牙本质的神经分布与感觉

牙本质对外界机械、温度和化学刺激均有明显的反应,尤其是在釉质牙本质界处非常敏感。关于牙本质内神经分布问题,由于组织学研究方法的困难,目前认识尚不一致。目前,采用电镜观察研究显示,在前期牙本质和靠近牙髓端矿化的牙本质中的成牙本质细胞突周围间歇中有神经纤维分布,但在远离牙腔的矿化牙本质内是否有神经分布尚有争论。国内郑麟蕃等研究证明,不但前期牙本质、矿化牙本质间质和牙本质小管内部都有神经纤维分布,而且神经末梢可越过釉质牙本质界。

牙本质的感觉极其敏锐,临床上仅表现为痛觉,但定位很不准确。牙本质内各部的敏感程度亦不尽相同,釉质牙本质界处最敏感,牙髓有炎症时,其敏感度明显增高。

关于牙本质痛觉的传递的发生机制,科学家提出了许多学说,其中主要的学说有以下三种。

1.传导学说

传导学说认为,牙本质细胞是一个受体,感觉可以从釉质牙本质界通过成牙本质细胞突至细胞体部,细胞体与神经末梢紧密相连,得以传导至中枢。

2.流体动力学说

流体动力学说是根据牙本质小管内有液体,认为这些液体对外界的刺激有机械性反应,当牙本质内的液体受到冷刺激时,则由内向外流,受到热刺激时则由外向内流。这种液体的流动引起成牙本质细胞和成牙本质突伸张或压缩,从而影响到其周围的神经末梢。

3.神经传导学说

此学说认为,外界刺激直接作用于牙本质小管内的神经末梢,然后传导至中枢。

以上三种学说,各有其相应的证据,可以解释一部分现象,但都很难以用单一学说对所有现象做出令人满意而全面的解释。

(四)牙本质的增龄和反应性变化

1.牙本质的增龄变化

随着年龄的增加,牙本质在一生中不断沉积,使髓室和根管的容积不断变小、变窄。老年人的根管会变得非常狭窄,甚至完全闭塞。随着髓室和根管容积逐渐减少,血流供应亦不断减少,牙髓内可发生各种退行性变化。此外,管周牙本质随着年龄的增加也在不断沉积,因此牙本质小管逐渐变细,甚至完全闭锁,形成透明牙本质。

当牙齿发育至根尖孔形成时,牙齿发育即告完成。牙本质在牙齿发育完成后,一生中仍在缓慢不断地形成,这种后来形成的牙本质称为继发性牙本质(图 2-8)。继发性牙本质与根尖孔形成前形成的原发性牙本质之间常有一明显的分界线。在继发性牙本质中,牙本质小管数目略有减少,且稍显弯曲,有时呈波纹状。继发性牙本质分布于牙本质的整个牙腔表面,但在各个部位的分布是不均匀的。在磨牙和前磨牙中,牙腔顶部和底部的继发性牙本质比牙腔侧壁要厚。

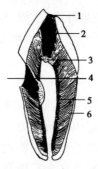

1.磨损;2.死区;3.修复性牙本质;4.龋损;5.继发性牙本质;6.原发性牙本质。

图 2-8　牙本质的增龄及反应性变化图

2.牙本质的反应性变化

在龋病、磨损、酸蚀及充填等因素的刺激下,牙本质会产生相应的反应性变化。

(1)修复性牙本质:修复性牙本质亦称反应性牙本质,或第三期牙本质。当牙釉质表面因龋病、酸蚀、磨损等因素遭受破坏时,深部的牙本质暴露,成牙本质细胞受到程度不等的损伤,这些受损伤的成牙本质细胞部分发生变性,部分细胞可继续形成牙本质。发生变性的细胞也可由牙髓深层的未分化细胞移向该处取而代之。在受损伤处相对应的牙髓壁上形成的牙本质以保护牙髓,这种新形成的牙本质即称为修复性牙本质。在修复性牙本质中,牙本质小管数目明显减少,有的区域内甚至牙本质小管数目很少或无牙本质小管可见。牙本质小管明显弯曲,其排列亦不规则。有时在修复性牙本质中,还可见到成牙本质细胞被包埋在很快形成的牙本质间质之中,之后这些细胞变性,而在该处遗留一空隙,极像骨组织的骨陷窝,因此又可称为骨样牙本质。修复性牙本质与原发性牙本质和继发性牙本质之间常由一条着色较深的线分隔。

(2)透明牙本质:透明牙本质又称为硬化性牙本质。当牙本质受到外界刺激时,除了可形成修复性牙本质,还可以引起牙本质小管内的成牙本质细胞突发生变性,变性后有矿物盐沉着而使小管矿化,封闭牙本质小管,这样可阻止外界刺激传入牙髓。这种矿化部分的牙本质,小管和周围间质的折光率没有什么差别,故在磨片上呈透明状,而称为透明牙本质。

(3)死区:当牙齿因磨损、酸蚀或龋病而使牙本质小管暴露时,小管内的成牙本质细胞突逐渐变性、分解,小管内充满空气,在显微镜透射光下观察时,这部分牙本质呈黑色,称为死区,此区的敏感度减低。这种改变多见于狭窄的髓角,因该区成牙本质细胞突十分拥挤。死区的近髓端常有修复性牙本质形成。

在正常牙本质的干燥磨片中,由于成牙本质细胞突的分解,变空的牙本质小管被空气所充满,亦可出现像死区一样的变化。鉴别的要点是,在相对应的牙髓壁上,没有修复性牙本质形成。

三、牙髓

牙髓是牙体组织内唯一的软组织,位于由牙本质围成的牙腔内,牙髓内的血管、淋巴管和神经均通过根尖孔与根尖部的牙周膜相通连。牙髓是一种特殊的疏松结缔组织。牙髓可分为冠髓和根髓,牙腔的形态与牙齿的形态相似。

(一)牙髓的组织学结构

牙髓是一种柔嫩的疏松结缔组织,它含有丰富的细胞、纤维和细胞间质。牙髓在发育过程中,细胞的数目和纤维的量不是恒定不变的。随着年龄的不断增长,成纤维细胞数量逐渐减少,而纤维的量却在不断增多。在胚胎时期和未成熟的牙髓中,细胞成分较多,在成熟的牙髓组织中,则纤维成分较多。同时,在发育完成的牙齿中,细胞成分自冠部向根部递减,而纤维成分却递增。

牙髓组织的外周是特殊的牙本质生成区。从外向内,可分为如下几层:①成牙本质细胞层。该层位于牙髓壁的最外层,紧靠刚形成尚未矿化的前期牙本质。②乏细胞层,又称魏氏层。该层位于成牙本质细胞层的深面内侧,其组织学特征是此层细胞成分稀少,而有丰富的神经纤维,此层厚度约 $25~\mu m$。乏细胞层在冠髓处较为明显,有研究者认为,乏细胞层是成牙本质细胞的移动置换区,因此在牙本质迅速形成的初期阶段,此层不甚明显。③多细胞层。该层位于乏细胞层的内侧,其组织学特征是此层成纤维细胞特别丰富,其形态多数为星形的成纤维细胞,少量呈梭形。此外,该层内还有较多的未分化的间充质细胞。④牙髓核心,或称牙髓本区。该层位于多细胞层的内侧,细胞丰富,有较大的神经、血管。

1.细胞

(1)成纤维细胞:成纤维细胞是牙髓细胞成分中的主要细胞,故又称为牙髓细胞。细胞多数呈星形,少量呈梭形,有细胞质突相互连接,胞核染色深,细胞质淡染、均匀。电镜下观察该细胞有丰富的粗面内质网和线粒体,以及发达的高尔基体等,表明此细胞合成胶原的功能很活跃。

成纤维细胞在牙髓组织内的分布不均匀,在牙髓冠部成牙本质细胞内侧约 $25~\mu m$ 的区域内缺乏成纤维细胞的分布,而此区域富含神经纤维。乏细胞层内侧,成纤维细胞密集,称为多细胞层,多细胞层内侧细胞分布比较均匀,称为牙髓本区。

(2)成牙本质细胞:成牙本质细胞位于牙髓周围与前期牙本质相接处,排列成较为整齐的一层,细胞呈柱状或高柱状。胞核卵圆形,位于细胞的基底部。在细胞的顶端有一个细长的细胞质突,细胞质突位于牙本质小管内。成牙本质细胞之间有缝隙连接、紧密连接和中间连接。电镜下观察可见在靠近胞核的基底部有粗面内质网和高尔基体,在顶部细胞质内粗面内质网丰富。在牙本质形成活动期,细胞内高尔基体显著,粗面内质网丰富,线粒体分布于整个细胞质内,并可见空泡。

在整个牙髓中,由于解剖部位的不同,成牙本质细胞的形状并非完全一致。在冠髓区为高柱状细胞;在牙根中部逐渐移形为立方状细胞;在接近根尖部的牙髓组织中,成牙本质细胞呈扁平状。

(3)组织细胞:牙髓内的组织细胞的形态不规则,有短而钝的细胞质突,胞核小而圆,染色深。组织细胞通常位于小血管及毛细血管周围。在牙髓出现炎症时,组织细胞的细胞质内有颗粒及空泡,胞核增大,有明显的核仁可见,它可移至炎症区转变为吞噬细胞。

(4)未分化的间充质细胞:未分化的间充质细胞比成纤维细胞小,但形态相似,细胞质突长而不明显。在受到刺激时,它可以分化成结缔组织中的任何一种细胞,在炎症时它可以形成巨噬细胞。当成牙本质细胞消失时,它可以移向牙本质壁处,分化成成牙本质细胞,继而形成牙本质。

2.纤维

牙髓间质内的纤维主要是Ⅰ型、Ⅲ型胶原纤维和网状纤维,而弹力纤维仅见于大的血管壁上。胶原纤维在间隔 64 nm 处有典型的横纹,纤维交织成网状。网状纤维又称嗜银纤维,分布于牙髓细胞之间,为一些较为纤细的纤维,在通常的苏木素-伊红染色中不能显示,只有在应用硝酸银染色时才能显示出黑色。在牙本质形成的初期,在牙髓边缘聚集成粗大的纤维束,称为科尔夫(Korff)纤维。

在刚形成的牙齿中,胶原纤维主要分布在前期牙本质、血管壁和神经外膜。年轻人牙髓中的胶原纤维分布较为弥散,老年人牙髓中的胶原纤维除网状分布外,还可出现束状分布。

3.基质

牙髓中的基质是致密的胶样物,呈胶状和细丝状,其中主要由蛋白多糖复合物组成。在发育早期,牙髓基质中含有较丰富的硫酸软骨素 A、硫酸软骨素 B 和透明质酸。基质支持着细胞并在营养物质和代谢产物的转运中起介质作用。衰老和疾病会使基质成分发生改变,干扰转运工作,使代谢发生变化,从而削弱细胞功能。

4.血管、淋巴管及神经

(1)血管:牙髓内血管丰富,血管来自上、下颌骨的牙槽动脉分支,它们经过根尖孔和侧支根管口进入牙髓,称为牙髓动脉,沿牙髓中轴前进,沿途分出若干小支,最后在成牙本质细胞附近形成一个稠密的毛细血管丛。然后,毛细血管后的小静脉将血引流至与牙髓动脉伴行的静脉内,出根尖孔进入牙槽静脉。

牙髓中血管最大的动脉直径为 $100\ \mu m$,与机体其他部位的小动脉相等。这些动脉内膜为扁平状或立方状的内皮细胞,中膜有 1~3 层平滑肌细胞,外膜为少量的胶原纤维。小动脉直径为 20~30 μm,中膜有 1~2 层平滑肌细胞。外膜与细胞间质的纤维相融合。末梢动脉位于牙髓边缘,直径为 10~50 μm,在内皮细胞外仅有一层平滑肌细胞围绕。毛细血管直径为 8~10 μm,仅见一层内皮细胞。静脉直径为 100~150 μm,较动脉直径大,管壁较动脉不规则。显微镜下观察与同样大小的动脉相比,其静脉管壁较薄,内皮细胞扁平,细胞质不突向腔内,中膜为 1~2 层平滑肌细胞,在牙髓中较小的静脉中该层不完整或缺乏,且一般无外膜。

(2)淋巴管:牙髓中淋巴管较小,且常与血管、神经伴行。淋巴毛细管起于牙髓表面,合成较大的小淋巴管,经牙腔中部,穿过根尖孔与牙龈、牙周膜的淋巴管丛吻合,牙髓淋巴管最后汇入淋巴结。前牙注入颏下淋巴结;后牙注入颌下和颈深部淋巴结。淋巴管腔内无红细胞,只有淋巴细胞。牙髓的淋巴管在组织学上一般不与毛细血管相区别。

（3）神经：牙髓内神经很丰富，神经来自上、下颌牙槽神经的分支，伴随血管自根尖孔进入牙髓，然后分成众多细小的分支。进入牙髓的神经大多数是有髓神经，传导痛觉；少数为无髓神经，系交感神经，可调节血管的收缩和舒张。髓角区的神经纤维和末梢比其他各部都多。牙髓神经进入牙根管后，至髓室神经纤维呈放射状至成牙本质细胞层，在紧靠多细胞层外，神经纤维形成网状，称为神经壁层，或称为拉施科夫氏丛。神经自此层经轴突通过多细胞层和乏细胞层，止于牙髓-牙本质界处的成牙本质细胞突之间或牙本质小管内。神经末梢呈圆形或椭圆形膨大，与成牙本质细胞膜紧密相连，为感受器。

牙髓内的神经在受到外界刺激后，常反应为痛觉，而不能区分冷、热、压力或化学等感觉，可能与牙髓内缺乏特殊的感受器有关。此外，牙髓神经还缺乏定位的能力，故牙髓炎患者往往不能正确指出痛牙的部位。因此，临床上要特别谨慎。

（二）牙髓的功能

牙髓的功能，可分为诱导功能、形成功能、营养功能、感觉功能、修复功能等。

1.诱导功能

牙髓始基可诱导口腔上皮分化为牙板，形成成釉器，并进一步诱导成釉器的发育，形成牙齿。

2.形成功能

牙髓始基分化出成牙本质细胞，形成牙本质。

3.营养功能

牙髓不仅是形成牙本质的器官，亦是牙齿的重要营养器官。牙髓通过牙本质小管及成牙本质细胞突，不断供给牙本质营养，还通过釉质牙本质界供给釉质营养。釉质在牙齿萌出后，仍保持着生活的物质，其内部仍有物质代谢，这均与牙髓的作用有着密切关系。

4.感觉功能

牙髓是一种感觉非常锐敏的器官，牙髓内的感觉神经对冷、热、切割、压力和化学等因素的刺激均可引起敏锐的痛觉反应。

5.修复功能

牙髓是疏松的结缔组织，具有修复再生的能力。成牙本质细胞在牙本质受到损伤时发生修复反应。当所受的刺激是慢性的，不太严重时，病损牙髓端可有修复性牙本质的形成。牙髓内的组织细胞，未分化间充质细胞在牙髓受到损伤或炎症破坏时，它们可转变成具有吞噬作用的巨噬细胞发生修复反应。

（三）牙髓的增龄变化

牙髓组织随着年龄的增加，细胞数量逐渐减少，细胞体积变小，细胞器亦逐渐减少。成纤维细胞内细胞质较少，细胞质突细长，线粒体和粗面内质网减少。

随着年龄的增加，牙髓内纤维成分增多，牙髓活力降低，逐渐发生各种退行性变，牙髓内发生营养不良性钙化，可能有髓石形成。髓石多发生在冠髓。有的髓石内可见牙本质小管，称为真髓石；有的髓石呈同心圆状成层排列的钙化团块，称为假髓石。按照髓石所在的部位不同，又可将髓石分为游离髓石、附着髓石和包埋髓石。在根髓内，以弥散性钙化为主。弥散性钙化均是一些不规则而较小的钙盐针状体，沿根髓的胶原纤维束或血管排列。

随着年龄的增加，根管内继发性牙本质的不断形成，根管管径越来越狭窄，根尖孔亦逐渐变小。

四、牙骨质

牙骨质是覆盖在牙根表面的矿化的硬组织,在牙颈部较薄,在根尖区和磨牙根分叉处较厚。从解剖学观点来看,牙骨质是牙体组织。但从功能来看,它则属于牙周组织,因为牙周膜的胶原纤维牢固地附着在牙骨质和牙槽骨上,使牙体与牙周组织紧密相连。在釉牙骨质交界处,牙骨质薄如刀刃,有 $20\sim50\ \mu m$,越靠近根尖部越厚,到根尖部厚达 $200\ \mu m$。随着年龄的增加,老年人在釉质牙骨质界处的牙骨质厚达 $130\ \mu m$,根尖部则厚达 $600\ \mu m$。

(一)牙骨质的物理特性及化学组成

1.牙骨质的物理特性

(1)牙骨质的硬度:牙骨质的硬度稍低于牙本质,其硬度与骨组织相似,为牙体三种矿化组织中硬度最小的一种组织。

(2)牙骨质的色泽:牙骨质的色泽呈淡黄色,比牙本质稍淡,所以牙骨质的色泽介于釉质与牙本质之间。活体染色实验证明,牙骨质具有一定的渗透性,不过其程度稍有差异。一般来讲,无细胞牙骨质的渗透性较小,细胞牙骨质的渗透性较大。

2.牙骨质的化学组成

发育完成的牙骨质,其中无机物占 $45\ \%\sim50\ \%$,有机物和水占 $50\ \%\sim55\ \%$。无机物的主要成分是钙和磷,以羟基磷灰石的形式存在。此外,还有许多微量元素。牙骨质内氟的含量较其他矿化组织为高,且随着年龄增加而逐渐增高。牙骨质暴露时氟含量非常高。有机物成分中主要是胶原和蛋白多糖。牙骨质内的胶原与牙本质内的胶原很相似,相互交织形成纤维网。但蛋白多糖的成分还不十分清楚。

(二)牙骨质的组织学结构

牙骨质的组织学结构与密质骨相似,由细胞和矿化的细胞间质组成。细胞位于陷窝内,并有增生沉积线。牙骨质内无哈弗斯管,亦无血管和神经。

1.细胞

牙骨质细胞呈卵圆形,周围有许多细长的细胞质突,亦有分支,细胞质突多数向着牙周膜方向,借以从牙周膜中吸收营养,与邻近的牙骨质细胞突相互吻合。细胞体在间隙中占据的空隙称为陷窝,细胞质突占据的空隙称为微管。在牙齿磨片中,细胞被破坏、消失,故在显微镜下观察只见有陷窝与微管。

电镜下观察见深部牙骨质细胞的细胞质内含有少数的细胞器。内质网扩张,线粒体稀少,表明此区的牙骨质细胞正处在退变之中。再深部的牙骨质细胞变性更加明显或细胞消失,陷窝变空。

牙骨质细胞在矿化的间质中的分布是不均匀的。根据间质中有无牙骨质细胞的分布,可将牙骨质分为无细胞牙骨质和有细胞牙骨质两类。

(1)无细胞牙骨质:无细胞牙骨质,紧贴于牙本质表面,自牙颈部到近根尖 1/3 处。主要由牙骨质层板构成,而无细胞。根尖的 1/3 处,往往缺少无细胞牙骨质,该区完全由有细胞牙骨质构成。

(2)有细胞牙骨质:有细胞牙骨质常位于无细胞牙骨质的表面,但在根尖区可以全部由有细胞牙骨质构成,牙根冠方即牙颈部则往往以无细胞牙骨质为主要分布。有细胞牙骨质和无细胞牙骨质也有时交替排列。

有细胞牙骨质内有许多陷窝,陷窝还放射出众多微管,与邻近陷窝放射出的微管相连,形成一个错综复杂的网管系统,与骨组织相似。但牙骨质内的陷窝数量较少,相距较远,且大小不一,分布不均匀。

2.细胞间质

牙骨质内的细胞间质由纤维和基质组成。胶原原纤维占据了纤维基质中有机成分之大部分。纤维主要是成牙骨质细胞产生的胶原纤维。纤维排列的方向与牙根面平行。另一些纤维则由牙周膜的主纤维而来,包埋在牙骨质中的牙周膜主纤维称为穿通纤维或沙比纤维。这些纤维与牙根表面垂直并穿插于其中。

3.釉质牙骨质界

釉质牙骨质界系指釉质和牙骨质在牙颈部的连接,其相连的形式有以下三种:约有60%是牙骨质覆盖在釉质上;约有30%是釉质和牙骨质端相连;还有10%左右是二者不相连,该区牙本质直接暴露,该区上皮根鞘破坏较晚,从而阻碍了根部牙本质与牙囊的接触,因而该处没有牙骨质的形成。在后一种情况下,一旦牙龈萎缩,暴露的牙本质即发生过敏症状。

4.牙本质-牙骨质界

牙本质-牙骨质界为在根部牙本质和牙骨质紧密结合的一较平坦的线。无细胞性牙骨质与牙本质的分界清晰,而细胞性牙骨质与牙本质的分界则较模糊。恒牙的根部牙本质表面较光滑,乳牙的牙本质-牙骨质界则常呈贝壳状。无论在什么情况下二者的附着均相当牢固,尽管这种附着的性质尚不十分清楚。在电镜下观察是牙本质的胶原原纤维束比较散乱,而牙骨质内的胶原原纤维却排列得较有规律。二者的胶原原纤维均相互绞绕。有时,在磨牙和前磨牙的根尖2/3处,可见牙本质和牙骨质之间有一层结构,称为中间牙骨质,它既无牙本质的特点,又无牙骨质的特征。它可能是牙本质或牙骨质的基质迅速沉积时陷入的上皮根鞘细胞。它有时是连续的一层,有时则是断断续续的。但在切牙和乳牙中此结构却十分罕见。

(三)牙骨质的生物学特性

牙骨质的矿化基质呈层板状排列,在其陷窝内有牙骨质细胞,与骨骼组织相似。但牙骨质内没有血管,且牙骨质细胞的分布亦不像骨骼组织内的骨细胞那样规则。在生理情况下,骨骼组织既有骨的吸收,又有新生的现象,而牙骨质则只有新生。但在乳牙脱落或牙根有了病变,如根尖的炎症或创伤时,则可导致根尖部牙骨质发生吸收,甚至吸收还可波及牙本质。在正常情况下,牙骨质是不出现吸收的,只会逐渐增厚。因此,新的牙骨质的沉积也是牙齿逐渐衰老的标志之一。

牙骨质有一生中不断新生的特点,因此牙周膜纤维可因牙齿功能的需要发生改变和更替,新形成的牙周膜纤维由于有新的牙骨质增生得以附着在牙齿上,替代老的纤维。同时,牙骨质不断新生,具有修复和补偿的功能。如牙齿的切缘和面受到磨损,可以由根尖部牙骨质的继续沉积而得到补偿。此外,当牙根表面有小范围的吸收或牙骨质折断时,均可由新的牙骨质沉积修复。在牙髓病和根尖病治疗后,牙骨质还能新生并覆盖根尖孔,重建牙体与牙周的连接关系。在重建修复中形成的牙骨质可以是细胞性牙骨质或无细胞性牙骨质,亦可以二者皆有之。

(四)牙骨质的功能

牙骨质在功能上应归属于牙周组织的一部分。牙周膜的胶原纤维包埋在牙骨质和牙槽骨内,将牙齿固定在牙槽窝内。从量的方面讲,牙骨质尽管是牙体三种矿化组织中最少的一种,但它对牙体的功能,却具有极其重大的作用。

1.牙周膜纤维的附着

牙骨质为牙周膜主纤维附着的地方。牙周膜主纤维一端包埋于牙骨质中,而另一端则包埋于牙槽骨之中,如此将牙齿悬吊于牙槽之中,以承担咀嚼功能。

2.龈的附着

牙龈组织的一面附着于牙骨质上,与牙齿颈部密切相连。

3.牙根面的覆盖

牙骨质覆盖于牙根的外表,使不规则的根部牙本质面成为平滑的表面,同时并有保护牙本质的作用。

4.牙根折断时的包围及愈合作用

若牙根折断,新生牙骨质能包围牙根的断面及折断的碎片。若折断面较接近,可因牙骨质的增生而愈合。

5.吸收的补偿

若根部因吸收而致牙骨质和牙本质出现缺损,当吸收的原因消失后,则有新生的牙骨质予以增补。

6.根尖孔的封闭

当牙髓组织坏死或牙腔充填后,根尖孔已无血管和神经穿过时,此种无髓牙的根尖孔常可由增生的牙骨质予以封闭。

第三节 牙周组织

牙齿周围的组织统称为牙周组织,含有牙龈、牙周膜和牙槽骨。从广义的功能上来讲,牙骨质亦是牙周组织。因此,牙周组织是由两种矿化的硬组织(牙骨质和牙槽骨)和两种软组织(牙龈和牙周膜)组成的。从胚胎发育的角度来看,它们均起源于牙囊,属于中胚层。牙周组织作为一个整体起作用,通过纤维组织将牙齿与颌骨的牙槽骨连接在一起,有效抵御牙齿在行使正常功能时所承受的力量,保证牙齿能尽快回复到原位置。牙龈是环绕牙颈部的组织,上皮部分将支持组织与外界环境分开。龈牙结合在维持牙齿支持组织的健康上起着重要的作用。

一、牙龈

牙龈是覆盖在牙槽骨边缘及牙颈部的口腔黏膜组织,色泽呈粉红色,组织特性是坚韧而微有弹性,且是固定而不能移动的一种口腔组织。在口腔前庭和下颌舌侧面,借黏膜牙龈界与红色的牙槽黏膜相连接,二者之间有明显的扇弧状分界线,称为膜龈联合。但腭部牙龈与腭黏膜的分界线很不明显。牙龈可分为游离龈、附着龈和龈乳头三个部分(图 2-9)。

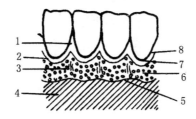

1.龈乳头；2.龈缘沟；3.牙间沟；4.牙槽黏膜；5.膜龈连合；6.附着龈；7.龈缘；8.游离龈。

图 2-9　牙龈的各部示意图

(一)牙龈的表面解剖

1.游离龈

游离龈是指牙龈边缘不与牙面附着的部分黏膜组织。它游离可动,呈连续的半月形弯曲,其色泽较根方的附着龈稍红。它与牙齿表面之间有一环状狭小的空隙,称为龈沟。龈沟的正常生理深度为0.5～2 mm。龈沟是游离龈与附着龈之间的分界线。龈沟底部为结合上皮的冠方,内壁为牙齿,外壁则衬以龈沟上皮。龈沟底的位置随着年龄的增长而变化,年幼至青年时它位于釉质表面,成年以后逐步向根方移位到釉质牙骨质界处,到了老年时期则移位至根部牙骨质上。龈沟内含有龈沟液,其成分与血清相似,其中含有电解质、氨基酸、免疫球蛋白、溶菌酶等物质,具有清除异物、增进上皮与牙齿贴附的功能。此外,它还具有抗菌和牙龈免疫的能力,但同时又是微生物的培养基。因此,龈沟又有利于牙菌斑和牙结石的形成,从而刺激机体免疫系统的反应,阻止来自细菌的毒性物质进入牙龈。在多数情况下,上皮和结缔组织细胞的这种功能受到影响,从而导致牙龈和牙周组织疾病的发生。

2.附着龈

附着龈位于游离龈的根方,紧密附着在牙槽嵴表面,它与游离龈相连处常有一个浅的凹沟称为游离龈沟,附着龈色泽粉红,质地坚韧,表面呈橘皮状,有许多点状凹陷称为点彩。点彩的明显程度因人因部位而异。一般而言,男性较女性显著。点彩可增强牙龈组织对机械摩擦力的抵抗,但当牙龈组织处于进行性炎症阶段,由于龈组织水肿,此时牙龈表面的点彩可消失而变为光亮。

3.龈乳头和龈谷

龈乳头是指相邻牙之间的牙龈组织,亦称龈乳头。前牙的龈乳头呈三角形或圆锥形,后牙的龈乳头呈梯形。后牙的龈乳头的颊舌侧较高,中间较低,似山谷,故称为龈谷(图 2-10)。在前磨牙区龈谷底形如楔形,在后牙区则变得较低平。龈谷一般易受到炎症刺激,因该区不易清洁,易形成牙菌斑和牙结石。在老年和疾病情况下,龈乳头退缩而将牙间隙显露出来,可引起食物嵌塞,进而导致牙周病的发生。

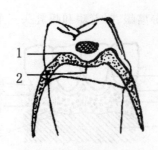

1.龈乳头；2.龈谷。

图 2-10　龈乳头及龈谷(后牙)示意图

(二)牙龈的一般组织学结构

牙龈是口腔黏膜的一部分,由上皮层和固有层组成,缺乏黏膜下层。

1.上皮层

牙龈的上皮层为复层扁平上皮,表层有明显的角化或角化不全。上皮钉突多而细长,较深地插入固有层之中,使上皮与深层组织牢固地连接。上皮基底细胞生长活跃,偶尔可见黑色素细胞,或含有黑色素颗粒,故牙龈有时可出现黑色斑块。

牙龈上皮在游离的边缘,转向内侧覆盖龈沟壁,形成龈沟内上皮,龈沟内上皮无角化,有上皮钉突,与结合上皮有明显分界。沟内上皮由于抵抗机械能力较弱,易于破裂。结缔组织中常见有程度不一的嗜中性粒细胞浸润,这是由沟内上皮内食物分解产物和细菌的刺激所致。龈谷表面覆盖着较薄的无角化上皮,上皮钉突数量较多,伸入固有层的结缔组织之中。此区亦是牙龈组织的弱点之一。

结合上皮是牙龈上皮附着在牙齿表面的一条带状上皮,从龈沟底起始,向牙根尖方向附着在釉质或牙骨质的表面。结合上皮是无角化的鳞状上皮,在龈沟底部约有 10 层细胞,向根尖方向上皮逐渐变薄(图 2-11),细胞长轴与牙面长轴平行,此段结合上皮无上皮钉突。但若受到刺激,亦可出现上皮钉突增生,伸入下面的结缔组织之中。在电镜下观察,结合上皮细胞细胞质内含有大量的粗面内质网和高尔基体,但张力细丝很少。细胞外间隙较大,细胞间桥粒密度较低,仅为牙龈上皮桥粒密度的 1/4 左右。在龈沟底部的细胞中含溶酶体较多,显示磷酸酶的活力较强。结合上皮与结缔组织以半桥粒形式连接,其基板称为外基板。内基板由上皮细胞产生,其化学组成与机体其他部位的基板相似。内基板处的半桥粒比外基板处的多,但插入附着板的能力细丝较少,且多数张力细丝与细胞表面平行,这种结构与细胞的冠方移动有关。结合上皮与牙齿的这种生物学附着十分牢固。这一牢固的生物学附着在组织学上称为上皮附着。结合上皮在牙面上的位置因年龄而异,年轻时它附着在釉质表面,随着年龄的增长它逐渐向牙根方向移动,中年以后它多附着在牙骨质上。结合上皮紧密附着于牙齿表面,任何手术,如牙周洁治或制作修复体等,都不应损伤结合上皮,以免结合上皮与牙齿的附着关系被破坏。

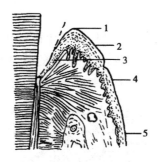

1.龈缘;2.游离龈;3.结合上皮;4.附着龈;5.牙槽黏膜。

图 2-11 结合上皮和龈沟示意图

2.固有层

牙龈的固有层由致密的结缔组织构成。众多细长的结缔组织乳头致使上皮隆起,隆起部分之间的凹陷处,正相当于细长的上皮钉突。上皮钉突的表面形成浅凹即形成点彩。在固有层内含有丰富的胶原纤维,并直接附着于牙槽骨和牙颈部,使牙龈与深部组织稳固贴附。固有层内只有少量的弹力纤维分布在血管壁上。固有层内的胶原纤维束呈各种方向排列,可分为下列几组。

(1)龈牙组:龈牙自牙颈部牙骨质,向牙冠方向散开,广泛位于牙龈固有层之中,是龈牙纤维中数量最多的一组,主要功能是牵引牙齿使其与牙龈紧密结合。

(2)牙槽龈组:牙槽龈纤维从牙槽嵴向牙冠方向展开,穿过固有层止于游离龈。

(3)环形组:环行纤维位于牙齿颈部周围的游离龈中,纤维呈环行排列,此组纤维比其他组纤维要细些,它们常常与邻近的其他纤维束缠绕在一起。

(4)牙骨膜组:牙骨膜纤维起自牙颈部的牙骨质,越过牙槽嵴,止于牙槽骨皮质骨的表面。

(5)越隔组:越隔纤维横跨牙槽中隔,是连接相邻两牙的纤维,只分布于牙齿的邻面,起于龈牙组纤维的根方牙骨质,呈水平方向,止于邻牙相同部位。其功能为支持近远中牙龈,保持相邻两牙的位置,阻止其分离。

牙龈中几乎没有弹力纤维,仅在大的血管壁中有弹力纤维。相反,牙槽黏膜的固有层中却含有大量的弹力纤维。

牙龈没有黏膜下层,固有层内含有各种细胞成分,其中主要是成纤维细胞。此外,还有少量的淋巴细胞、浆细胞和巨噬细胞等。

3.血管、淋巴管和神经

牙龈的血液供应来自牙槽动脉的分支。它们穿过骨组织,进入牙龈组织中。此外,还有来自骨膜表面和牙周膜的血管。牙龈内的血管有大量分支和吻合支,并与舌、颊、颏、腭的动脉分支吻合,在结合上皮下方和乳头内形成血管祥。牙龈内有丰富的淋巴管,起自牙龈固有层中的乳头层,进而会合成牙槽骨膜淋巴网,回流到颌下和颏下淋巴结中。牙龈有丰富的神经分布,在上颌来自牙槽神经和腭前神经,在下颌则来自下牙槽神经和舌神经。牙龈组织内有不同类型的神经末梢,如触觉小体、环状小体和球状小体,它们司不同的功能,大多数神经末梢分布在固有层中,少数进入上皮层的细胞之间。

二、牙周膜

牙周膜是致密性结缔组织,它环绕牙根,位于牙根与牙槽骨之间。它与牙龈结缔组织相连。牙周膜由多种细胞、基质和纤维组成,其中大量的胶原纤维将牙齿固定在牙槽窝内,并能抵抗和调节牙齿所承受的咀嚼压力,具有悬韧带的作用,故又称牙周韧带(图2-12)。

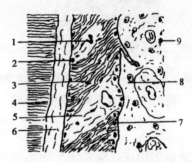

1.牙周上皮剩余;2.成牙骨质细胞;3.主纤维束;4.牙本质;5.间隙纤维;6.牙骨质;7.成骨细胞;8.骨细胞;9.牙槽骨。

图2-12 牙周膜结构示意图

(一)牙周膜的组织学结构

牙周膜与其他结缔组织一样,由细胞和细胞外成分(纤维和基质)共同组成。牙周膜内的纤维主要是胶原纤维,基质中主要成分是糖胺聚糖、糖蛋白和糖脂等。

1.纤维

牙周膜内的纤维主要是胶原纤维,还有弹力纤维和耐酸水解性纤维。其中胶原纤维数量最多,排列成束,有特殊的方向分布,称为主纤维。构成牙周膜的主要成分。主纤维内主要是Ⅰ型胶原,少部分为Ⅲ型胶原。牙周膜中的胶原由成纤维细胞合成,在细胞外聚合成纤维。主纤维束之间为疏松的纤维组织,称为间隙纤维,牙周血管和神经穿行其间。

主纤维分布在整个牙周间隙内,一端埋入根面的牙骨质中,另一端埋入牙槽骨内。牙颈部游离仅分布在牙龈的固有层中。埋在牙骨质和牙槽骨中的主纤维称为穿通纤维或沙比纤维。由于主纤维所在部位和功能的不同,其排列方向亦不相同,自牙齿颈部向牙根尖可分为下列各组(图2-13)。

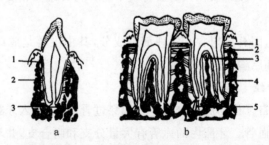

a.唇舌方向所见的主纤维束:1.牙槽嵴纤维组;2.斜纤维组;3.根尖纤维组。b.近远中方向所见的主纤维束:1.越隔纤维组;2.水平纤维组;3.根间纤维组;4.斜纤维组;5.根尖纤维组。

图2-13 牙周膜主纤维束分布情况图

(1)牙槽嵴纤维组:牙槽嵴纤维起自牙槽嵴顶,呈放射状向牙冠方向行进,止于牙颈部牙骨质内。此组主纤维分布于牙的唇(颊)、舌(腭)侧,在牙齿邻面无此组纤维分布,其功能是将牙齿向牙槽窝内牵引,对抗侧方力,保持牙齿直立。

(2)水平纤维组:水平纤维组位于牙槽嵴纤维组的根方,呈水平方向环绕整个牙齿四周。一端埋入牙根面牙骨质内,另一端埋入牙槽骨中。其功能主要是维持牙齿直立,并与牙槽骨纤维共同对抗侧方力,防止牙齿侧方移动。

(3)斜纤维组:此组主纤维数量最多,力量最大,是牙周膜中最强大的一组纤维。除牙颈部和根尖区外,均是斜行纤维分布的区域。此组纤维呈 45°斜行方向分布,高的一端埋在牙槽骨内,低的一端埋在牙骨质内,它将牙齿悬吊在牙槽窝内。此种结构的主要功能是将牙齿承受的咀嚼压力转变成牵引力,均匀地将力分散到牙槽骨上。

(4)根尖纤维组:此组纤维是自根尖牙骨质呈放射状至周围的牙槽骨分布。根尖纤维较细,其功能乃是固定牙根尖的位置,保护根尖孔出入的血管、神经等组织。

(5)根间纤维组:此组纤维只存在于多根牙,根间纤维起自根分叉处的牙槽骨顶,至根分叉区的牙骨质。其具有防止牙根向冠方移动的作用。

上述牙周膜的各组胶原纤维在一般状态下呈微波纹状,受到功能性张力时拉紧。这样,尽管胶原纤维没有弹性,牙齿亦会有轻度的活动。从水平面观察,胶原纤维并非横跨牙周间隙的最短距离,而是略有向左或向右的偏移,这就能有效地防止牙齿移动。主纤维在不同的位置上,其排列方向和功能也不同,但又相互协调,共同支持和稳固牙齿来完成咀嚼功能。

耐酸水解性纤维是一种耐酸纤维,有学者认为它是未成熟的弹力纤维,因为只有在染弹力纤维的特殊染色切片上方能见到它。在电镜下观察,耐酸水解性纤维与发育中的弹力纤维相似,纤维直径为 5~15 nm,分布在胶原纤维之间。它们的方向与胶原纤维的方向不一样,一端固定在牙骨质或牙槽骨上,另一端却固定在血管壁或淋巴管壁上。纤维平行于牙根的长轴,靠近牙骨质一侧较靠近牙槽骨侧多,它们可围绕血管呈网状。此纤维的确切功能迄今尚不清楚,但由于它的分布与血管关系密切,因此有学者估计它与调节血流有关。

2.基质

牙周膜是纤维性结缔组织,在细胞、纤维、血管和神经之间充满无结构的基质。基质在维持牙周膜的代谢、保持细胞形态、运动和分化等方面均起着十分重要的作用。当牙齿承受咀嚼力时,它具有明显的支持作用。牙周膜中的基质主要由蛋白葡聚糖和糖蛋白组成,其中水的含量高达 70 %。

3.细胞

牙周膜内的细胞成分是非常丰富的,已分化的细胞与牙槽骨、牙周膜和牙骨质的合成和吸收均有关。牙周膜内的细胞可分为合成细胞、吸收细胞和其他细胞三类。所有参与蛋白质合成和分泌的细胞均有一些共同的特征,它们表现为染色质丰富、核仁明显、粗面内质网上有大量核糖体、高尔基体清楚、线粒体较多。光镜下可见胞核大,核仁明显,细胞质丰富,嗜碱性,有透亮区。牙周膜内主要的细胞如下。

(1)成纤维细胞:该细胞是牙周膜内数量最多,在功能上亦是最主要的细胞,光镜下观察见细胞核大,细胞质嗜碱性,细胞有多个突起,穿行在纤维之间。细胞排列方向与纤维束的长轴平行。电镜下观察见成纤维细胞内含有微管和微丝,有丰富的粗面内质网、核糖体及高尔基体。细胞之间常以紧密连接和缝隙连接发生接触。在牙周膜内可见到处于不同分化程度的成纤维细胞。

(2)成牙骨质细胞:成牙骨质细胞是由成纤维细胞分化而成的。它分布在邻近牙骨质侧的牙周膜中,细胞扁平,胞核圆形或卵圆形,细胞平铺于根面上,其形态在牙骨质形成时近似立方状。在形成牙骨质过程中,成牙骨质细胞常被包埋在已形成的牙骨质基质之中,细胞体位于牙骨质陷窝中,细胞突则伸入四周的微管之中,借着微管可与邻近的陷窝及牙周组织相通连。

(3)成骨细胞和破骨细胞:同身体其他骨骼一样,在骨形成时,邻近牙槽骨表面有许多成骨细胞,其形态为立方状,胞核大,核仁明显,细胞质嗜碱性,静止期的成骨细胞为梭形。成骨细胞的功能为形成新骨。在形成新骨过程中,成骨细胞被包埋于新骨后,存在于陷窝中,成为骨细胞。

破骨细胞见于牙槽骨发生吸收处,在骨吸收区出现蚕食状凹陷称为吸收陷窝。破骨细胞是一种多核巨细胞,直径可达 $50\ \mu m$,胞核数目不等,细胞质嗜酸性,细胞位于吸收陷窝内。当骨吸收停止时,破骨细胞即消失。当牙骨质面出现外吸收时,在吸收处亦可见到破骨细胞,也可称为破牙骨质细胞。在正常情况下,牙周膜内没有破牙骨质细胞。

(4)牙周上皮剩余:牙周上皮剩余的组织学来源于牙根发育时期的上皮根鞘。在牙周膜中,牙周上皮剩余位于牙根表面的牙周膜纤维间隙之中,其形态常呈条索状、团块状,亦可见呈网状分布,大小不规则。在光镜下观察,牙周上皮剩余的细胞呈立方状或卵圆形,细胞质少,嗜碱性染色。在电镜下观察,牙周上皮剩余细胞有基膜将细胞与牙周膜的基质分离,相邻上皮细胞有桥粒相连,细胞质内含有张力微丝和大量的核糖体。平时牙周上皮剩余处于相对静止状态,当受到炎症刺激时,它可以增殖成为颌骨囊肿和牙源性肿瘤的上皮来源。

(5)未分化间充质细胞:未分化间充质细胞体积较小,细胞质少,胞核致密,细胞多位于血管附近。此种细胞具有多向分化潜能,在牙周膜中,它可分化为成牙骨质细胞、成骨细胞和成纤维细胞。未分化间充质细胞在牙周膜的修复过程中起着十分重要的作用。

(6)巨噬细胞:巨噬细胞在不活动时,形态与成纤维细胞很相似。一旦它吞噬了物质,细胞质内则可见被吞噬的碎片。胞核呈马蹄铁形,染色质分布不均匀,很少能见到核仁。在电镜下观察,细胞表面有微绒毛,细胞质内有游离核糖体,粗面内质网较少,高尔基体发育不良,但溶酶体很多。

4.血管、淋巴管和神经

牙周膜内含有丰富的血管,血管来自牙槽动脉的分支,主要有三方面来源:①来自牙龈的血管;②来自上下牙槽动脉的分支进入牙槽骨,继而通过筛状骨板进入牙周膜;③来自上下牙槽动脉在进入根尖孔前的分支。以上多方面来源的血管在牙周膜中相互吻合,形成树枝状的血管丛。因此,在根尖切除术或牙龈切除术后不会影响到牙周膜的血液供给。

牙周膜中的淋巴管呈网状分布,与血管伴行,注入牙槽骨内的淋巴管。根尖区淋巴管与来自牙髓、牙龈的淋巴管吻合,最终注入颌下和颏下淋巴结内,当牙周膜内发生炎症时均可引起上述各组淋巴结的肿大。

牙周膜内含有丰富的神经,神经与血管伴行。它们来自牙间神经和根尖神经。多数是有髓神经,神经末梢多样,可呈环状、棒状或梭形,也有游离的神经末梢。因此,牙周膜的感觉敏感。加于牙冠的轻微压力后,牙周膜均能感觉到其强度和方向,并能明确指出患牙的部位。

5.牙骨质小体

在牙周膜内有时可见到一些圆形的钙化小体,称为牙骨质小体。它可以单个存在,亦可多个存在于牙周膜中。它可游离在牙周膜内,也可附着在牙骨质的表面,或包埋在牙骨质内。关于牙骨质小体的来源,多数学者认为牙骨质小体是由退化变性的上皮细胞为核心,继而发生钙盐沉积,层层矿化形成的。也有学者认为是在牙周膜内静脉血管发生栓塞的基础上,加上钙盐沉积矿化而成的。在创伤区的牙周膜内,牙骨质小体较为多见。牙骨质小体存在于牙周膜内无不良影响。

(二)牙周膜的功能

牙周膜具有支持、营养、感觉及形成等方面的功能。

1.支持功能

牙周膜的主纤维一端包埋在牙骨质中,另一端包埋在牙槽骨内,将牙齿固定在牙槽窝中。牙齿在咀嚼或在矫治力作用下,在牙槽窝内移动时,部分牙周膜受挤压,变窄;在相对应的牙周膜部分受到牵引,变宽。牙周膜一旦受到损害,无论牙体如何完整,牙齿都会因失去附着力而松动,甚至脱落。

2.营养功能

牙周膜内含有丰富的血液供应,它不仅营养牙周膜本身,同时也营养牙骨质和牙槽骨。如果牙周膜内血管被破坏,就会严重地干扰牙周膜的新陈代谢,甚至导致牙周组织的坏死。

3.感觉功能

牙周膜内含有丰富的神经和末梢感受器,它的本体感觉极为敏感,对痛觉和压力均有很敏锐的感觉。通过神经系统的传导和反射,支配着颌骨、肌肉和关节的运动,因此牙周膜有调节和缓冲咀嚼力的功能。

4.形成功能

牙周膜在一生中不断地进行着更新和改建,成纤维细胞不仅有合成胶原、基质、弹力纤维和糖蛋白的功能,还有吸收胶原吞噬异物的能力,来控制牙周膜在体内的平衡和牙周膜的结构,使其处于良好的功能状态。成骨细胞和成牙骨质细胞可不断地形成新的牙槽骨和牙骨质,新生成的牙周膜纤维被包埋在其中,从而确保牙体和牙周膜的正常附着联系。

5.稳定功能

牙周膜内的合成细胞和吸收细胞在某种机制的控制下协调地活动,使牙周膜处于一种相对稳定的状态,能有效地确保各部分行使各自的功能。

(三)牙周膜的增龄变化

随着年龄的增长,牙周膜内胶原纤维逐渐增多,直径增大,细胞成分逐渐减少,基质中硫酸软骨素亦逐渐减少。此外,牙周膜厚度的改变是重要的增龄变化。牙周膜的厚度通常为 0.15～0.38 nm,但随着年龄的增长,牙周膜的厚度逐渐变薄,青年人牙周膜的厚度约为 0.21 nm,到中年时其厚度为 0.18 mm,到老年以后厚度减少到 0.15 mm,此变化可能是人类咀嚼功能逐渐降低所致。在同一人的不同牙齿,同一牙齿的不同部位,牙周膜的厚度亦是不一样的。牙根中部的牙周膜较窄,该处是牙齿生理性移动的支点。牙周膜的结构与其功能大小有着密切关系。埋伏牙和久不使用的无功能性牙齿,其牙周膜较窄,且牙周膜主纤维失去有规律的功能性排列,在牙槽骨和牙骨质中缺乏穿通纤维。当牙齿功能增大时,主纤维束粗大,并呈良好的功能性排列,且牙周膜宽度增大。

三、牙槽骨

牙槽骨是指上、下颌骨包围和支持牙根的突起部分,又称牙槽突。容纳牙根的窝称为牙槽窝,牙槽窝在冠方的游离端称为牙槽嵴,两邻牙之间的牙槽骨部分称为牙槽中隔。上、下颌骨体与牙槽骨之间没有明确的分界线。牙槽骨的组织结构与身体其他的骨组织相似,其生长发育依赖牙齿的发育,牙槽骨只在牙齿萌出时才形成,当牙齿获得咬合功能后,牙槽骨发育也已成熟,如果牙齿脱落,牙槽骨也随之逐渐被吸收,最终消失了。牙槽嵴的形态在前牙区呈圆柱状,在磨牙区呈扁平状。但在牙齿的颊或舌侧,牙槽嵴则变薄或消失。

(一)牙槽骨的物理化学特性

牙槽骨的组成与身体其他骨骼组织相似,按其重量计算,矿物质占 55 %～60 %,有机物约占 25 %,水分占 15 %～20 %。牙槽骨是一种矿物化的结缔组织,一生中它都在不断地进行着改建,所以其成分亦在不断发生着变化,不同部位的牙槽骨组织内骨髓量不同,因而其组成也有所不同。实际上,皮质骨在牙槽骨中所占的比例较大,松质骨只是在颌骨较厚的部分才较为明显。

牙槽骨内的矿物质主要是羟基磷灰石。此外,还含有一些不定型的矿物盐类,在刚形成的牙槽骨内更是如此。每个晶体均由众多分子组成,晶体的大小形状与牙本质和牙骨质内的晶体相似。骨内还有一些碳酸钙和其他钙盐成分,以及一些微量元素,如氟等。牙槽骨内有机物成分主要是胶原,占 90 %以上,其余部分均为基质,由非胶原蛋白、多糖等组成的复合物构成。

(二)牙槽骨的组织学结构

牙槽骨的基本结构与机体其他骨组织一样,它是由基质、纤维和细胞组成。基质呈凝胶状,由蛋白葡聚糖、糖蛋白、磷酸蛋白等组成,具有黏合胶原的作用。纤维主要是胶原纤维,由成骨细胞分泌形成,在骨内呈层状排列,与表面平行,但在同一层内的分布则呈网状,具有强大的支持作用,又能承受多方面的压力。此外,牙槽骨内还有与表面垂直的穿通纤维。牙槽骨有关的细胞有成骨细胞、骨细胞和破骨细胞。成骨细胞由牙周膜的结缔组织细胞分化而来,细胞呈柱状或椭圆形,排列在类骨质形成活跃的骨组织表面。成骨细胞有众多细长的突起。在电镜下观察,成骨细胞具有一切合成细胞的特点,即细胞内含有丰富的线粒体,发达的粗面内质网和高尔基体。成骨细胞不断合成和分泌胶原纤维和基质,即类骨质。在此过程中,成骨细胞逐渐被包埋于类骨质之中,进而类骨质逐渐矿化,此时成骨细胞就变成骨细胞了。

牙槽骨由外侧的密质骨、中央的松质骨和衬着牙槽窝的固有牙槽骨组成。后二者又统称为支持牙槽骨。

1.密质骨

密质骨亦称为皮质骨,它形成牙槽骨的内外板,与上、下颌骨体的密质骨相延续,二者并无明显的分界。一般而言,前牙的前庭侧密质骨较薄;上颌前庭侧骨板比腭侧薄;下颌密质骨比上颌密质骨厚得多;下颌前牙和尖牙的前庭侧密质骨比舌侧薄;下颌前磨牙和磨牙区的密质骨最厚,尤以颊侧显著。上颌的前庭侧密质骨上有众多的滋养管、血管、淋巴管和神经穿过其中,下颌密质骨较为致密。

密质骨内的胶原纤维平行成层排列,相邻两层的胶原相交成 90°,钙盐沉积在胶原纤维之间,由基质结合在一起,形成胶合板,称为骨板。骨板由于排列方式的不同,可分为外环骨板、骨单位骨板和间骨板。外环骨板较厚,由骨外膜内层的成骨细胞向骨面不断添加新骨而成。骨膜内的血管和神经可穿过骨外板,与牙槽骨内的血管神经相连。骨单位骨板又称为哈弗斯骨板,由多层同心圆状的骨单位骨板围成,呈长筒状,每一个骨单位骨板间有若干个陷窝,陷窝内含骨细胞,以骨陷窝为中心向周围放射状分布着一些小管。骨单位骨板的中央含有血管、神经。骨间板是形状不规则的骨板,其中无管道,仅见一些骨陷窝和小管。

2.松质骨

松质骨又称海绵状骨,由大量针状或片状的骨小梁相互连接,形成多孔状的网架,骨小梁的孔隙内充满骨髓。松质骨位于密质骨和固有牙槽骨之间,但在前牙的密质骨和固有牙槽骨之间常常缺乏松质骨。在 X 线片上,牙槽骨的骨小梁呈水平状排列。骨小梁的粗细、数量和排列方向与所承受的咀嚼力密切相关,承受较大咀嚼力的区域支持骨量增多,骨小梁粗大而致密,骨髓间隙小;而无功能的牙或咀嚼力小的牙,则骨小梁细小,骨髓间隙大。骨小梁的排列方向一般与咬合力相适应,以最有效的排列方向来抵抗外来的压力。两牙之间的骨小梁呈水平排列,而在根尖区周围的骨小梁则呈放射状排列,故能从各个方向支持牙齿。而无功能牙的周围,骨小梁除细小外,其排列亦无规律。松质骨中的骨髓在幼年时有造血功能,称为红骨髓;成年时则含脂肪组织多,称为黄骨髓。

3.固有牙槽骨

固有牙槽骨位于牙槽窝的内壁,包绕牙根,与牙周膜相邻。它是一层多孔状的骨板,又称筛状板。牙周膜的血管和神经纤维穿过筛状小孔进入骨髓腔中,由于固有牙槽骨致密,在 X 线片上表现为围绕牙周膜外侧的一条白色阻射线,称为硬骨板,它是检查牙周组织的重要标志。牙周膜一旦发生炎症或外伤性变化,硬骨板首先消失。固有牙槽骨组织学上属密质骨,它是由粗大的、波浪起伏的纤维组成的,纤维与牙槽窝内壁平行。在靠近牙周膜的表面,它由平行骨板和来自牙周膜的穿通纤维构成。骨板的排列方向与牙槽骨内壁平行,而与穿通纤维垂直,这种骨板称为束状骨,束状骨内的原纤维较少在苏木素-伊红染色的切片上颜色较深,但硝酸银染色时较浅。束状骨的钙盐含量较高。在邻近骨髓侧,骨板由骨单位骨板构成,其外周有几层骨板呈同心圆排列,内有神经和血管通过。

(三)牙槽骨的生物学特性

牙槽骨是一种高度可塑性组织,亦是人体骨骼中最为活跃的部分。它不但随着牙齿的生长发育、脱落替换和咀嚼压力而变动,也随着牙齿的移动而不断地发生着改建。牙槽骨具有受压力吸收,受牵引力增生的特性。在一般情况下,牙槽骨的吸收与新生保持着动态平衡,在牙齿萌出和移动时,受压力侧的牙槽骨发生吸收,而在牵引侧骨质新生。在临床上,正畸医师正是利用此生物学特性原理,使错畸形的牙列得到正畸治疗。在牙槽骨新生时,显微镜下可见成骨细胞排列在新骨的周围,新骨的表面有一层刚形成而尚未矿化的骨基质,称为类骨质。在骨吸收区,骨表面有蚕食状凹陷,凹陷处可见多核巨细胞即破骨细胞。

在牙齿生理移动中,固有牙槽骨的改建、牙齿生理性移动主要有两种方向:一是由于补偿牙齿面磨损而不断向面方向移动;二是补偿牙冠邻面磨损,向近中方向移动。这两种方向的移动与调整,可以维持上、下牙列及相邻牙齿间的正常邻接关系和颌间距离。牙齿在生理移动时,牙槽骨不断进行着吸收和增生的改建。

牙齿在近中移动过程中,就其固有牙槽骨的变异来讲,牙根的远中侧与近中侧是明显不同的,远中侧面的固有牙槽骨,因受牙周膜传递的牵引力而刺激骨质增生,光镜下可见到束状骨成层沉积与牙根面平行沉积,骨面有成骨细胞。与此同时,近中侧的固有牙槽骨因受到压力有蚕食状吸收陷窝与破骨细胞。近中侧牙槽骨多为板状骨。这样,牙齿就连同牙槽窝一起,逐渐向近中侧移动。

咬合移动是一种随着年龄增长而进行的正常生理现象。此种移动是周期性的,进行缓慢且移动得很少,但有的牙齿在失去对牙时,常发生显著的咬合运动,待若干时日后,该牙伸长,牙槽骨亦同时发生废用萎缩,甚至成为诱发牙周病的因素。所以,为了防止邻牙倾斜和对牙伸长,缺失的牙齿均应及时修复。

(四)牙槽骨的增龄变化

随着年龄的增长,牙槽骨的高度逐渐减少,可出现一种生理性的骨质疏松,骨密度减低,骨的吸收活动大于骨的形成,骨髓往往被脂肪组织所代替,具有造血功能的红骨髓逐步转变成无造血功能的黄骨髓。光镜下观察牙槽窝骨壁由光滑面变为锯齿状,细胞数量减少。成骨能力明显降低,埋入的穿通纤维不均匀。

第四节　唾液腺

唾液腺属外分泌腺,分泌产生的唾液流入口腔,故又称涎腺。唾液腺除腮腺、下颌下腺及舌下腺三对大唾液腺外,口腔黏膜下还分布着众多的小唾液腺,按其所在的解剖部位而命名,如唇部称唇腺、颊部称颊腺、腭部称腭腺、舌部称舌腺、磨牙后区的磨牙后腺等。

一、唾液腺的解剖学

三对大唾液腺含腮腺、下颌下腺及舌下腺。

腮腺是最大的唾液腺,左右各一,重 18~28 g,属浆液腺,位于耳前方,下颌升支后。其主导管横过咀嚼肌的浅面,在前缘折向内,开口于上颌第二磨牙相对应的颊黏膜上,开口处形成一个乳头。腮腺分浅部和深部两个部分,与面神经关系十分密切,临床上约有 2/5 的人还具有一个副腮腺,位于主导管的附近,大小及形状类似豌豆。副腮腺亦有导管分支通入主导管,腮腺造影时常可清晰显示出来。副腮腺腺体的组织学结构与腮腺完全一致,因此发生于腮腺的疾患同样亦可在副腮腺内发生。腮腺筋膜来自颈深筋膜的浅层,在腮腺后缘处可分为浅层和深层,包绕着腮腺,形成腮腺鞘。但腮腺前缘筋膜合二为一,形成咬肌筋膜。

腮腺的感觉神经是耳颞神经和耳大神经。而腮腺的分泌神经是来自耳神经节的副交感节后纤维,伴随耳颞神经的腮腺支分布到腮腺内,以司其分泌。

腮腺的血管一是颈外动脉,在腺体的后区,相当于从下颌支的中、下 1/3 交界处进入腮腺;二是由颞浅动脉分出小支进入腮腺,并发出面横动脉。颞浅静脉和颌内静脉与颌内动脉伴行,在腮腺内合成面后静脉,向下出腮腺下极,然后分出前、后两支,前支与面前静脉会合并为面总静脉;后支与耳后静脉会合并为颈外静脉。腮腺的淋巴汇流到颈深上淋巴结内。

下颌下腺体积比腮腺略小,似核桃大小,在下颌骨体内侧,大部分位于二腹肌三角、颈深筋膜浅层所形成的颌下腺鞘内,有完整的包膜。腺体重 10～18 g。腺体性质属混合腺体,但以浆液性腺泡为主。下颌下腺主导管向前行走,导管长约 5 cm,在舌系带的两侧肉阜处开口于口腔,开口处有小乳头。导管长而弯曲,因此涎液流速缓慢,易于淤滞,加之导管口粗大,异物容易进入,易于诱发腺体疾病,尤其是下颌下腺导管内结石。

下颌下腺的感觉神经是舌神经。其分泌神经系来自颌下神经节的交感及副交感神经,分布于颌下腺及舌下腺内,专司腺体分泌。

下颌下腺的血管来自颌外动脉沿途的分支,面前静脉在下颌下缘下与颌外动脉伴行,在颌外动脉后方下行至下颌下腺浅面,止于面总静脉。

学术界对于下颌下腺是否存在淋巴结意见不一。有学者研究认为,约有 9 ％的下颌下腺内存在淋巴结。颌下淋巴结的输出管伴随面前静脉和颌外动脉进入颈深上淋巴结的二腹肌下淋巴结,或直接向后外沿着肩胛舌骨肌下行至肩胛舌骨肌淋巴结内。

舌下腺是三对大唾液腺中体积最小的一对,形似杏仁,重 2.5～3 g,属混合腺体,但腺体内以黏液腺泡为主。位于口底黏膜深面和下颌舌骨肌之间,外侧为下颌骨体内侧的舌下腺窝,内侧为颏舌肌,后与颌下腺延长部相连。舌下腺由一个较大的腺体和若干个较小的腺体组成。小的腺体在大的腺体的上方,有众多的导管。主导管开口于颌下腺导管附近,或单独开口于舌下肉阜;一些小导管开口于舌下皱襞。舌下腺表面包膜不甚明显,但在腺体内可见到纤维组织间隔。

舌下腺的感觉神经为三叉神经的舌神经。分泌神经纤维由副交感节前纤维通过面神经的鼓索神经,经舌神经到达颌下神经节交换神经元,节后纤维再经舌神经至舌下腺。此外,舌咽神经亦发出纤维至舌下腺司分泌。交感神经由颈上节发出,伴随血管至舌下腺内。

舌下腺的血管是由舌动脉的分支——舌下动脉,在舌肌与颏舌骨肌之间行走发出的分支而来。此外,颌外动脉的颏下动脉也发出小分支到舌下腺内。舌静脉常与舌下神经伴行。

舌下腺的淋巴汇入颈深上淋巴结内,或先至颌下或颏下淋巴结再汇入颈深淋巴结。

小唾液腺,主要分布在口腔黏膜下,根据其所在部位,分为唇腺、颊腺、腭腺、舌腺及磨牙后腺等。此外,咽、鼻、喉、鼻窦等处亦有小唾液腺分布。

二、唾液腺的一般组织学结构

大小唾液腺均由上皮组织和结缔组织两种成分所组成。上皮组织是唾液腺分泌单位和排泄系统,结缔组织在上皮组织内穿插,将分泌单位和导管分割成若干小叶,支持上皮组织,并形成腺体的包膜,结缔组织内还含有血管、淋巴管和神经组织。

上皮细胞形成腺泡和导管,结缔组织则形成被膜、叶间和小叶间隔。

(一)腺上皮

腺上皮构成腺泡和分支导管。腺泡位于最细小的叶间导管末端,呈球泡状或囊泡状,是由一群能分泌唾液成分的腺细胞组成。腺泡的中央有一个狭窄的腺腔。分泌物从细胞内排出后先经过腺腔,然后沿着分支导管逐渐汇合,最终排入口腔,即为涎液。

1.腺泡

腺泡连接于导管的末端,由单层腺上皮细胞组成。腺泡外周有一层薄的基底膜,在腺泡与基底膜之间,有一种扁平多突的细胞,称为肌上皮细胞,附着于腺泡之上。

由于腺泡的形态、结构和分泌物性质的不同,可分为浆液腺泡、黏液腺泡和混合腺泡三种类型(图 2-14)。

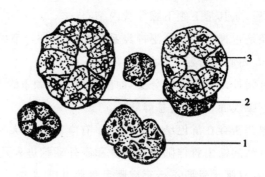

1.浆液腺泡;2.黏液腺泡;3.混合腺泡。

图 2-14　腺泡的三种类型图

(1)浆液腺泡:浆液腺泡由浆液细胞组成,细胞呈球泡状或呈锥体状,在底部较宽,紧附于基底膜上,其顶端向着腔内。胞核圆形,位于近基底部。细胞质色深。顶端细胞质内可见大量折光性很强的分泌颗粒,称酶原颗粒,其直径约 1 μm。当细胞分泌时,其分泌颗粒减少,同时,细胞体积变小,核仁明显。

电镜下观察,浆液细胞具有一切合成、贮存和分泌蛋白质的细胞特征。表现为粗面内质网发育良好,平行排列在胞核的底部和侧方,其间有许多棒状线粒体;高尔基体显著,通常位于胞核的上方;蛋白质在粗面内质网的核糖体部位合成,形成泡,然后转移到高尔基体,与碳水化合物直接作用后,浓缩成致密小泡贮存在分泌颗粒之中。此颗粒位于细胞顶端细胞质内,有单位膜包绕。此外,细胞内还散在分布游离核糖体、溶酶体,含过氧化酶体及微丝、微管等。相邻细胞间可见连接复合体,细胞顶端游离面上有微绒毛。

(2)黏液腺泡:黏液腺泡由黏液细胞组成,细胞呈锥体形,分泌产物多时则胞核呈扁圆形,胞核位于细胞的基底部,染色较深,细胞质内含有丰富的黏原颗粒。但在苏木素-伊红染色的组织切片中,黏原颗粒常被破坏,细胞质呈透明网状结构,网架由细胞质和沉淀的黏原颗粒组成,微嗜碱性,呈淡蓝色。若用碳水化合的特殊染色方法,则顶部细胞质着色可明显增强。

电镜下观察,可见在细胞质的基底部含有少量粗面内质网。细胞质中的黏液空泡及高尔基体的液泡有其特征。各种唾液黏蛋白的前体在内质网中形成,通过黏液空泡转达到高尔基体,再经过进一步转化及浓缩,排入腺腔。黏液细胞之间常无细胞间管。黏液细胞的分泌物黏稠,主要为黏液。

(3)混合腺泡:混合腺泡由黏液细胞和浆液细胞组成。黏液细胞组成腺泡的大部分,位于靠近导管的一端,紧接闰管,而浆细胞数量少,排列成新月形帽状覆盖在腺泡的盲端表面,称为半月板。浆液细胞的分泌物由细胞间小管通入腺泡内。

肌上皮细胞位于腺泡和小导管的腺上皮与基底膜之间,在常规的苏木素-伊红染色下,此细胞难以辨认。可用特殊染色法以显示其碱性磷酸酶活性，或借助免疫组织化学荧光技术显示人类唾液腺之肌上皮细胞。在光镜下观察，见此细胞体积小，形扁平，细胞有多个分支状突起，该突起呈放射状包绕着腺泡和小导管表面，形似篮子，故又称篮细胞。胞核大而扁平，几乎占据整个细胞。电镜下见其突起内充满着纵行排列的微丝，直径约 6 nm，常聚合成致密小体，此结构与平滑肌细胞类似。高尔基体通常位于核周部分。此外，还可见细胞内含有糖原颗粒及散在分布的线粒体和粗面内质网。免疫荧光学、免疫组织化学等研究证实肌上皮细胞内还存在肌动蛋白，它可刺激肌上皮细胞导管内压力发生变化，提示此细胞有收缩功能，以协助腺泡和导管排出其分泌物。又由于此细胞位于腺上皮细胞与基底膜之间，借着桥粒与腺上皮细胞相连接，细胞内含角蛋白等上皮细胞的特征性结构与免疫组织化学反应，提示其可能为上皮细胞的来源。

2.导管

唾液腺的导管系统是复杂而分支的，它是腺泡分泌物排泄所经过的通道。分泌物由分支导管系统进入口腔，最先经过最细的终末分支部分的闰管，然后汇集成较粗大的纹状管，该两段导管均位于小叶内，纹状管离开小叶，穿行于小叶间的结缔组织内，纹状管逐渐汇集成较粗的排泄管，最后汇聚成总的排泄管，将分泌物排入口腔内，混合形成涎液（图 2-15）。

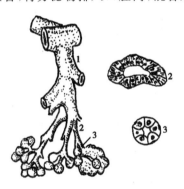

1.排泄管；2.纹状管；3.闰管。

图 2-15　唾液腺导管图

（1）闰管：是导管系统中最细小的终末分支部分，连接腺泡与纹状管。长短不一，若黏液细胞多，则闰管较短；反之，则闰管较长。例如，腮腺的闰管则较长，舌下腺的闰管则短而不易见。在纯粹的黏液腺中，腺泡则直接连接于排泄管的远端小管上。闰管上皮细胞和基底膜之间有肌上皮细胞存在。在电镜下，闰管的基底部细胞质含有少量粗面内质网。在顶部细胞质内有中等大小的高尔基体，在靠近腺泡端的细胞内可见有少量的分泌颗粒。

（2）纹状管：与闰管相连续，管径较粗，管壁由单层柱状细胞组成。胞核呈圆形，位于细胞的中央或基底部。细胞质丰富，染色呈嗜酸性。在细胞的基底中，有垂直于基底面的纵纹，所以纹状管又称分泌管。在电镜下观察，细胞顶部细胞质内有光面内质网、游离核糖体、溶酶体，胞核周围有少量粗面内质网和高尔基体，以及微绒毛、连接复合体、桥粒等结构。此外，在上皮细胞基底面，细胞膜内折形成许多垂直的皱褶，其间夹有呈纵形排列的线粒体，这就构成了光学显微镜下所见到的纵纹，与肾小管相似，是转运水和电解质的典型的组织学表现。当其腺泡

53

分泌物流经纹状管时,上皮细胞主动吸收钠,排出钾,并转运水,从而不断地改变着唾液的量和渗透压。纹状管的吸收与排泌功能受肾上腺皮质分泌的醛固酮等激素的调节,而细胞底部的折叠与密集的线粒体则起着明显的"钠泵"作用。

(3)排泄管:起始于小叶内,与纹状管相连成为小叶内导管,管壁细胞为矮柱状,染色较浅。小叶内导管离开小叶后即会合为小叶间导管。小叶间导管最后合成一条或几条总导管,开口于口腔,这些导管的管径逐渐变粗,上皮从高柱状逐渐移行为复层扁平上皮,与口腔黏膜上皮融合。

(二)结缔组织

纤维结缔组织包绕在腺体表面形成被膜,被膜再分出纤维间隔,伸入腺体内,将腺组织分隔成众多腺叶和腺小叶。腺叶数目的多少,根据腺体的大小而有所不同。血管、神经和导管均伴随着被膜、叶间或小叶间结缔组织出入腺体。

每个唾液腺都有感觉神经末梢和两种分泌神经,即交感神经(肾上腺素能)和副交感神经(乙酰胆碱能)。所以,支配唾液腺分泌活动的神经是属于自主神经系统的,但有的小唾液腺有自主分泌活动,而不受神经控制。一般而言,刺激副交感神经时,涎液的分泌量多而稀薄,且富含水分和盐类,但缺少有机质;刺激交感神经时,唾液分泌量少而黏稠,有机质成分较多。除神经传递介质的调节外,雌激素、糖皮质激素、肽类激素等亦可在某种程度上控制着唾液腺的功能。但是,它们也仅仅能够改变唾液的成分,不能使唾液分泌。唾液的分泌仍只能取决于受交感神经、副交感神经支配的肌上皮细胞。

三、唾液腺的分布及其组织学特征

(一)大唾液腺

大唾液腺包括腮腺、下颌下腺和舌下腺。它们各有自己的导管系统,最终通入口腔。

1.腮腺

腮腺是唾液腺中最大者,分为浅部和深部。浅部位于外耳前方,深部位于下颌后凹。腮腺分泌物的排出管称为腮腺导管。在成年人中,此管开口于上颌第二磨牙相对的颊黏膜上,开口处形成一个小乳头。沿腮腺导管,有时还可以见副腮腺。

腮腺的腺泡全部由浆液腺泡组成,故属于纯浆液腺体。但是,在新生儿的腮腺中还可见有少量的黏液细胞。腮腺腺泡多呈卵圆形,腺泡腔小,闰管较长且有分支。纹状管较多,染色浅,与着色深的腺泡形成鲜明的对比。在腺泡上皮之分泌颗粒中,除含有均质而致密的基质外,还含有单个球形核,此核居偏心位置,其电子密度明显高于基质。此外,在纹状管上皮细胞顶部细胞质内的分泌颗粒中,可能含有一种蛋白质类的内分泌素——腮腺素,腮腺素的功能是维持腮腺的正常分泌活动,且对骨、软骨及牙等的正常发育和矿化均有一定的促进作用。

在腮腺组织内,尤其是近腮腺表面部分经常伴有淋巴组织。在腮腺的包膜内常见到小的淋巴结,有的淋巴结内亦有腺管组织存在。在包膜外,靠近腮腺的淋巴结内也可见到腺管组织。

2.下颌下腺

下颌下腺的腺体大部分位于二腹肌三角内,少部位于下颌舌骨肌游离缘的后上方,因此下颌下腺包绕着下颌舌骨肌的后缘。其导管开口于舌系带的两侧肉阜区,属混合腺,但以浆液腺泡为主,腺体内含有少量的黏液腺泡和混合腺泡。下颌下腺的闰管很短,但纹状管较腮腺者长。在下颌下腺的导管周围常伴有弥散的淋巴组织分布。在电镜下观察,下颌下腺中浆液细胞较腮腺者小,底部和侧面胞膜上有许多折叠,与相邻细胞的折叠呈指状交叉,其分泌颗粒在结构上亦有明显的不同,该颗粒除核大于腮腺和舌下腺外,尚有新月形结构位于颗粒周边区域,并紧贴于颗粒膜。

3.舌下腺

舌下腺位于口底黏膜下和下颌舌骨肌之间,由一对较大的腺体和众多较小的腺体组成,它是三对大唾液腺中最小的一对,腺体形似杏仁状,主导管开口于颌下腺导管,也偶有直接开口于口腔者。舌下腺腺体表面包膜不明显,但在腺体内可见纤维组织间隔。

舌下腺亦是混合腺,但其中以黏液腺泡占主要成分。纯浆液细胞很少,它可见于混合腺泡的新月形细胞群中。这些细胞的分泌颗粒亦与腮腺、下颌下腺者不同,不仅其颗粒基质明显少于腮腺和下颌下腺,且胞核的电子密度中等,有时形成单个团块,偏心位;有时形成若干碎块,分散于颗粒基质之中。这些结构上的不同可能反映其各自分泌物性质间的差异。此外,舌下腺的闰管和纹状管均发育不良,腺泡可直接连接于排泄管的远侧小管。

(二)小唾液腺

小唾液腺根据在口腔的解剖部位的不同,分为唇腺、颊腺、腭腺、舌腺、磨牙后腺和舌腭腺等。主要分布在口腔的黏膜下层。腺体总数为 450～750 个。此外,鼻咽部、喉、眼眶、鼻窦等处亦有小唾液腺分布。

1.唇腺

唇腺位于上下唇黏膜下层的组织内。少数较大的唇腺也可达口轮匝肌的肌纤维中。在临床上,唇内侧黏膜面可扪及众多粟粒大的小颗粒。唇腺属混合腺,但其中主要为黏液腺泡,仅有少量浆液腺泡。唇腺的腺泡大小不一,表面无包膜,其闰管较短。唇腺具有合成和分泌酶的功能,主要分布在导管和半月板的细胞,而不是黏液细胞。唇腺还是唾液分泌 IgA 的主要来源,其浓度比腮腺高出 4 倍左右。下唇的黏液腺易在受伤时发生黏液囊肿。

2.颊腺

颊腺与唇腺后部相连,前颊部腺体较为稀少,后颊部腺体量多且体积较大。腺体位于颊黏膜下层,亦可位于颊肌肌束之间,有的甚至穿过颊肌到达颊肌外侧面,属混合腺,和唇腺一样,其中以黏液腺泡为主,亦有少量浆液腺泡。

3.腭腺

腭腺位于硬腭的腺区、软腭和悬雍垂。前界多终止于两侧前磨牙或第一磨牙的连线。腭腺属纯黏液腺,其腺泡数目多达数百个,导管外形不甚规则,通过黏膜固有层时常有导管扩张,腭腺闰管较短,硬腭的腺体位于黏膜和骨膜之间的结缔组织内,软腭黏膜下的腺体多呈球泡状,并成团存在。腭腺在黏膜上的开口常较大。

4.磨牙后腺

磨牙后腺位于上、下颌磨牙的磨牙后三角区的黏膜下层内,腺体位置多靠近舌侧;有时磨牙后腺的腺体可深入下颌舌骨肌肌纤维中,后上方磨牙后腺可与腭腺相连接。此腺属混合腺,但其中以黏液腺泡为主。

5.舌腺

舌腺由浆液腺泡、黏液腺泡和混合腺泡三种腺泡组成。舌尖腹面舌系带两侧黏膜下有舌前腺，又称舌尖腺；以黏液腺泡为主，仅有少量混合腺泡；导管开口于舌系带的两侧。舌前腺由于舌的运动，容易受到下前牙的摩擦而受到损伤，故是黏液囊肿的好发部位之一。在舌根部和舌的两侧缘区黏膜下有舌后腺，舌后腺的腺体性质属纯黏液腺。舌中组腺体位于轮廓乳头环沟下方的舌肌肌纤维束之间，称为味腺，或称为冯·埃布纳腺，其导管开口于环沟的底部。味腺属纯浆液腺。

6.舌腭腺

舌腭腺位于腭皱的咽部黏膜下，亦可从舌下腺后部延伸到软腭。腺体性质属纯黏液腺。

唇、颊、磨牙后区、腭、舌等处是小唾液腺主要的分布区域。因此，这些部位不仅是临床上黏液囊肿的好发区域，而且也是唾液腺肿瘤的常见的好发部位。

四、唾液腺的生理生化

唾液腺的分泌是在神经支配之下进行的。腮腺的分泌纤维源于下泌涎核，途经舌咽神经、鼓索神经及岩小神经。副交感节前纤维和副交感节后纤维在耳神经节交换神经元，交换后随耳颞神经进入腮腺。

下颌下腺和舌下腺的分泌纤维源于上泌涎核，经过中间神经和鼓索神经，在颌下神经节交换神经元。在舌咽神经和中间神经的副交感纤维之间可能有许多连续的或不连续的吻合。

唾液分泌的机制是一种连续的静止性分泌，是指在无外界刺激的条件下分泌到口腔的唾液，这可能是脑干涎核自发性活动的结果。除此以外所分泌的唾液则是咀嚼、气味刺激等所引起。涎液分泌的机制之一是机械的、化学的及物理的作用，刺激了口腔黏膜神经末梢发生兴奋，继而兴奋传入舌神经、鼓索神经、舌咽神经及迷走神经，最后到达中枢，然后再由传出神经，即支配唾液腺的副交感神经和交感神经传达到唾液腺引起唾液分泌。唾液分泌的机制之二是在大脑皮层的参与下实现的，即在后天生活的过程中获得的反应。人在进食时，食物的形状、颜色、进食的环境等均可形成一种自然的条件反射，引起唾液分泌。

唾液腺流量在正常情况下为每天 1~1.5 L，上下波动范围为 500~600 mL。不同腺体在唾液总量中所占的比例不等，分泌最多的腺体为颌下腺，其静止性分泌量最大，占 60 %~65 %。腮腺占 20 %~30 %，但对于进食等刺激的反应却大于颌下腺。舌下腺仅占 2 %~4 %。小唾液腺的作用难以肯定，有学者研究报告仅占总量的 7 %左右。唾液流量可有生理性变化，如在进食时，受刺激的唾液的流速和流量远远超过静止性唾液量。影响唾液分泌的因素众多，如昼夜周期性变化、气候、食物的摄取、光线的作用等。此外，还包含年龄、性别及体力活动等因素，它们都可以影响唾液的分泌量，亦可影响唾液的成分。

涎液的成分以水分为主，约占 99 %，固体成分不足 0.7 %，其中有机物占 0.5 %，无机物约占 0.2 %。

唾液中的无机物主要是钾、钠、氯、磷酸钙及重碳酸盐，其次是微量的氟、镁、硫酸盐等微量元素，其浓度随刺激类型和唾液流速而变化。

唾液中的 pH 在 5.6~7.6 的范围内变动，pH 的平均值约为 6.8。在无刺激状态下，腮腺和颌下腺的唾液略偏酸性，刺激后变成偏碱性。

唾液中的有机物主要含有各种蛋白质,其中主要有腺泡细胞分泌的淀粉酶、核酸酶、脱氧核酸酶、过氧化酶和溶菌酶糖蛋白等。此外,还含有一些低分子量的有机物成分,如含氮的混合物(氨基酸、尿素)、葡萄糖、脂肪酸、皮质类固醇及各种免疫球蛋白等。在唾液中,水分约占99%;而无机物、分泌性糖蛋白,以及某些血清成分和其他物质的含量则不足1%。唾液中的无机物主要含有钠离子、钾离子、氯离子和碳酸氢根离子等。且离子浓度随刺激类型和唾液的流速而变化。唾液 pH 在 6.7~7.4,但腮腺分泌液的 pH 波动范围较大,为 6.0~7.8。唾液有机物主要是糖蛋白,酶有淀粉酶、核酸酶、脱氧核酸酶、过氧化酶和溶菌酶。此外,唾液中还有凝血因子、血浆清蛋白、氨基酸、尿素、脂肪酸和皮质类固醇等,还有多种免疫球蛋白。

五、唾液腺的增龄变化

唾液腺随着年龄的增大,其体积会逐渐变小。但由于唾液腺的个体差异很大,此种变化要到 75 岁以后才变得明显。唾液腺体积的缩小主要是腺泡部分萎缩,而导管部分反而有程度不同的增生。

随着年龄的增大,腺体内脂肪组织增多。这种现象在腮腺内尤为明显。腺体内脂肪增多,主要是腺泡和导管细胞内脂滴增多,结缔组织内成熟的脂肪细胞增多。

腺体内的嗜酸性细胞增多,也被认为是一种增龄性变化。该细胞体积大,细胞质内充满嗜酸性颗粒。电镜下观察见这些嗜酸性颗粒富含线粒体。胞核位于中心,呈皱缩状,多因导管上皮细胞变化,尤见于大排泄管。它们是特殊类型的退行性变化的终末产物。嗜酸性细胞来自闰管或纹状管,有时也可来自腺泡细胞。

随着年龄的增长,唾液流量及成分亦将产生明显的变化,致使唾液流量减少且黏稠。此种变化的组织学基础表现为腺泡部分萎缩,导管部分增生、阻塞,炎症细胞浸润,间质纤维性变,以及脂肪细胞增多,等等,均随着年龄增长而日趋加重。

六、唾液腺的功能

唾液腺最主要的功能是产生和分泌唾液。唾液的主要功能是消化食物。此外,还具有润滑、保护、缓冲、清洁及抗菌等功能。与此同时,唾液又是细菌的培养基,使众多的细菌集聚在口腔内,在一定条件下可引起口腔疾病。

唾液的消化食物功能,一方面是对食物进行加工,为胃肠道进一步消化食物做好准备。先是帮助咀嚼,使食物发生软化,以便于嚼碎,同时唾液又具有溶酶作用,它可与食物成分形成溶液,以便于刺激味觉感受器官,兴奋食欲,进一步增加唾液的分泌。另一方面唾液中含有淀粉酶,它可以直接分解食物中的碳水化合物。在唾液中主要的淀粉酶是液化酶,这种酶主要由腮腺产生,经酶原颗粒分泌到唾液中的分解淀粉的酶。在生理状态下,形成不同链长的麦芽糖和糊精,而不形成葡萄糖。人类的淀粉酶为多肽单链。其分子量为 50 000~60 000 D。人体的唾液和胰淀粉酶均含有硫氢基,酶的理想 pH 为 7.0 左右。唾液中的黏液,还具有润滑作用,它可润湿口腔黏膜及牙体硬组织的外表面,以防止其干燥,便于语言和咀嚼运动。亦可作为牙体表面的润滑剂,从而减少牙齿的磨损。同时,对食物具有润滑作用,便于吞咽。唾液中的蛋白质和盐类,可作为口腔内酸碱物质的缓冲物。此外,唾液对口腔黏膜和牙齿还具有自洁作用。

唾液腺除产生唾液外,还具有内分泌功能。例如,腮腺分泌的腮腺素能促进间质生长、降低血清钙、刺激牙本质矿化、提高骨髓温度、促使循环白细胞增多等。

唾液腺还具有防御和保护功能。唾液腺中含有一些抗感染的物质,如免疫球蛋白,唾液中 IgG 和 IgM 的含量较低,但 IgA 的含量却比血清高出 100 倍,主要是分泌型 IgA(SIgA)。SIgA 是在间质结缔组织的浆细胞中形成的。SIgA 在黏膜的局部免疫中起着极其重要的作用,其抗鼻病毒和流行性感冒病毒的作用大大优于全身免疫,病毒可通过 SIgA 及巨噬细胞系统的联合作用而被杀灭。缺乏 SIgA 的患者对于引起浅表性口腔黏膜病变的病毒不具免疫能力。此外,溶菌酶在唾液中的大量存在,亦具有保护功能。唾液溶菌酶是一种碱性蛋白质,pH 大于 10,由分子量为 15 000 的多肽单链组成,它有水解革兰氏阳性菌细胞壁上糖胺聚糖或黏多肽的某些成分,使细菌对溶解作用较为敏感,因而溶菌酶具有抗菌特性。过氧化酶在唾液腺中大量合成并分泌活跃。在人体中,主要是乳过氧化物酶,它同硫氰盐的氧化产物能使细菌蛋白质中的硫醇基氧化,从而抑制其细菌的生长。此外,液化酶主要起消化功能外,它同时在唾液中亦具有防御功能,液化酶可破坏淋球菌细胞壁上的多糖,也是唾液中较为活跃的淋球菌抑制剂。乳铁蛋白是一种铁蛋白,它能抑制那些需要铁的细菌生长,具有杀灭链球菌的作用。上述抗菌因素在唾液中浓度不高,单独作用不足以对口腔菌系造成影响,但它们能保持一种协同作用,继而发挥其抑菌功能。

唾液成分在口腔损伤或手术后起凝血功能。人体唾液中含有组织凝血激酶(凝血因子Ⅲ)。血液与唾液混合后,凝血时间缩短,实验结果表明,血液与唾液之比为 1∶1 时,血凝时间可明显缩短。

第三章 口腔的免疫学

第一节 口腔的免疫系统

一、口腔非特异性免疫

非特异性免疫也称固有免疫,是生物群体在物种形成与进化过程中逐渐建立起来的免疫能力,具有稳定、遗传和受基因调控等性质。它主要通过识别微生物表面特有的多糖、脂多糖等物质,直接抵御微生物对机体的侵袭,反应迅速,但是其特异性较差,也没有免疫记忆效应。口腔的非特异性免疫体系由物理屏障、化学屏障、各种细胞及其产生的细胞因子及生物屏障组成。

(一)物理屏障

口腔黏膜是隔绝病原体和有害物质直接进入机体的天然屏障。

(二)化学屏障

唾液、龈沟液中的多种无机盐(如硫氰酸盐、硝酸盐及亚硝酸盐)、有机物(如糖蛋白、乳铁蛋白)和天然抗体(如 IgM)有抑制微生物生长的作用。

(三)细胞、细胞因子及补体

1.细胞

参与口腔非特异性免疫的细胞包括:粒细胞、肥大细胞、单核-巨噬细胞、朗格汉斯(Langerhans)细胞、自然杀伤细胞等。

2.细胞因子

细胞因子是指参与免疫活动的细胞受刺激后合成、分泌的生物活性分子。它们作为信息因子,具有介导细胞间的信息传递和调节细胞的功能。参与口腔非特异性免疫的细胞产生的细胞因子包括:①趋化白细胞、介导炎症反应的细胞因子,如白细胞介素-8(IL-8)和 γ 干扰素(IFN-γ)等;②调节淋巴细胞活化、生长及分化的细胞因子,如 IL-1、IL-6 及转化生长因子-β(TGF-β)等;③刺激造血的因子如 IL-5、IL-7 及集落刺激因子(CSF)等。

3.补体

唾液、龈沟液中含有的补体 C3、C4 及 C5 等。

(四)生物屏障作用

口腔正常菌群有生物屏障作用。正常菌群常居菌之间保持平衡状态,构成稳定的微生态环境,同时能够有效排斥外来菌的侵入,保护宿主免受新的、致病性较强的外源微生物侵犯。

二、口腔特异性免疫

特异性免疫也称获得性免疫,是个体在生存过程中接触抗原,通过特异性免疫应答产生针对该抗原的免疫能力,为个体特有而不能遗传,但是有免疫记忆效应。特异性免疫的本质是 T 细胞和 B 细胞通过细胞表面受体识别并获得信号,导致细胞活化、增殖及分化。T 细胞以产生细胞因子或直接杀伤方式参与细胞免疫；B 细胞产生抗体，参与体液免疫。口腔特异性免疫体系由免疫器官、免疫细胞、抗体及细胞因子组成。

(一)免疫器官

免疫器官是以发育成熟的淋巴细胞为实体的特定结构。口腔的免疫器官包括黏膜相关淋巴组织、咽淋巴环、唾液腺淋巴组织及口腔周围的淋巴。

(二)免疫细胞

参与特异性免疫应答的细胞为 T 细胞(不包括其中的自然杀伤细胞亚群)和 B 细胞。

(三)免疫分子

1.抗体 IgG、IgM 及 IgA

龈沟液含有 IgG、IgM 及 IgA，其中以唾液 SIgA 和龈沟液 IgG 为主。

(1)SIgA：由唾液腺分泌，是唾液中的主要抗体。SIgA 由 IgA 二聚体、J 链和分泌片构成。SIgA 比 IgA 化学性质更稳定，能适应菌斑环境中的低 pH 而不被破坏，也能抵御口腔内细菌所产生酶的分解作用。唾液 SIgA 对防止口腔的微生物感染具有很重要的作用：①诱导细菌间的凝集，抑制它们在黏膜表面和牙面菌斑的黏附；②抑制细菌酶活性，干扰细菌代谢；③直接中和细菌和病毒产生的毒素；④与病毒表面受体结合，抑制病毒与宿主细胞膜的融合，从而阻止病毒进入细胞；⑤与抗原结合成抗原-抗体复合物激活补体系统，杀灭细菌。

(2)IgG：是血液中含量最高、作用最重要的抗体，主要由浆细胞合成并分布于血液、淋巴液等各种体液。IgG 是龈沟液中含量最高抗体。健康牙龈龈沟液 IgG 来自血清；牙周病龈沟液 IgG 主要由局部炎症组织中浆细胞产生分泌。IgG 有抑制细菌和病毒感染、中和毒素及增强巨噬细胞的吞噬和杀菌作用。多个 IgG 分子与细菌结合，能够激活补体系统而杀灭细菌。

2.细胞因子

参与口腔特异性免疫应答的细胞因子由 T 细胞和 B 细胞产生，包括：①介导非特异性免疫、增强炎症反应的细胞因子，如 T 细胞产生的 IL-6、IFN-γ 和肿瘤坏死因子(TNF)等；②调节淋巴细胞活化、生长及分化的细胞因子，如 B 细胞产生的 IL-12、T 细胞产生的 TGF-β 等；③刺激造血的细胞因子，如 T 细胞产生的 CSF 等。

(四)导致口腔特异性免疫应答的抗原

1.天然抗原

包括：①微生物，如细菌、真菌及病毒；②自身抗原；③肿瘤抗原；④同种异体抗原；⑤异种抗原。

2.人工抗原

主要是口腔科临床治疗使用的一些刺激性较强的药物，如甲醛、甲酚、樟脑酚等有机物。它们具有半抗原性质，进入体内与组织中的蛋白质结合后，便成为抗原物质。

第二节　口腔的感染性疾病与免疫

一、龋病与免疫

龋病是在以细菌为主的多因素介入下，牙龈组织发生慢性进行性破坏的疾病。龋病的主要病因是微生物感染,导致机体对细菌的入侵产生免疫反应,包括体液免疫和细胞免疫。体液免疫起主要作用。

唾液 IgM 是对口腔细菌做出最初的免疫应答的抗体。研究表明,成人患龋后,患者体内 IgM 和针对致龋病原菌如变链菌的特异性 IgG 浓度有所上升。IgG 抗体在防龋中的作用主要是通过粒细胞 IgG 的 Fc 受体与变异链球菌结合而黏附到粒细胞膜上,通过粒细胞释放溶酶体酶将细菌杀灭。此外,IgM 和 IgG 还可以同细菌抗原结合,激活补体,形成膜攻击复合体直接攻击细菌,或通过补体的调理作用,使粒细胞、巨噬细胞杀灭细菌而起到保护作用。

在正常情况下,无龋或少龋者口腔中抗变异链球菌 SIgA 浓度较高;易患龋者,抗变异链球菌 SIgA 浓度相对较低。这说明 SIgA 有抑制龋病的作用。在患龋病后,唾液中抗变异链球菌 SIgA 浓度增加,尤其是在龋齿活动期时,SIgA 浓度增加显著,说明机体增强了对变异链球菌的免疫防御作用。

二、牙髓炎与免疫

在正常情况下,牙髓内细胞成分较少。当细菌或细菌的代谢产物进入牙髓后,牙髓即出现急性炎症反应。革兰氏阴性厌氧菌的内毒素多克隆地激活 B 细胞。巨噬细胞通过抗原呈递作用激活 T 细胞。在 B 细胞和 T 细胞产生的细胞因子作用下,吸引更多中性粒细胞在牙髓炎症密集地浸润,导致炎症的加剧。炎症部位既有 B 细胞分泌的 IgG、IgA、IgM 和 IgE,即体液免疫应答,也有致敏 T 细胞及其介质参加的细胞免疫应答。

三、牙周病与免疫

牙周病是由细菌感染引起牙周组织发生以炎症性、破坏性为特征的慢性疾病。目前认为,这是由于牙周病原菌和宿主免疫防御系统长期相互作用,而牙周病的发生、发展和转归也是牙周致病菌和宿主免疫防御机制这对矛盾此消彼长的结果。

牙周病病原菌如牙龈卟啉单胞菌、伴放线聚集杆菌(伴放线放线杆菌)及中间普氏菌等均含有非特异性引起 B 细胞大量增生和分化的成分,这些成分包括内毒素、肽聚糖、脂磷壁酸等。病变部位的巨噬细胞吞噬这些具有强抗原性物质,通过抗原呈递作用激活 T 细胞。T 细胞活化、增殖、分化,通过产生细胞因子调节 T 细胞功能,并直接杀灭病原菌(细胞免疫)。上述抗原还可激活 B 细胞,产生大量的抗体和细胞因子。最重要的抗体是 IgG,细胞因子包括 IL-1、IL-2、T 细胞抑制因子、IFN-γ、淋巴毒素及白细胞移动抑制因子等(体液免疫)。

研究表明,淋巴细胞、细胞因子及抗体在牙周病过程中有既防御又破坏的双重意义,认为牙周病的发生除了病原菌的组织损伤作用,还与机体免疫体系发生的超敏反应有密切关系。超敏反应是指免疫系统在发挥免疫防御作用的同时,也给机体带来炎症性损伤的现象。与牙周病的发病机制相关的可能是Ⅳ型超敏反应和Ⅲ型超敏反应。前者即 T 细胞介导的迟发型超敏反应,在牙周病的发病过程中起主导作用;后者即抗原-抗体复合型超敏反应也在牙周病的发病过程中起作用。

四、单纯疱疹病毒感染与免疫

由单纯疱疹病毒(HSV)引起的口腔病损,是口腔黏膜最常见的感染之一。

单纯疱疹病毒感染分为原发性感染和继发性感染。原发性感染后引起的特异性免疫,能将大部分病毒去除,但少部分可保留于体内形成潜伏感染,体液中抗体对限制 HSV 的复发感染可能无重要作用。再发生 HSV 感染时,人体淋巴细胞对同型病毒抗原刺激所引起的淋巴母细胞转化率下降,各种淋巴因子包括巨噬细胞移动抑制因子(MIF)和 IFN 的产生下降,致敏淋巴细胞杀伤靶细胞能力下降,提示细胞免疫功能减弱与 HSV 的复发有关。

机体对 HSV 的感染免疫分为两个阶段,一为特异性抗原识别阶段,此时抗病毒抗体、补体和巨噬细胞等作用于感染病毒或病毒感染细胞,产生各种淋巴因子、趋化因子,将炎症细胞吸引至感染部位;二为非特异性效应阶段,此时机体产生的淋巴因子、IFN 等介质通过影响感染细胞及邻近未感染的细胞参与机体的非特异性免疫,淋巴因子直接破坏细胞间接触,阻断病毒在细胞间的传播,IFN 则抑制病毒的复制,阻止病毒感染的播散。

第三节　口腔的移植免疫

一、移植的概念和种类

口腔中的器官如牙齿、牙槽骨、颌关节等由于炎症或肿瘤的破坏造成实质性缺损或功能性缺损时,可用自体或异体的组织器官进行置换,以维持和重建机体的生理功能,这种治疗方法称为移植。移植可分为细胞移植、组织移植和器官移植。提供移植物的个体称为供体,接受移植物的个体称为受体。

根据供体和受体之间关系,移植分为 4 种:①自体移植;②同种同型移植;③同种异体移植;④异种移植。同种异体移植和异种移植会发生免疫排斥反应。

二、移植排斥的种类

免疫排斥主要指受体免疫系统对移植物的移植抗原发生免疫应答,导致移植物变性甚至坏死的过程。根据移植物被宿主排斥的速度,可将移植排斥反应分为超急性排斥反应、加急性排斥反应、急性排斥反应和慢性排斥反应 4 类。

(一)超急性排斥反应

超急性排斥反应发生于移植术后数分钟至数天。主要表现是宿主血管与移植物血管吻合后,移植物血管发生栓塞。

(二)加急性排斥反应

加急性排斥反应发生于移植术后 1~3 d,是淋巴细胞介导的针对移植物免疫应答引起该移植物实质细胞变性坏死。

(三)急性排斥反应

急性排斥反应发生于移植手术后 1 周左右,可分为急性细胞性排斥反应和急性体液性排斥反应。

1.急性细胞性排斥反应

急性细胞性排斥反应的病理特点是移植物实质细胞坏死,其效应机制包括巨噬细胞和自然杀伤细胞诱导的细胞溶解作用,以及同种异体反应性淋巴细胞对移植物细胞的识别和溶解。

2.急性体液性排斥反应

急性体液性排斥反应也称为急性血管性排斥反应。特点是血管炎和血管坏死,由 IgG 介导,激活补体系统,引起血管内皮细胞的直接坏死和溶解。

(四)慢性排斥反应

慢性排斥反应出现于移植手术后数月乃至数年。主要表现是移植物血管腔变狭、血管栓塞和组织坏死,导致移植物正常结构消失或纤维化。

三、同种异体牙移植与免疫

同种异体牙移植是口腔科临床进行较多的器官移植术。异体牙移植的成败与移植后是否发生移植牙牙根吸收直接相关。通常认为,导致牙根吸收的原因有免疫排斥、感染、咬创伤及牙槽窝形状等。这里仅介绍同种异体牙免疫排斥。

(一)异体牙的抗原性

1.移植抗原

异体牙与宿主接触部位为牙周膜和牙骨质。移植抗原-Ⅰ分子表达于牙周膜内有核细胞,如成纤维细胞、成牙骨质细胞及牙骨质细胞等细胞膜表面。移植抗原-Ⅱ分子可表达于牙周膜浸润细胞如活化 B 细胞表面。

2.一般抗原

异体牙根面牙周膜和牙骨质组织的各种蛋白质成分具有免疫原性。

(二)异体牙移植的免疫排斥

1.特异性免疫排斥

特异性免疫排斥包括被移植抗原致敏的 T 细胞介导的加急性排斥反应,以及随之释放的一般蛋白质抗原、移植抗原引起的体液免疫应答。

2.炎症与免疫排斥

异体牙移植的免疫排斥与牙移植早期发生并延续进行的漫长炎症反应有密切联系。

牙移植免疫排斥过程可能是这样一种模式:异体牙移植后宿主非特异性炎症细胞对牙根组织的作用引起牙骨质基质蛋白的分解和释放,这些游离的蛋白质及其中的移植抗原分子被 T 细胞受体(经由抗原呈递作用)间接或直接识别,介导免疫应答,活化的淋巴细胞进一步和移植牙结合,并且这些免疫反应又加剧牙骨质的分解,游离出更多抗原刺激宿主。如此反复,最终导致移植牙牙骨质吸收而移植失败。

第四章 口腔科常用药物

第一节 镇痛药物

口腔颌面部炎症、创伤、肿瘤及各种类型的手术几乎都会给患者带来不同程度的疼痛。药物治疗是对抗疼痛的基本方法。镇痛药是主要作用于中枢神经系统,选择性抑制痛觉的药物,如阿片受体激动剂,主要包括阿片生物碱、半合成或合成的阿片类镇痛药,镇痛作用强,但易产生耐受性及成瘾。非麻醉性镇痛药如非甾体抗炎药及其他抗炎镇痛药,其主要作用部位在外周,通过抑制局部前列腺素合成,提高痛阈,起到镇痛作用,当然也不能排除中枢作用机制。

对顽固疼痛,世界卫生组织推荐用"三阶梯疗法"进行治疗。第一阶梯为非阿片类镇痛药,适用于轻度疼痛患者;第二阶梯为弱阿片类镇痛药,适用于中度疼痛患者,必要时可联合使用非阿片类镇痛药;第三阶梯为强阿片类镇痛药,适于剧烈疼痛者,必要时可联合使用弱阿片类镇痛药。三阶梯疗法主要代表性药物分别为阿司匹林、可待因和吗啡。

使用镇痛药物时要密切观察患者病情,合理用药,减少不良反应。

一、镇痛药

(一)哌替啶

哌替啶又名杜冷丁。

(1)药理作用:哌替啶是人工合成的强效镇痛药,可作用于中枢神经系统的阿片受体,是阿片受体的完全激动剂,可选择性解除或缓解疼痛,是吗啡的合成代用品。其镇痛效力相当于吗啡的 1/10～1/8,肌注 50 mg,可提高痛阈达 50 %,肌内注射后 10 min 即可发挥镇痛作用,可持续 2～4 h,同时伴有镇静作用,10 %～20 % 的患者可有欣快感。可抑制呼吸中枢,减低其对体内蓄积的二氧化碳的敏感性,这种抑制作用在肌内注射后 1 h 达高峰,2 h 后恢复。因能增强前庭器官敏感性,可引起眩晕、恶心和呕吐。可促使外周血管扩张,从而引起直立性低血压。对胃肠道、胆道、输尿管及支气管的平滑肌有兴奋作用。对胃肠道平滑肌作用较弱,故不易引起便秘,对内脏痛治疗效果显著。

该药口服、注射均易吸收,但口服时易引起胃肠道紊乱,皮下注射有一定刺激性,故常用肌内注射途径。吸收后,60 %的药物与血浆蛋白结合,在肝内代谢,经尿排出游离型产物或代谢型产物,肝内代谢产物去甲哌替啶可引起中枢兴奋,大剂量时可引起惊厥。血浆半衰期为 3 h,肝功能不良时,血浆半衰期可延长。

(2)临床应用。①镇痛:适用于各种剧烈疼痛的镇痛,如手术后、创伤后、烧伤疼痛、晚期癌肿疼痛等。治疗内脏绞痛时应配合使用阿托品等解痉药物。可用于严重的分娩疼痛,但在新生儿娩出前 2～4 h 禁用,以免抑制新生儿呼吸。②麻醉前用药:可起到镇静、缓解患者紧张焦虑的作用,也有助于缩短麻醉诱导期,减少麻醉药物用量。③人工冬眠:与氯丙嗪、异丙嗪合用,组成人工冬眠合剂用于人工冬眠,但不宜用于呼吸机能不良者及 1 岁以下婴儿。④其他:

在配合吸氧、强心药物治疗的情况下，可用于心源性哮喘及肺气肿。

口服：成人每次 50～100 mg，极量 150 mg，每日可用 3 次，每日极量 600 mg。小儿每次 0.5～1 mg/kg，每日可用 3 次。肌内注射：成人每次 25～100 mg，极量 150 mg，每日可用 3 次，每日极量600 mg。两次用药间隔时间不得少于 4 h。硬膜外注射：一次注射量 0.5～0.6 mg/kg，用生理盐水6～10 mL稀释，可起到 8～20 h镇痛作用。

(3)不良反应：治疗剂量可发生轻度不良反应，如眩晕、定向力障碍、幻觉、震颤、口干、恶心、呕吐、心动过速及血压下降等。

剂量过大时可引起呼吸抑制、昏迷、瞳孔散大、谵妄、肌痉挛、惊厥，乃至呼吸衰竭死亡。可用巴比妥类药物、地西泮等进行解救，对呼吸抑制者可用纳洛酮解救。

连续使用可成瘾，引起精神依赖性与生理依赖性，用药则欣快、松弛，以致患者渴望用药，为达目的不择手段。一般在断药后 3 h 可发生戒断症状，如肌肉抽动、肢体疼痛、激动不安、烦躁、恶心、呕吐、腹泻及食欲不振等，8～12 h 达到高峰，4～5 d 消失。

(4)注意事项：①禁用于颅脑损伤、颅内系统性病变患者，有阻塞性肺部疾患，肺功能不良及支气管哮喘的患者；②不宜用于孕妇、哺乳期妇女及婴幼儿；③避免连续长期使用；④伴有剧烈疼痛但原因不明者慎用；⑤停用单胺氧化酶抑制剂 2 周以上者方可应用本药，否则可能发生严重的不良反应。

(二)阿法罗定

阿法罗定又名安侬痛。

(1)药理作用：人工合成短效镇痛药，化学结构与哌替啶相似，亦为阿片受体激动剂。起效时间短但镇痛效力较哌替啶弱，皮下注射 5 min 即有镇痛效果，可维持约 2 h，静脉注射维持 30 min，抑制呼吸的不良反应较轻。

(2)临床应用：适用于短时止痛的临床情况，如创伤及小手术的疼痛及面痛、牙痛等。用于内脏镇痛时需配合应用阿托品。

皮下注射：每次 10～20 mg，每日 20～40 mg，极量为每次 30 mg，每日极量 60 mg。静脉注射每次 20 mg。

(3)不良反应：类似哌替啶，但较弱。

(4)注意事项：因可引起新生儿窒息，分娩时慎用。连续应用可有成瘾性，故勿长期连续应用。

(三)布桂嗪

布桂嗪又名强痛定。

(1)药理作用：非麻醉性速效镇痛药，注射后 10 min、口服后 10～30 min 起效，镇痛效力为吗啡的1/3，对皮肤、黏膜、运动器官疼痛有较好的抑制作用，但对内脏疼痛效果较差。

(2)临床应用：适用于创伤、手术后疼痛、三叉神经痛、肌肉关节疼痛、偏头痛、痛经及癌症疼痛。口服：成人每次 30～60 mg，每日 3～4 次，小儿每次 1 mg/kg。皮下注射：成人每次 50 mg。

(3)不良反应：较少，可能有恶心、眩晕、困倦等，停药可消失。长期应用可能产生依赖性。

(4)注意事项：避免长期连续使用本药，一般情况下连用勿超过 2 d，断续应用勿超过一周。

二、抗炎镇痛药

前列腺素是由细胞膜合成的重要生物活性物质，由花生四烯酸在前列腺素合成酶作用下生成，为一组含 5 个碳环的长链不饱和脂肪酸，在发热、疼痛、炎症等病理过程中发挥重要作用。动物实验证实，注射前列腺素至脑室、下丘脑可引起发热，发热的动物脑脊液中前列腺素样物质增加 2.5～4 倍。当慢性炎症或损伤时，局部前列腺素及其他致痛物质如缓激肽等分泌增多。前列腺素可直接引起疼痛，并提高神经末梢对致痛物质的敏感性。前列腺素还可致炎，并增强缓激肽、组胺与 5-羟色胺等的致炎效能。

非甾体抗炎药均抑制花生四烯酸环化，阻止前列腺素合成。通过阻断内热源对下丘脑体温调节中枢的作用，降低其兴奋性，增强散热过程，起到解热作用。在损伤化学刺激区或炎症反应区，使前列腺素合成、释放减少，并阻断其疼痛增敏作用，使痛觉感受器对致痛物质的兴奋性减低，从而起到镇痛作用。对风湿及类风湿患者，还起到抗炎、抗风湿作用，但对风湿病程没有影响。

(一)布洛芬

布洛芬又名异丁苯丙酸。

(1)药理作用：本品为苯丙酸衍生物，可抑制前列腺素合成酶，减少前列腺素合成，被认为是最安全的非甾体抗炎药，与阿司匹林比较，解热作用较优，镇痛作用相等或较优，抗炎作用相当。

口服吸收好，血药浓度 1～2 h 可达高峰，生物利用率为 80 %，吸收后 99 % 与血浆蛋白结合，血浆半衰期为 2～2.5 h，可缓慢进入关节滑膜腔，并保持较高浓度。在肝脏代谢，主要经尿排出。

(2)临床应用：适用于治疗风湿、类风湿关节炎、骨关节炎、强直性脊柱炎、牙痛、头痛、痛经、术后疼痛等，适用于轻度至中度钝性疼痛的治疗。

成人每次 0.2～0.4 g，每日 3 次或 3～4 小时 1 次，餐中服用可减少胃肠道反应。抗风湿治疗时可每次1.0 g，每日 5～8 g，一周后减至每日 3 g。儿童剂量 5～10 mg/kg，每日 3～4 次。其缓释剂型药品名为芬必得，每次 0.3～0.6 g，每日 2 次，每次可维持药效 12 h。

(3)不良反应：胃肠道反应发生率为 30 %～40 %，多为轻度消化不良及胃肠道刺激症状，较阿司匹林、吲哚美辛易耐受，中枢神经系统反应常见失眠、头痛、眩晕、耳鸣等。可使出血时间延长，引起血细胞减少。可引起肾病综合征、肾衰竭、肝功能减退。可引起变态反应如皮疹、瘙痒、哮喘等，与阿司匹林有交叉过敏反应。可引起中毒性弱视。对孕妇可引起产程延长甚至难产。

(4)注意事项：孕妇、哺乳妇女、哮喘患者禁用。高血压、肾功能不全、消化道溃疡及凝血功能缺陷者慎用。与抗凝药合用时，可使其游离型血药浓度增加，应注意避免。

(二)吲哚美辛

吲哚美辛又名消炎痛。

(1)药理作用：本品为人工合成吲哚衍生物，属强效前列腺素酶抑制剂，尚可抑制炎症病灶中粒细胞的移动，减少其释放溶酶体酶，减少细胞炎症反应。在非甾体抗炎镇痛药中，吲哚美辛属镇痛作用较强的镇痛药，50 mg 吲哚美辛相当于阿司匹林 600 mg 的效力。抗炎作用比阿司匹林强，比氢化可的松抗炎作用大 2 倍。解热作用则接近阿司匹林。

口服吸收迅速，1～3 h 达血药浓度高峰，4 h 可吸收 90 %，吸收后 90 % 与血浆蛋白结合，血浆半衰期为 3～4.5 h，但不同个体差异较大，50 % 经肝代谢，60 % 经肾排泄，48 h 内 50 % 由尿中排出,其余通过胆汁、粪便排出。

(2)临床应用:适用于风湿性关节炎、强直性脊柱炎、急性痛风性关节炎、滑膜炎、滑囊炎、经痛、偏头痛、胆绞痛,癌症发热及其他不易控制的发热。因易发生严重不良反应,故不能作为一般解热镇痛药使用。适于中度疼痛的控制。不宜首选作为抗风湿、类风湿治疗,只有在其他药物不能耐受或疗效差时使用。成人每次 25 mg,每日 2～3 次,餐中或餐后立即服用,治疗风湿、类风湿时可每周递增 25 mg 至每日总量 100～150 mg。胶囊制剂可减少反应。市售栓剂每粒 100 mg,可每日 1～2 次,连用 10 天为 1 疗程。

(3)不良反应:35 ％～60 ％的患者发生不良反应,20 ％的患者可能被迫停药。最常见为胃肠道反应,可引起恶心、呕吐、厌食、腹泻,诱发或加重消化道溃疡、出血、穿孔。25 ％～60 ％的患者可有中枢神经系统症状,如头痛、嗜睡、眩晕、幻觉、抑郁、精神失常等。对泌尿系统可加重已有肾损害,引起血尿、尿痛、尿频、肾功能减退。

偶可引起肝功能损害,造成黄疸、氨基转移酶升高。可引起造血系统损害,造成粒细胞缺乏、血小板减少、再生障碍性贫血及凝血功能障碍等。可引起变态反应,如血管神经性水肿、皮疹、哮喘等,与阿司匹林交叉过敏。

(4)注意事项:孕妇、哺乳期妇女、哮喘、上消化道溃疡、肾病、癫痫、精神病患者禁用,幼儿及老年人慎用。

与丙磺舒合用应减少吲哚美辛剂量,以免中毒。避免与氨苯蝶啶合用,以免引起肾损害。避免与抗凝药、阿司匹林同时使用。

(三)双氯芬酸钠

双氯芬酸钠又名服他灵,为苯乙酸类消炎镇痛药钠盐制剂,其钾盐制剂亦有市售商品供应(凯扶兰)。

(1)药理作用:本品为通过抑制前列腺素、组胺及 5-羟色胺合成起到抗炎镇痛作用。口服易吸收,1～4 h 达高峰浓度。经肝代谢,主要经肾排出,少量经胆汁从粪便排出,因排泄快速,不产生蓄积。

(2)临床应用:适用于风湿性关节炎、类风湿性关节炎、骨关节炎治疗,创伤、手术后疼痛、神经痛及癌症疼痛的镇痛。有中等强度镇痛效果,其药效比吲哚美辛强约 2 倍。

口服:成人每次 25～50 mg,每日 3 次,可在饭前服用以减少胃部刺激。肌内注射:每次75 mg,每日 1 次,应做臀肌深部注射。栓剂:每次 50 mg,每日 2 次。凝(乳)胶剂可外用涂敷患处。

(3)不良反应:多数患者耐受本品,偶可见恶心、上腹不适等消化道症状,眩晕、头痛等神经系统症状,血管神经性水肿、皮肤红斑等变态反应。偶可致严重不良反应,如急性肾功能不全、急性重型肝炎、粒细胞缺乏及溶血性贫血等。

(4)注意事项:①胃肠道功能紊乱、消化道溃疡、肝肾功能不全、孕妇慎用;②与糖皮质激素合用可能增加不良反应,应避免与阿司匹林、非甾体抗炎药、抗凝血药、氨甲蝶呤等合用,以免药物相互作用,产生不良后果。

三、其他镇痛药物

(一)卡马西平

卡马西平又名酰胺咪嗪。

(1)药理作用:本品为苯二氮䓬类药物,结构与抗抑郁药阿米替林类似,是电压门控钠通道阻滞剂,延长动作电位兴奋期,对大脑皮层运动区有选择性抑制作用,可抑制癫痫病灶高频放电的扩散,抑制、阻滞中枢神经突触传递,因而具有抗癫痫、镇痛、抗心律失常的作用,另可刺激抗利尿激素释放,加强远端肾小管水分全吸收,具有抗利尿作用。

口服吸收缓慢且不完全,4~8 h 达峰值,血浆半衰期为 14~29 h,75 %~80 % 与血浆蛋白结合。在肝脏代谢,代谢物环氧化物具有抗惊厥活性。代谢物由肾脏排出。血药浓度超过 10 μg/mL 时出现中毒。

(2)临床应用:卡马西平自 20 世纪 60 年代用于临床,对癫痫病部分性发作疗效较好,对大发作亦有效,常用于妇女、儿童自发性或症状性癫痫的首次治疗;对躁狂及抑郁症有治疗作用。可治疗地高辛中毒所致心律失常,治疗神经源性尿崩症。对原发三叉神经痛、舌咽神经痛效果较好,用药后 24 h 起效,对 80 % 的病例有效。可配合神经丛阻滞进行治疗。疼痛缓解后可调至合适剂量维持。长期应用时大约有 25 % 的病例失效,疗程应控制在2~3 个月内。

作为镇痛剂使用可治疗三叉神经痛、舌咽神经痛、多发性硬化、急性特发性多神经炎,预防偏头痛等。

成人每次 0.1 g,饭后服用,开始每日 2 次,以后可每日或每两日增量 0.1 g 至有效,一般每日 0.4~0.8 g,3~4 次服完,一日极量 1.2 g。

漏服补服时不得一次服用双倍剂量。

(3)不良反应:约 25 % 的患者发生不良反应,血药浓度超过 6 μg/mL 时可引起头晕、嗜睡、手指震颤,大剂量时可引起视力模糊、复视、共济失调、房室传导阻滞。胃肠道反应不常见,且较轻微,主要表现为恶心、呕吐、食欲不振、上腹部疼痛等。

长期用药可诱发中毒性肝炎、一过性粒细胞减少及血小板减少、再生障碍性贫血、甲状腺功能减退、皮疹、剥脱性皮炎等。

急性中毒时可致肌肉抽动、舞蹈样动作、共济失调、惊厥、反射消失、呼吸抑制、昏迷。

(4)注意事项:①用药应从小剂量开始,逐渐增量,大剂量时应监控血药浓度;②治疗期间定期做血、尿常规及肝功能检查;③妊娠前 3 个月、有房室传导阻滞或骨髓抑制史者禁用;④孕妇、哺乳妇女、老年人及心、肝、肾疾病患者慎用;⑤与口服抗凝血药、含雌激素避孕药、甲状腺素、奎尼丁、多西环素、环孢霉素、洋地黄素(地高辛除外)等合用时可使本品代谢加速,致治疗失败;⑥与抗抑郁药、大环内酯抗生素、异烟肼、西咪替丁、丙氧芬等合用时,因本品代谢受到抑制,血药浓度升高,易引起中毒;⑦其他不宜合用的药物:对乙酰氨基酚、碳酸酐酶抑制剂、氯磺丙脲、垂体后叶素、氯贝丁酯、锂盐、硫利达嗪、单胺氧化酶抑制药等。

(二)苯妥英钠

苯妥英钠又名大仑丁。

(1)药理作用:本品为电压依赖性钠钙通道调节剂,影响神经细胞膜的阳离子通透性,减少钠离子被动内流速率及钾离子外流,抑制钙离子转运系统,减少钙离子内流,使细胞膜稳定,神经细胞兴奋阈值提高,从而阻止病灶发放的冲动向外发放及传播。同时,还增加脑中抑制性递质,降低兴奋性递质含量,加强了 γ-氨基丁酸介导的突触前、突触后抑制。对神经细胞膜稳定作用是其治疗癫痫、神经痛、心律失常的药理基础。

口服后 30 %~97 % 被肠道缓慢吸收。成人 4~6 h,儿童 2~6 h 达峰值,由于个体差异,达峰时间可在 2～12 h 内波动。血浆半衰期(24±6)h。90 ％与血浆蛋白结合，10 ％以游离型存在，易于到达脑组织发挥药效。95 ％在肝内代谢，经肝药酶作用而失活，代谢物与少量原型药主要经尿排出，5 ％经唾液排出。

肌内注射易沉淀于局部，5 h 吸收，24 h 达峰值，与口服相比无优点，静脉注射血浆半衰期为 10～15 h。

(2)临床应用：抗癫痫，适用于全身强直性发作、复杂部分性发作及单纯部分性发作。因起效慢，常用于预防癫痫复发及维持治疗，慢性癫痫病停止发作后需经 6 个月减量过程，服用 2～4 年。

苯妥英钠作为镇痛剂治疗三叉神经痛，约对 2/3 患者有效，服药后 1～2 d 疼痛减轻，但长期服用仅对 20 ％患者有效，其疗效不如卡马西平、布洛芬。

成人每次 100～200 mg，每日 2～3 次，初始从 300 mg/d 开始，每 2～4 周增加 50～100 mg/d，维持量 300～400 mg/d。成人可将全日量睡前一次服或分两次服。

静注时，剂量为 10～15 mg/kg，静注速度不宜超过 50 mg/min。

(3)不良反应：至少有 15 ％的长期服用者发生不良反应。最常见的为食欲下降、恶心呕吐，40 ％～80 ％的长期服用者可能发生牙龈增生，为纤维细胞增生所致，如在用药前 6 个月注意口腔卫生，血药浓度适当，可将牙龈增生发生率控制在 10 ％以下。此外，常见的不良反应为头痛、困倦、幻觉、嗜睡及眩晕。

急性中毒时可出现前庭性眼征(眼球震颤、眩晕及复视)及体位障碍，重者惊厥、昏迷。眼球震颤是轻度中毒最早、最可靠的客观体征，增加药量时应注意观察。长期应用可能引起骨髓抑制、巨幼细胞贫血、过敏性药疹、剥脱性皮炎、假性淋巴瘤，偶见恶性淋巴瘤，肝、肾功能损害。慢性中毒可致小脑萎缩。

(4)注意事项：①婴幼儿及妊娠初期、哺乳期妇女慎用。②用药从小剂量开始，缓慢增量。因有效剂量与中毒剂量接近，甚至重叠，需监测血药浓度，使剂量个体化。③人群中约有 9 ％的个体有遗传性羟基化过程缺陷，对苯妥英钠不能耐受，应予注意。④用药过程中定期做血常规及肝功检查，静脉注射时应做心电图、血压监测。⑤Ⅱ～Ⅲ房室传导阻滞患者禁用。⑥同时服用维生素 B_6、维生素 B_{12}、叶酸可能减少并发症。⑦下列药物合用易致苯妥英钠中毒：磺胺类药、异烟肼、双香豆素、对氨基水杨酸钠、环丝氯酸、氯丙嗪；下列药物可降低苯妥英钠血液浓度：卡马西平、抗生素、奎尼丁等。

第二节　促凝血药

促凝血药能加速血液凝固或降低毛细血管通透性，使出血停止。促凝血药主要通过如下作用机制达到止血作用：①通过影响某些凝血因子，促进或恢复凝血过程而止血，如维生素 K、凝血质、酚磺乙胺(止血敏)；②通过抑制纤维蛋白溶解系统而止血，即抗纤溶剂，如氨基己酸、氨甲苯酸、氨甲环酸等；③能降低毛细血管通透性，增加毛细血管壁抵抗性，如肾上腺色腙(安络血)；④具有类凝血酶样作用及类凝血激酶样作用，促进凝血，如巴曲酶(立止血)；⑤物理化学的凝固促进剂，用于局部创面，能吸收血液而呈现止血作用，如吸收性明胶海绵、氧化纤维素等;⑥其他止血药,如云南白药等。

一、甲萘醌

甲萘醌又名维生素 K_3(vitamin K_3)。天然维生素 K 存在于苜蓿、菠菜、西红柿和鱼糜等中,其中维生素 K_1、维生素 K_2 为脂溶性,其吸收有赖于胆汁的正常分泌,维生素 K_3 及 K_4 均为人工合成品,为水溶性,其吸收可不依赖胆汁。甲萘醌系白色结晶性粉末,无臭或微臭,有引湿性,遇光易分解,易溶于水,几乎不溶于乙醇、乙醚等,宜避光,干燥,凉处保存。

(一)药理作用

维生素 K 为肝脏合成因子 Ⅱ(凝血酶原)的必需物质,还参与 Ⅶ、Ⅸ、Ⅹ 的合成,缺乏后可因凝血因子合成障碍影响凝血过程而引起出血。此外,还可通过阿片受体和内源性阿片样肽介导而呈现镇痛作用。吸收后随 β 脂蛋白转运,在肝内被利用。用药数日后才能使因子 Ⅱ 恢复正常。

(二)临床应用

主要运用于阻塞性黄疸、胆瘘、慢性腹泻、广泛肠切除所致的肠吸收功能不良、早产儿、新生儿低凝血酶原血症、香豆素类或水杨酸类过量,以及其他原因所致的因子 Ⅱ 过低等引起出血。亦可用于预防长期口服广谱抗生素类药物引起的维生素 K 缺乏症。对胆石症、胆道蛔虫病引起的胆绞痛有镇痛作用,大剂量可解救杀鼠药(敌鼠钠)中毒。

1.止血

肌注,每次 2~4 mg,每日 4~8 mg。防止新生儿出血,可在产前一周经孕妇肌注,每日 2~4 mg。口服,每次 2~4 mg,每日 6~20 mg。

2.胆绞痛

肌注,每次 8~16 mg。

3.不良反应

(1)可致恶心、呕吐等胃肠反应。

(2)较大剂量可致新生儿、早产儿发生溶血性贫血、高胆红素血及黄疸。对患红细胞葡萄糖-6-磷酸脱氢酶缺乏症者,可诱发急性溶血性贫血。

(三)注意事项

(1)可致肝损害,肝功能不良患者可改用维生素 K_1,肝硬化或晚期肝病患者出血使用本品无效。

(2)禁忌与下列注射液配伍,如硫喷妥钠、环磷酰胺、垂体后叶素、水解蛋白、盐酸万古霉素、青霉素钠、异丙嗪、氯丙嗪等,也不宜与抗凝药并用。

二、甘氨酸

甘氨酸为白色或黄色结晶性粉末,能溶于水,其 3.52 %水溶液为等渗溶液。

(一)药理作用

能抑制纤维蛋白溶酶原的激活因子,使纤维蛋白溶酶原不能激活为纤维蛋白溶酶,从而抑制纤维蛋白的溶解。此外,其对纤维蛋白溶酶也有直接抑制作用。口服吸收完全,生物利率为 80 ％。2 h 左右血药浓度达峰值,有效血浓度为 13 $\mu g/mL$。$t_{1/2}$ 为 103 min,大部分以原形经尿排泄。

(二)临床应用

用于纤溶性出血,如脑、肺、子宫、前列腺、肾上腺、甲状腺等外伤或手术出血。对纤维蛋白溶酶活性增高所致的出血症有良好疗效。术中早期用药或术前用药,可减少手术中渗血,并减少心排血量,亦用于肺出血、肝硬化出血及上消化道出血等。口服:成人每次 2 g,小儿 0.1 g/kg,每日 3～4 次,依病情服用7～10 天或更久。静滴:初用量 4～8 g,以 5 ％～10 ％葡萄糖或生理盐水 100 mL 稀释,15～30 min 内滴完,维持量为 1 g/h,维持时间依病情而定,每日量不超过 20 g,可连用 3～4 d。

(三)不良反应

偶见腹泻、腹部不适、结膜充血、鼻塞、皮疹、低血压、呕吐、胃灼热感及尿多等反应。

(四)注意事项

注意事项:①本品排泄较快,应持续给药,否则其血浆有效浓度迅速降低;②本品不能阻止小动脉出血,术中如有活动性动脉出血,仍应结扎止血;③本品从肾脏排泄,且能抑制尿激酶,可引起血凝块而形成尿路阻塞,故泌尿道手术后,血尿、肾功能不全的患者慎用;④使用时剂量不宜过大,有血栓形成倾向或过去有栓塞性血管病者慎用;⑤静注或静滴,速度不宜太快,以防止发生低血压、心动过缓或其他心律失常。

三、酚磺乙胺

酚磺乙胺又名羟苯磺乙胺,常称止血敏或止血定,为白色结晶粉末,无臭,味苦,有引湿性,遇光易变质。易溶于水,溶于乙醇,微溶于丙酮中,不溶于氯仿或乙醚。

(一)药理作用

能增加血液中血小板数量,增强其聚集性和黏附性,促进血小板释放凝血活性物质,缩短凝血时间,加速血块收缩。亦可增强毛细血管抵抗力,降低毛细血管通透性,减少血液渗出,呈现止血作用。口服易吸收,静注后 1 h 作用达高峰,作用维持 4～6 h。

(二)临床应用

用于预防和治疗外科手术出血过多,血小板减少性紫癜及其他原因引起的出血,如脑出血、胃肠道出血、泌尿道出血、眼底出血、牙龈出血、鼻出血等。通常可与其他类型止血药如氨甲苯酸、维生素 K 并用。

1.预防手术出血

术前 15～20 min 静注或肌注,每次 0.25～0.5 g,必要时 2 h 后再注射 0.25 g,每日 0.5～1.5 g。

2.治疗出血

成人,口服每次 0.5～1 g;儿童,每次 10 mg/kg,每日 3 次。肌注或静注,也可与 5 ％葡萄糖或生理盐水混合静滴,每次 0.25～0.75 g,每日 2～3 次。必要时可根据病情增加剂量。

(三)注意事项

有报道静脉注射可发生休克。

第三节 抗微生物药物

一、抗生素

(一)青霉素类

青霉素类抗生素均含有 6-氨基青霉烷酸(6-APA)母核,具有共同的抗菌作用机制即影响细菌细胞壁合成,为繁殖期杀菌药。对人体毒性小,但可致变态反应。各品种之间有交叉变态反应,使用前均要做皮肤过敏试验。根据其抗菌谱及抗菌作用特点,可分成以下 5 类。

天然青霉素:有青霉素 G、青霉素 V 等。主要作用于革兰氏阳性菌及某些革兰氏阴性球菌和螺旋体。以青霉素 G 为临床最常用。

耐酶青霉素:甲氧西林钠、萘夫西林钠、苯唑西林钠、氯唑西林、双氯西林、氟氯西林等。本类青霉素的特点是有耐青霉素酶,主要用于耐青霉素葡萄球菌感染的治疗。除甲氧西林外,其他品种均耐酸,口服吸收,可口服或注射给药。临床公认本组中最好的品种为氯唑西林。

广谱青霉素:氨苄西林、阿莫西林、氢氨苄西林、美坦西林、匹凡西林等。对革兰氏阳性及革兰氏阴性菌均有杀菌作用,耐酸,可口服,但不耐酶。临床应用的品种主要是氨苄西林及阿莫西林。

抗铜绿假单胞菌广谱青霉素:羧苄西林钠、磺苄西林钠、替卡西林、阿洛西林、美洛西林、呋布西林、哌拉西林、阿帕西林。此类青霉素抗菌谱与氨苄西林相似,其特点是对铜绿假单胞菌有良好抗菌活性。代表性品种为哌拉西林。

抗革兰氏阴性杆菌青霉素:美西林、匹美西林、替莫西林等。为窄谱抗生素,对肠杆菌科细菌有较好抗菌活性。美西林与其他 β-内酰胺类抗生素合用常有协同作用。

1.青霉素 G

青霉素 G 由青霉等培养液中分离而得,临床常用其钾盐或钠盐。

(1)药理作用:本品不耐酸,口服吸收差。肌注吸收好,半小时后血药浓度达到峰值,2～4 h胆汁浓度达峰值。广泛分布于组织、体液中,易透入炎症组织,难透入眼、骨组织,无血供区,脓肿腔及脑脊液中。血浆蛋白结合率为 45 ％～65 ％,半衰期约为 30 min。主要经肾排泄。

本品对生长繁殖期的细菌有较强杀灭作用。对多数革兰氏阳性球菌(链球菌、肺炎链球菌、敏感葡萄球菌)、革兰氏阴性球菌(脑膜炎球菌、淋球菌)有强大抗菌活性;对某些革兰氏阴性杆菌(白喉棒球杆菌)、各种螺旋体、放线菌、梭状芽孢杆菌属等亦有较好的抗菌效果。

(2)临床应用:青霉素 G 是多种感染治疗的首选抗生素;①肺炎链球菌性感染引起的肺炎、脓胸、脑膜炎等;②A 群或 B 群溶血性链球菌所致的各种感染,如咽炎、猩红热、蜂窝织炎、化脓性关节炎、肺炎、心内膜炎、败血症等;③敏感葡萄球菌所致感染,如化脓性脑膜炎;④淋球菌及梅毒螺旋体感染所致的淋病、梅毒;⑤革兰氏阳性杆菌感染所致的破伤风、白喉、炭疽,治疗时应与抗毒素并用。

肌内注射(以下简称肌注):成人每日量为 80 万～320 万 U,可分 3～4 次给药;儿童每日量为 3 万～5 万 U/kg,可分2～4 次给药。静脉滴注:成人每日为 200 万～2000 万 U,分 2～4 次给药;儿童每日量为 20 万～40 万 U/kg,分 4～6 次加入葡萄糖液 50～100 mL 做间歇快速滴注,0.5～1 h 内滴注完毕。

(3)不良反应:①变态反应。发生率较高,可引起严重的过敏性休克。②毒性反应。肌注部位可发生周围神经炎,鞘内注射和全身大剂量应用引起肌肉痉挛、抽搐、昏迷等。③赫氏反应。指治疗梅毒时可出现症状加剧现象,表现为全身不适、寒战、发热、咽痛、肌肉痛、心跳加速等。④二重感染。治疗期间可出现耐药金色葡萄球菌、革兰氏阴性杆菌或白念珠菌感染。

(4)注意事项:①用药前必须做过敏试验,过敏者禁用;②与其他 β-内酰胺类抗生素可能发生交叉变态反应;③本品可经乳汁使婴儿过敏,哺乳期妇女慎用。

(5)制剂规格:注射用青霉素钠,0.24 g(40 万 U)/瓶,0.48 g(80 万 U)/瓶,0.6 g(100 万 U)/瓶;注射用青霉素钾,0.25 g(40 万 U)/支。

2.苯唑西林钠

苯唑西林钠为半合成的异唑类青霉素。

(1)药理作用:耐酸、耐青霉素酶,口服自胃肠道迅速吸收,0.5～1 h 血药浓度达峰值。肌注后30 min血浓度达峰值,有效浓度可维持 6 h,血浆蛋白结合率可高达 93 %,主要在肝内灭活,半衰期为0.4 h。本品体内分布广,难透过血脑屏障。口服和肌注给药后,30 %～40 %由肾排泄,亦可经胆汁排出。本品对耐青霉素葡萄球菌有较强抗菌活性。

(2)临床应用:主要用于耐青霉素葡萄球菌所致的各种感染,也可用于化脓性链球菌或肺炎链球菌与葡萄球菌所致的混合感染。

口服:成人每日量为 2～6 g,儿童每日量为 50～100 mg/kg,均分 4～6 次空腹给药。肌内注射:1 次1 g,每日 3～4 次。口服、肌注均较少用。静脉滴注:1 次 1～2 g,必要时加至 3 g,溶于 100 mL 注射用水内输液0.5～1 h 滴完,每日 3～4 次;儿童每日量为 5～10 mg/kg,分次给药。

(3)不良反应:①口服可出现恶心、呕吐、腹泻等胃肠道反应;②大剂量注射时可引起抽搐等神经中毒反应;③婴儿用药后可出现血尿、蛋白尿等急性间质性肾炎症状。

(4)注意事项:①与青霉素同用有交叉变态反应,用药前须做过敏试验;②与庆大霉素、四环素、磺胺嘧啶、去甲肾上腺素、间羟胺、维生素 B 族、维生素 C、水解蛋白等配伍禁忌;③阿司匹林、磺胺药能阻止本品与血浆蛋白结合,故两者同用时要适当减量。

3.阿莫西林

阿莫西林为对位羟基氨苄西林,又名羟氨苄青霉素。

(1)药理作用:阿莫西林为广谱抗生素。对革兰氏阳性及阴性菌均有作用。对产酶菌无效。对肠球菌及革兰氏阴性菌有较强抗菌活性,对肺炎球菌与变形杆菌作用强于氨苄西林。

本品耐酸,口服吸收好。口服及肌注后达峰时间分别为 2 h 和 1 h,半衰期为 1～1.3 h。给药后 6 h 尿中排出量为药量的 45 %～68 %。

(2)临床应用:主要用于敏感菌所致的呼吸道、尿路、胆道感染及伤寒。

成人:每日量 1～4 g,分 3～4 次给药;儿童每日量为 50～100 mg/kg,分 3～4 次给药。

（3）不良反应：不良反应发生率为 5 ％～6 ％，常见为胃肠道反应、皮疹等。

（4）注意事项：①青霉素过敏者禁用；②传染性单核细胞增多症患者慎用或禁用；③不宜与口服避孕药同服。

（5）制剂规格：胶囊 0.25 g；干糖浆 125 mg/包；口服混悬液 125 mg/5 mL、250 mg/5 mL。

（二）头孢菌素类

头孢菌素为一簇半合成抗生素，均含有 7-氨基头孢烷酸（7-ACA）的母核，在 3 位及 7 位碳原子上加入不同的基因，形成具有不同抗菌活性和药动学特性的各种头孢菌素。头孢菌素具有抗菌作用强、临床疗效高、毒性低、变态反应较青霉素少等优点。根据头孢菌素的药动学与抗菌作用特点将其分为三代。

第一代头孢菌素抗菌谱窄，主要作用于革氏兰阳性菌，抗菌活性强于第二代、第三代，对革兰氏阴性菌效差。对 β-内酰胺酶不稳定，半衰期偏短，多在 0.5～1.5 h 内。在脑脊液中浓度低，对肾脏有一定毒性。目前，临床上主要使用的品种有头孢噻吩钠、头孢唑啉钠、头孢氨苄、头孢拉定。

第二代头孢菌素抗菌谱较第一代广，对革兰氏阳性菌作用与第一代相仿或略差，对多数革兰氏阴性菌作用明显增强。对 β-内酰胺酶较稳定，除个别品种（头孢尼西）外，半衰期仍偏短。脑脊液中浓度较高，肾脏毒性小。其代表性品种头孢呋辛、头孢孟多、头孢克洛。

第三代头孢菌素抗菌谱广，对革兰氏阳性菌效差，对革兰氏阴性菌，特别是肠杆菌科细菌有强大抗菌活性。对 β-酰胺酶稳定，半衰期延长。能透入脑脊液中，对肾脏几乎无毒性。其代表性品种有头孢噻肟、头孢曲松、头孢他啶、头孢哌酮等。

1.头孢唑啉钠

头孢唑啉钠又名先锋霉素 Ⅴ，为半合成的第一代头孢菌素。

（1）药理作用：本品对金黄色葡萄球菌（包括产酶菌株）、肺炎链球菌、化脓性链球菌、大肠埃希菌、奇异变形杆菌、克雷伯菌、流感嗜血杆菌等有较强抗菌活性。对革兰氏阴性菌所产生的 β-内酰胺酶不稳定，易产生细菌耐药性。

本品肌注后 1～2 h 血药浓度达峰值，血浆蛋白结合率为 74 ％～86 ％，半衰期为 1.8 h。除脑组织外，全身分布良好，80 ％～90 ％给药量于 24 h 内自尿中排出。

（2）临床应用：主要用于治疗敏感菌所致的呼吸道感染、败血症、感染性心内膜炎、肝胆系统感染、尿路感染、皮肤软组织感染、心脏手术和胆囊切除术的预防感染用药。

肌内或静脉注射。成人：1 次 0.5～1 g，每日 3～4 次，病情严重者可适当增加剂量，但不超过每日 10 g。预防手术感染可手术前半小时肌内或静脉内给药 1 g，术中给 0.5～1 g，术后每 6～8 h 给 0.5～1 g。儿童每日量为 50～100 mg/kg，分 3～4 次给药，病情较重可适当增加剂量。

（3）不良反应：不良反应发生率较低。偶见皮疹、荨麻疹、发热、血清病样反应等过敏症状。肌内注射可出现局部疼痛，静脉注射可致静脉炎。

（4）注意事项：①青霉素过敏者及肾功能不全者慎用；②供肌内注射剂有时含利多卡因，不可误注静脉内。

（5）制剂规格：粉针剂 0.2 g、0.5 g。

2.头孢呋辛钠

头孢呋辛钠又名头孢呋辛,为半合成的第二代头孢菌素。

(1)药理作用:本品对多数革兰氏阳性菌有良好的抗菌活性。对大肠杆菌、奇异变形杆菌、肺炎杆菌、普鲁威登菌、流感杆菌、奈瑟菌属等革兰氏阴性杆菌有较强作用。对葡萄球菌和某些革兰阴性杆菌的β-内酰胺酶稳定。是第二代头孢菌素中抗菌作用较突出的品种。

肌注后 $0.5 \sim 1$ h 血药浓度达峰值,血浆蛋白结合率为 $30\% \sim 50\%$,半衰期为 $1.1 \sim 1.4$ h。体内广泛分布于各组织、体液中。脑膜炎时可透过血脑屏障在脑脊液中达治疗浓度。24 h 内药物大多数以原形从肾排出。

(2)临床应用:主要用于敏感菌所致的呼吸道感染、尿路感染、细菌性脑膜炎、败血症的治疗。还可用于胃切除、胆囊切除、胸外科及妇科大手术等预防术后感染用药。

肌注或静脉注射。成人:每 8 h 给 $0.75 \sim 1.5$ g,病情严重者可增加至 6 g。儿童:每日量为 $30 \sim 100$ mg/kg,分 $3 \sim 4$ 次给药。

(3)不良反应:常见为肌注部位疼痛、皮疹、血清氨基转移酶升高等。偶见静脉炎、嗜酸性粒细胞增多、血红蛋白降低或抗球蛋白试验阳性。

(4)注意事项:①对青霉素过敏者慎用;②不可与氨基糖苷类抗生素置同一容器中注射;③与高效利尿药联合应用可致肾损害。

(5)制剂规格:粉针剂每瓶 0.25 g、0.5 g、0.75 g、1.0 g、1.5 g。

3.头孢噻肟钠

头孢噻肟钠又名头孢氨噻肟、凯福隆,为半合成的三代头孢菌素。

(1)药理作用:本品对革兰氏阴性菌特别是肠杆菌科细菌有极强的抗菌活性。流感杆菌和淋球菌(包括产β-内酰胺酶菌株)对本品高度敏感。阴沟肠杆菌、产气肠杆菌、脆弱拟杆菌对本品有耐药性。

口服不吸收,肌注后半小时血药浓度达峰值。血浆蛋白结合率为 40%,半衰期约为 1.2 h。体内分布较广,胆汁中浓度高,难透过血脑屏障。24 h 内约 60% 给药量以原形自肾排出。

(2)临床应用:用于治疗敏感菌所致的败血症、脑膜炎、呼吸道感染、尿路感染等疗效佳,也可作为其他组织或器官感染的治疗或手术预防用药。

肌肉或静脉注射给药。成人及 12 岁以上儿童:每次 $1 \sim 2$ g,每日 2 次;严重感染可加大剂量,但最高不超过每天 12 g,分 $3 \sim 4$ 次给药。早产儿和新生儿按每天 50 mg/kg,分 2 次给药。婴儿和儿童按每天 $50 \sim 100$ mg/kg,分 $2 \sim 4$ 次给药,最高剂量可达 200 mg/kg,分 $3 \sim 4$ 次给药。淋病,单次剂量 $0.5 \sim 1.0$ g,肌注。

(3)不良反应:发生率为 $3\% \sim 5\%$。常见为皮疹、药物热、胃肠道反应、静脉炎。部分患者可出现短暂性碱性磷酸酶、血清氨基转移酶升高。偶见腹泻、头痛、麻木、呼吸困难和面部潮红。罕见有白细胞减少或血小板减少。

(4)注意事项:①对青霉素过敏者及肾功能严重障碍者慎用;②长期应用可致假膜性结肠炎;③本品与氨基糖苷类抗生素合用时不能混合在同一容器中,应分开注射给药。

(三)非典型 β-内酰胺类

1.头霉素类

抗菌谱广,对革兰氏阴性杆菌作用较强,对多种 β-内酰胺酶稳定。对厌氧菌包括脆弱拟杆菌有良好抗菌活性。临床常用于口腔外科、腹部外科和妇产科等需氧菌和厌氧菌的混合感染。主要代表性品种有头孢西丁、头孢美唑。

2.碳青霉烯类

碳青霉烯类为抗菌谱最广、抗菌作用最强的一类抗生素,对 β-内酰胺酶高度稳定,且本身又有抑制作用,故具有广谱、强效、耐酶、抑酶等特点。临床应用较广的品种为亚胺培南-西司他丁的合剂,药品名为泰宁。主要用于多重耐药菌、产酶菌所致的革兰氏阴性菌感染、混合感染、病原菌不明或免疫缺陷者感染。

3.单环类

抗菌谱较窄,对革兰氏阳性菌和专性厌氧菌活性低,但对革兰氏阴性菌,包括假单胞属有强大杀菌作用,具有耐酶、低毒,与青霉素同用有交叉变态反应等特点。临床应用的品种为氨曲南,用于革兰氏阴性菌所致的严重感染。

4.氧头孢烯类

抗菌谱广,对革兰氏阴性菌有较强的抗菌活性,对厌氧菌包括脆弱拟杆菌亦有良好作用,对多种 β-内酰胺酶稳定,血药浓度维持时间久。拉氧头孢为代表性品种,但因影响凝血功能,大剂量用药可导致出血倾向。

5.β-内酰胺酶抑制剂

对 β-内酰胺酶有较强抑制作用,但本身无抗菌活性,与 β-内酰胺类抗生素合用时能显著增强后者的抗菌作用。临床应用的品种有克拉维酸(棒酸)与阿莫西林的合剂药品,名为奥格门汀,以及舒巴坦(青霉烷砜)与氨苄西林的合剂药品,名为舒他西林,主要用于产酶菌所致的各种感染治疗。

(四)氨基糖苷类

氨基糖苷类抗生素系一个氨基环醇与一个或多个氨基糖分子通过配糖链连接而成。包括:①由链丝菌属培养滤液中获得的如链霉素、卡那霉素;②由小单孢菌属的培养滤液中获得的如庆大霉素、西索米星;③半合成品种如阿米卡星、奈替米星。

本类抗生素具有以下共同特点:①易溶于水及稳定性好;②口服吸收差,应肌内注射或静脉滴注给药;③对各种需氧革兰氏阴性菌如大肠杆菌、克雷伯菌、肠杆菌、变形杆菌具有高度抗菌活性;④作用机制主要是抑制细菌蛋白质合成,具有杀菌的作用;⑤与血浆蛋白结合率低,多数以原形经肾排泄;⑥细菌对不同品种有部分或完全交叉耐药性;⑦均具有不同程度的耳、肾毒性及神经肌肉阻滞作用。

1.庆大霉素

庆大霉素由小单孢菌所产生,含有 C1、C1a、C2 等组分。

(1)药理作用:本品抗菌谱广,对大肠杆菌、产气杆菌、克雷伯菌、奇异变形杆菌、铜绿假单孢菌、沙雷菌属、柠檬酸杆菌及葡萄球菌等有较强抗菌活性。链球菌、肺炎链球菌和厌氧菌对本品耐药。由于本品临床应用广泛,耐药菌株呈逐年递增之势。

肌注后 0.5～1 h 血药浓度达峰值。主要分布于细胞外液,与血浆蛋白结合率低,其有效与安全的血药浓度较低(4～8 mg/L)。半衰期为 2～3 h,主要经肾排泄,部分经胆汁入肠排出。

(2)临床应用:主要用于敏感菌所致的严重感染,如败血症、尿路感染、胆道感染、呼吸道感染、烧伤感染、皮肤软组织感染等。

肌注,1 次 80 mg,每日 2～3 次,间隔 8 h。重症感染 1 日用量可达 5 mg/kg。静滴,1 次 80 mg,溶于 100 mL 注射用水中于 0.5 h 内滴完,每日 3 次。新生儿每日 2～4 mg/kg,分次给药。

(3)不良反应:①肾、耳毒性,如蛋白尿、血尿、尿量减少及耳鸣、听力模糊等;②神经肌肉阻滞症状,如呼吸困难、嗜睡、极度软弱无力等。

(4)注意事项:①用药期间应监测血药浓度,特别是新生儿、老年人及肾功能不全者;②停药后若发现听力减退、耳鸣等应引起警惕;③严格掌握用药剂量与疗程。

(5)制剂规格:注射剂每支 40 mg(1 mL)、80 mg(2 mL)。

2.奈替米星

奈替米星又名乙基西梭霉素,为半合成氨基糖苷类抗生素。

(1)药理作用:本品抗菌作用与庆大霉素相似,但对葡萄球菌和其他革兰氏阳性球菌的作用优于其他氨基糖苷类抗生素。对细菌所产生的多种钝化酶稳定,但仍可被乙酰基转移酶钝化而失活。对肺炎链球菌、各群链球菌的作用较差,对肠球菌属和厌氧菌无效。

肌注后 0.5～1 h 的血浓度达峰值,半衰期约为 2.5 h。广泛分布于体液和主要脏器中,脑脊液和胆汁中浓度低。主要经肾以原形排出。

(2)临床应用:主要适用于严重革兰氏阴性杆菌感染,或与青霉素或头孢菌素类联合用于病因未明的发热患者的经验治疗。

成人:每日 4～6 mg/kg,分 2～3 次肌注或静滴。新生儿(<6 周):每日 4～6.5 mg/kg。婴儿(>6 周)和儿童:每日 5～8 mg/kg,分 2～3 次肌注或静滴。

(3)不良反应:肾、耳毒性低,其余与庆大霉素相似。

(4)注意事项:疗程中宜定期监测血药浓度及肾功能变化。

(5)制剂规格:注射剂每支 50 mg(1 mL)、100 mg(2 mL)、150 mg(2 mL)。

(五)四环素类

四环素类是一类具有共同基本母核——氢化骈四苯的广谱抗生素。天然获得者有四环素、土霉素、金霉素,由链霉菌产生;半合成品种有多西环素、米诺环素等。此类抗生素具有以下共同特点:①抗菌谱广,对多数革兰氏阳性菌及阴性杆菌有较好抗菌活性,对立克次体、支原体、衣原体、螺旋体及某些原虫有抑制作用;②细菌耐药性日趋严重,但对半合成四环素的耐药性较天然四环素轻;③口服吸收良好,半合成四环素的吸收不受食物影响;④胆汁中药物浓度较高,不易通过血脑屏障,半合成四环素在前列腺中达有效浓度;⑤主要经肾排泄,肾功能不全时,四环素易在体内积聚,而多西环素则不受影响;⑥四环素主要用于布鲁菌病、霍乱、回归热、衣原体感染和立克次体病,半合成四环素可用于一般细胞感染治疗;⑦不良反应主要有胃肠道反应、肝肾毒性、变态反应、二重感染及儿童牙齿变黄等;⑧四环素类能抑制胶原酶活性、促进牙周组织再生、作用较持久,而胶原酶对牙周组织具有溶胶原作用,造成牙周支持组织的破坏,因此四环素类在辅助牙周炎的治疗及降低活动性牙周炎的复发率方面均有良好疗效。

1.四环素

四环素由链霉菌制备而得,临床用其盐酸盐。

(1)药理作用:本品为广谱抗生素,对大多数革兰氏阳性杆菌和革兰氏阴性杆菌,包括流感杆菌、布鲁菌属、霍乱弧菌等均具有一定抗菌活性,对立克次体、支原体、衣原体、螺旋体及某些原虫有抑制作用。作用机制主要是干扰细菌蛋白质合成,属抑菌剂。

口服吸收不完全,吸收率为 30 %～70 %,且易受食物、二价、三价阳离子(Ca^{2+}、Mg^{2+}、Al^{3+})和抗酸药物的影响。体内分布广泛,难透过血脑屏障。与血浆蛋白结合率约为 30 %,半衰期为 8～9 h,主要以原形经肾排泄,也可经肝浓缩排入胆汁,形成肝肠循环。胆汁中药物浓度为血液浓度的 10～20 倍。

(2)临床应用:由于细菌对四环素耐药日趋常见,故临床主要用于治疗非细菌感染,如衣原体感染、立克次体病、支原体肺炎、回归热等。细菌感染治疗可用于布鲁菌病、霍乱,或敏感菌所致的呼吸道、胆道、尿路和皮肤软组织感染。

口服,成人:1 次 0.25～0.5 g,每日 4 次;小儿每日量为 25～50 mg/kg,每日 4 次。

(3)不良反应:①胃肠道反应;②长期应用可引起二重感染;③釉质或骨骼发育不良;④肝、肾损害;⑤变态反应,如药物热、皮疹等。

(4)注意事项:①孕妇、婴幼儿及儿童均不宜使用;②肝、肾功能减退者慎用;③不宜与钙盐、铁盐或铝盐等同时服用。

(5)制剂规格:片剂,每片 0.25 g;胶囊剂,每粒 0.25 g;注射剂,每瓶 0.5 g;软膏,每支 10 g(含四环素 300 mg);眼膏,每支 2 g(含四环素 100 mg);四环素可的松眼膏,每支 2 g(含四环素 5 mg)。

2.多西环素

又名强力霉素,为土霉素的脱氧产物。

(1)药理作用:本品抗菌谱和四环素相似,但抗菌作用强 2～10 倍,对四环素耐药的金黄色葡萄球菌有效。

口服吸收好,不受食物影响,全身广泛分布,脑脊液中浓度较高。药物大部分经胆汁排入肠腔形成肝肠循环,半衰期长达 20 h。大部分药物经肠随粪便排泄,仅少部分经肾排出,故肾功能减退时仍可应用。

(2)临床应用:用于敏感菌所致的呼吸道感染如老年慢性支气管炎、肺炎、麻疹肺炎及泌尿道和胆道感染的治疗。

口服。成人,首次 0.2 g,以后每次 0.1 g,每日 1～2 次。8 岁以上儿童,首剂 4 mg/kg;以后每次 2～4 mg/kg,每日 1～2 次,疗程一般为 3～7 d。

(3)不良反应:常见为胃肠道反应,皮疹及二重感染少见。

(4)注意事项:8 岁以下小儿及孕妇、哺乳妇女禁用。

(六)大环内酯类

大环内酯类抗生素是由链霉菌产生的一类碱性抗生素,其分子中含有一个 14 或 16 元大环内酯结构。具有：①抗菌谱较窄，细菌对不同品种有不完全交叉耐药性；②在碱性环境中抗菌活性较强；③除酯化物外，口服不耐酸；④组织浓度高于血浓度，不易透过血脑屏障；⑤主要经胆道排泄，毒性低。本类抗生素为速效抑菌剂，一般不用于严重感染的治疗，只适用于轻、中度感染。近年上市的一些新大环内酯类抗生素，如罗红霉素、阿奇霉素、克拉霉素等，具有比红霉素更广的抗菌谱，更强的抗菌活性，半衰期长、趋组织性好的优点，已受到临床的广泛注意。

1.红霉素

红霉素由链霉菌培养液分离而得。

（1）药理作用：本品对金黄色葡萄球菌（包括产酶株）、表皮葡萄球菌、肺炎链球菌、链球菌和革兰氏阳性杆菌具有强大抗菌活性；脑膜炎球菌、流感杆菌、百日咳鲍特菌、布鲁菌属等革兰氏阴性杆菌对本品敏感。除脆弱拟杆菌和梭形杆菌外，对各种厌氧菌也有一定抗菌活性。此外，对军团菌属、某些螺旋体、肺炎支原体、立克次体属和衣原体也有抑制作用。其作用机制是与细菌核蛋白体的 50S 亚基结合，抑制细菌蛋白质的合成。由于本品应用广泛，细菌耐药性已明显增加。

本品空腹口服肠溶片 250 mg 后，药物在十二指肠内溶解吸收，血药峰浓度于 3～4 h 到达，平均为0.3 mg/L，蛋白结合率为 44 ％～78 ％，体内分布广，胆汁中浓度可为血浓度的 30 倍，但难透过正常的血脑屏障。半衰期为 1.2～4 h，主要经胆汁排泄，部分在肠道中重吸收，有 10 ％～15 ％以原形经尿排泄。

（2）临床应用：主要用于敏感菌所引起各种感染的治疗，如扁桃体炎、肺炎、猩红热、丹毒和眼、耳、鼻、喉感染。临床上常用红霉素作为对青霉素过敏者的替代药物。

成人剂量每日 1.2～2.0 g，儿童每日 30～50 mg/kg，分 3～4 次服用。本品以空腹口服较佳，肝功能和肾功能障碍者应减量。

（3）不良反应：①常见为胃肠道反应，如恶心、呕吐、腹胀、腹泻；②少数可出现药物热、荨麻疹等变态反应；③可致碱性磷酸酶、胆红素、谷丙转氨酶和谷草转氨酶升高。

（4）注意事项：①本品可渗入乳汁及透过胎盘屏障，故孕妇及哺乳期妇女慎用；②严格按医嘱用药，以确保其疗效；③口服红霉素肠溶片时，应整片吞服，以免遭胃酸破坏；④红霉素可使茶碱、卡马西平、华法林等药物的作用加强，合用时应注意。

2.阿奇霉素

阿奇霉素为半合成的 15 元大环内酯类抗生素。

（1）药理作用：抗菌谱与红霉素相近，抗菌活性较强。对流感嗜血杆菌、淋球菌的作用比红霉素强 4 倍；对军团菌的作用则强 2 倍；对绝大多数革兰氏阴性菌的 MIC＜1 μg/mL。通过作用于 50S 核糖体亚单位而抑制细菌蛋白质的合成发挥抗菌作用。

本品口服生物利用度高，半衰期长，为 40～50 h，组织中浓度明显高于血液中浓度。

（2）临床应用：主要用于呼吸道、皮肤、软组织及泌尿生殖系统的感染。

用法：成人首日剂量 500 mg，以后每日 250 mg，每日 1 次；儿童 10 mg/kg，连服 3 日。

（3）不良反应：主要为恶心、呕吐、腹痛、腹泻等胃肠道反应，偶见皮肤变态反应。

（4）注意事项：肝功能不全者应慎用；妊娠期、哺乳期妇女不宜使用。

3.克拉霉素

克拉霉素为新一代半合成的14元大环内酯类抗生素。

(1)药理作用:本品抗菌谱与红霉素相似,抗菌活性较强。对多数革兰氏阳性菌、革兰氏阴性菌及厌氧菌有效。对肺炎球菌、流感嗜血杆菌、卡他莫拉菌、嗜肺军团菌的抗菌活性较罗红霉素、阿奇霉素要强2~4倍。对化脓性链球菌、百日咳鲍特菌、幽门螺杆菌、伯氏疏螺旋体、嗜肺军团菌、沙眼衣原体、肺炎支原体、鸟型结核分枝杆菌的抗菌活性是大环内酯类抗生素中最强的。

口服迅速吸收,2 h后血药浓度达峰值,生物利用度为55％。全身广泛分布,组织渗透性强。主要经肝脏代谢,其代谢产物14-羟克拉霉素亦具有较强抗菌活性,与克拉霉素联合应用可对流感嗜血杆菌及其他病原菌产生协同或相加作用。主要经肾脏排泄,30％~40％以原形或活性代谢物经肾脏排泄。半衰期为3.5 h。

(2)临床应用:用于敏感菌所引起的呼吸道感染、泌尿道感染、皮肤及软组织感染的治疗。本品与阿莫西林、奥美拉唑三联疗法,能有效治疗幽门螺杆菌引起的胃、十二指肠溃疡。成人每次250 mg,每12 h 1次,严重者可增至每次500 mg。

(3)不良反应:发生率低,可有胃肠不适、头疼、皮疹等。氨基转移酶可暂时性增高。

(4)注意事项:孕妇及对大环内酯类过敏者禁用。

二、合成抗菌药物

(一)磺胺类药物

磺胺类药物是上市最早的一类化学合成抗菌药。其分子中均含有氨苯磺胺的基本结构。此类药物具有抗菌谱较广,口服吸收快或不吸收,性质稳定、不易变性、价格低廉等优点而在临床应用广泛,特别是磺胺增效剂——甲氧苄啶的问世,显著提高了磺胺类药物的抗菌效能,使其在抗细菌感染治疗中仍占有重要地位。

磺胺药可分为口服易吸收、口服不易吸收及局部用药3类。口服易吸收者用于治疗各系统感染;口服不易吸收者仅用于治疗肠道感染;局部用磺胺作为皮肤黏膜感染的外用药物。口服易吸收磺胺类药根据其在体内药效持续时间的长短又分为短效、中效和长效3种:①短效磺胺,一次给药后有效药物浓度可维持4~8 h,半衰期<8 h,如磺胺噻唑、磺胺异噁唑;②中效磺胺,一次给药后有效药物浓度维持10~24 h,半衰期为10~15 h,如磺胺甲噁唑和磺胺嘧啶,皆为目前临床主要应用品种;③长效磺胺,其有效药物浓度维持时间及半衰期均达24 h,如磺胺多辛、甲氧苄啶。

复方磺胺甲噁唑为磺胺甲噁唑(SMZ)与甲氧苄啶(TMP)的复方制剂。

(1)药理作用:本品对大肠杆菌、变形杆菌、奇异变形杆菌、克雷伯菌、摩根菌、志贺菌属、伤寒杆菌、流感杆菌、金黄色葡萄球菌均有良好的抗菌作用。本品所含 SMZ 和 TMP 有协同抗菌作用。SMZ 抑制二氢叶酸合成酶,TMP 抑制二氢叶酸还原酶,使细菌的叶酸代谢受到双重阻断,从而发挥较强的抑菌杀菌作用。

本品吸收进入体内后,SMZ 和 TMP 在血液中浓度之比为20∶1,尿药浓度之比为1∶1~5∶1。24 h内自尿中排出给药量的50％。

(2)临床应用:①用于治疗急性单纯性尿路感染疗效佳。用法:成人口服,每次2片,每日

2 次,可连服 10 d;小儿每日用量为 SMZ 40 mg/kg＋TMP 8 mg/kg,每日 2 次。②预防尿路感染的反复发作。用法:睡前排空膀胱后,顿服本品 1/2～1 片,或 3～4 倍于本剂量,每周 1～2 次,连服 3～6 个月。③呼吸道感染的治疗,特别是对慢性支气管炎的急性发作有较好疗效。用法:口服,每次 3 片,每日 2 次或每次 2 片,每日 3 次。老年或肾功能较差者应酌情减量,疗程为 10～14 d。④用于敏感菌所致伤寒、副伤寒及其他沙门菌属等引起的感染。用法:口服,每日 2 次,每次 2 片,疗程为 2～3 周。

(3)不良反应。主要表现为 SMZ 和 TMP 所致的不良反应:①胃肠道反应,如恶心、呕吐或头痛、眩晕、乏力等神经精神症状;②变态反应,如药疹、剥脱性皮炎、渗出性多形红斑等;③肝、肾功能损害;④血液系统反应,如粒细胞减少或缺乏、贫血、血小板减少、溶血性贫血蛋白尿;⑤高胆红素血症和新生儿黄疸。

(4)注意事项:①妊娠、哺乳期妇女禁用;②肝肾功能下降者不宜用;③早产儿及新生儿不宜用;④与呋塞米、砜类、噻嗪类利尿药、磺胺类、碳酸酐酶抑制剂之间可发生交叉变态反应;⑤本品与口服抗凝药、口服降糖药、氨甲蝶呤、苯妥英钠、硫喷妥钠同用时,可取代这些药物的蛋白结合部位或抑制其代谢,使血药浓度增高,作用时间延长而产生毒副反应,故应避免同时应用。

(二)喹诺酮类

喹诺酮类又称吡啶酮酸类,其分子中均含有吡啶酮的基本结构。根据药物的上市时间、抗菌活性、药动学特点,将此类药物分为三代。第一代,抗菌谱窄,仅对少数革兰氏阴性杆菌有效,且细菌易产生耐药性,不良反应多见,临床已被淘汰,如萘啶酸;第二代,抗菌谱有所扩大,抗菌活性亦有提高,不良反应少见,多用于尿路和肠道感染的治疗,如吡哌酸;第三代,为近年来合成的抗菌谱较广、抗菌活性高、含氟喹诺酮类衍生物,对多数革兰氏阴性杆菌有强大抗菌作用,细菌耐药性极少,口服吸收好,组织和体液中药物浓度高,不良反应轻微,在临床治疗中占有主导地位,如诺氟沙星、依诺沙星、培氟沙星、氧氟沙星、环丙沙星等。

1.氧氟沙星

氧氟沙星又名氟嗪酸,为第三代喹诺酮类药物。

(1)药理作用:本品对葡萄球菌、链球菌、肺炎链球菌、淋球菌、大肠杆菌、柠檬酸杆菌、肺炎克雷伯菌、肠杆菌属、沙雷杆菌属、变形杆菌、流感嗜血杆菌、不动杆菌、螺旋杆菌等有较好的抗菌作用。对部分厌氧菌、铜绿假单胞菌、沙眼衣原体、肺炎支原体有一定抗微生物活性。对革兰氏阴性杆菌(需氧菌)的抗菌活性高于诺氟沙星、依诺沙星、培氟沙星,较环丙沙星略差。

口服吸收好,体内分布广泛。口服 400 mg。达峰时间为 2～3 h,血药峰浓度为 5～6 mg/L,半衰期为 5～7 h。主要经肾排泄,24 h 给药量的 70％～80％自尿中以药物原形排出。胆汁中药物浓度约为血浓度的 7 倍。

(2)临床应用:主要用于敏感菌所致的呼吸道、泌尿道、皮肤及软组织、胆道、耳鼻喉等感染的治疗。

口服,每日 200～600 mg,分二次服用。可根据病情适当调整剂量。

(3)不良反应:①胃肠道反应,恶心、呕吐、腹胀、腹泻等;②神经系统反应,头痛、头晕、失眠等;③变态反应,皮疹、瘙痒等。

(4)注意事项:①肾功能障碍者慎用;②孕妇及哺乳期妇女禁用。

2.环丙沙星

环丙沙星为第三代喹诺酮类药物。

(1)药理作用:本品抗菌谱广,抗菌活性强于其他氟喹诺酮类。对革兰氏阴性肠杆菌科细菌有极强抗菌活性。对淋球菌、链球菌、军团菌、金黄色葡萄球菌、脆弱拟杆菌亦有良好抗菌作用。

口服可吸收,生物利用度约为52%,体内分布广。服药后1.5 h血药浓度达峰值,半衰期为3~5 h。主要经肾排泄,部分由肠道随粪便排出。

(2)临床应用:适用于敏感菌所引起的呼吸道、泌尿道、消化道、胆道、皮肤与软组织、腹腔、耳鼻喉科感染及败血症等的治疗。①口服,成人每次250~500 mg,每日2次;②静脉滴注,每次100~200 mg,每日2次。预先用等渗氯化钠或葡萄糖注射液稀释,滴注时间不少于30 min。

(3)不良反应:偶见恶心、呕吐、腹泻、腹痛、眩晕、头痛、皮疹等。症状轻微,停药后可消失。

(4)注意事项:①孕妇、哺乳期妇女及未成年者不宜使用;②避免与抗酸药物、氨茶碱等同服。

(三)硝基咪唑类

1.甲硝唑

甲硝唑又名灭滴灵。

(1)药理作用:本品有较好的抗滴虫和抗阿米巴原虫作用;对革兰氏阳性厌氧菌、革兰氏阴性厌氧菌及脆弱拟杆菌有较强的杀灭作用,对需氧菌则无效。

口服吸收良好,给药后1~2 h血药浓度达峰值。本品体内分布广泛,可进入唾液、乳汁、肝脓肿的脓液中,亦可透过血脑屏障进入脑脊液中。半衰期为6~12 h,主要经肾排泄,其20%以原药排出,少量由皮肤及粪便排出。

(2)临床应用:①抗阴道滴虫感染及治疗肠道、肠外阿米巴病;②治疗各种厌氧菌引起的局部或系统感染,如腹腔、消化道、女性生殖系统、下呼吸道、皮肤及软组织、骨和关节感染及牙周炎等。

治疗厌氧菌感染,口服0.2~0.4 g,每日2~4次,疗程5~10 d,静脉滴注,首剂15 mg/kg,维持量7.5 mg/kg,每8~12 h滴注1次,每次1 h。

(3)不良反应:①消化道反应常见,有恶心、呕吐、厌食、腹痛等;②变态反应,有荨麻疹、皮肤瘙痒;③神经系统症状,有眩晕、共济失调、多发性神经炎等;④可引起二重感染,如假膜性肠炎。

(4)注意事项:①本品偶尔可致严重不良反应,如严重变态反应及神经精神症状,临床应注意观察;②可抑制酒精代谢,故用药期间戒酒。

2.替硝唑

替硝唑为新一代5-硝基咪唑衍生物。

(1)药理作用:具有较强的抗原虫和抗厌氧菌作用。与甲硝唑相比,本品具有口服后血药浓度高、半衰期长($t_{1/2}=12\sim14$ h)、有效浓度持续时间长等优点。

(2)临床应用:①用于厌氧菌所致的各种感染,如腹腔、妇科、手术创口、皮肤软组织、肺及胸感染、牙周炎及败血症等;②阿米巴病、阴道滴虫病、贾第虫病的治疗。

抗厌氧菌治疗:口服,每日 2 g,分 1~2 次服用。手术预防用药,术前 12 h 服 2 g,手术间或结束后输注 1.6 g。

(3)不良反应:与甲硝唑类似。

(4)注意事项:①孕妇及哺乳期妇女禁用;②有血液病史者及器质性神经系统疾病患者禁用;③服药期间禁酒。

三、抗真菌药

目前,临床常用的抗真菌药可以分为以下 3 类:①抗真菌抗生素。除灰黄霉素仅对浅部真菌有效外,其他都属治疗深部真菌感染药物。此类药物中最有效者为两性霉素 B,但因其毒性大而限制了它的应用。②氟胞嘧啶,此药毒性低,但抗真菌谱窄,且真菌易对其产生耐药性,常与两性霉素 B 联合应用治疗严重深部真菌感染。③咪唑类抗真菌药,此类药物发展较快,近年来不断有新药上市,是临床抗真菌治疗的重要药物。具有抗真菌谱广,毒性低,可口服等优点。

(一)制霉菌素

制霉菌素属多烯类抗真菌药。

(1)药理作用:本品具有广谱抗真菌作用,对念珠菌的抗菌活性最高。对弯曲菌、粗球孢子菌、隐球菌、组织细胞质菌、皮炎芽生菌亦有疗效。其作用机制为药物与敏感真菌细胞膜上的甾醇结合,损伤膜的通透性,导致细胞内重要物质如钾离子、核苷酸和氨基酸等外漏,从而破坏细胞正常代谢,抑制其生长。

本品口服不吸收,几乎全自粪便排出。局部应用后皮肤黏膜不吸收。

(2)临床作用:①口服治疗消化道真菌感染,多为念珠菌肠炎;②制成甘油悬液涂擦治疗口腔念珠菌感染;③皮肤黏膜假丝酵母感染,可外用其软膏或甘油悬液制剂。

口服,成人剂量为每日 200 万~400 万 U,小儿每日 5 万~10 万 U/kg,分 3~4 次服用,疗程 2 周。

(3)不良反应:可发生恶心、呕吐、腹泻等消化道反应,停药后可消失。

(4)注意事项:不宜作深部真菌感染治疗用药。

(二)氟康唑

氟康唑为氟化三唑类抗真菌药。

(1)药理作用:本品具有广谱抗真菌作用,对浅、深部真菌均有良好抗菌活性,特别对假丝酵母、隐球菌的抗菌活性高,对曲菌的作用较差。本品体外抗菌活性不及酮康唑,但作用机制与酮康唑相似。

口服吸收后,体内分布广,组织液及体液中药物浓度高于血药浓度 1~2 倍,可透过血脑屏障。大部分以原形从肾排出。

(2)临床应用:①对慢性皮肤黏膜念珠菌感染、艾滋病患者口咽部念珠菌感染疗效较好;②对酮康唑疗效不佳者有效;③对深部真菌所致的各种感染疗效佳。

用于治疗皮肤黏膜念珠菌感染,成人每日 50～100 mg,疗程 7～14 d;治疗严重深部真菌感染,成人首剂 400 mg,以后每日 200～400 mg,疗程视疾病状况而定。

(3)不良反应:①轻度胃肠道反应;②皮疹等变态反应;③头痛、头晕、失眠等神经系统反应;④可出现一过性血清氨基转移酶及血肌酐值的升高。

(4)注意事项:①与同类药物过敏者禁用;②定期检查肝、肾功能。

四、抗病毒药

临床抗病毒药物种类较多,但疗效令人满意者却不多见。这主要是因为病毒的结构和增殖方式不同于细菌,它们缺乏自身的酶系统,必须寄生细胞内,借助于宿主细胞内的各种酶系合成自身的核酸和蛋白质才能生长繁殖,从而使药物在对病毒产生作用的同时亦对宿主细胞产生杀伤作用,影响了药物疗效。抗病毒药物的作用机制各异,这里介绍 3 种抗病毒药——碘苷、阿昔洛韦及利巴韦林,通过在体内磷酸化成磷酸、二磷酸及三磷酸的衍生物,竞争 DNA 聚合酶,抑制病毒 DNA 的合成,进而阻碍病毒核酸的复制。

(一)阿昔洛韦

阿昔洛韦又名无环鸟苷,为化学合成抗病毒药。

(1)药理作用:本品可选择性地被感染细胞所摄取,在细胞内经酶转化为三磷酸化合物,抑制疱疹病毒的 DNA 多聚酶、阻止病毒复制。对本品敏感的病毒依次为单纯疱疹病毒 I 型、单纯疱疹病毒 II 型、水痘-带状疱疹病毒及 EB 病毒。

口服吸收不完全,生物利用度为 15 %～30 %。口服 400 mg,1.5 h 后血药峰浓度为 1.2 μg/mL。静注 5 mg/kg 血药峰浓度为 10 μg/mL,8 h 后可降至 0.7 μg/mL。体内分布广,可透过血脑屏障,脑脊液浓度为血浓度的 50 %。半衰期为 2.5 h,主要经肾排出。肾功能减退者,其半衰期明显延长。

(2)临床应用:适用于单纯疱疹病毒(I、II 型)所致的感染,包括:免疫缺陷宿主皮肤、黏膜疱疹的复发,原发性及继发性生殖道疱疹及新生儿疱疹的治疗。局部应用治疗疱疹性角膜炎。①生殖道疱疹病毒感染,成人剂量:初次发作,口服 200 mg,每日 5 次,疗程 7～10 d。反复发作者,口服 200～400 mg,每日 2～5 次,连续 6～24 个月。长期用药,病毒可出现耐药性。5 %软膏局部应用对复发性口唇及生殖道疱疹有效。②单纯疱疹性脑炎,成人每次 10～12.5 mg/kg,每 8 h 静滴 1 次,疗程不少于 10 d。③免疫缺陷者预防疱疹病毒感染,口服本品每次 200～400 mg,每日 4 次,严重患者按每平方米体表面积给药 250 mg,每8 小时静滴 1 次,连续 6 周。④EB 病毒感染,成人剂量每次 10 mg/kg,每 8 h 静滴 1 次,疗程 7 d。对肾功能减退者应根据肌酐清除率调整用法用量。肌酐清除率每平方米体表面积为每分钟 20～50 mL 者,每 12 h 给药 1 次;肌酐清除率为每平方米体表面积每分钟 10～25 mL 者,改为每 24 h 给药 1 次;若肌酐清除率为每平方米体表面积每分钟 0～10 mL 者,剂量改为 2.5 mg/kg,每 24 h 给药 1 次。

(3)不良反应:①消化道反应,如恶心、呕吐、腹泻等;②可出现头痛、头晕、关节痛;③偶见皮疹、发热、乏力、失眠、咽痛、肌痉挛、淋巴结肿大;④局部用药可引起用药部烧灼感;⑤静脉给药可致静脉炎,偶见精神混乱、幻觉、震颤、嗜睡、抽搐,甚至昏迷。

(4)注意事项:①静脉给药时宜缓不宜快;②定期检查肾功能;③与氨甲蝶呤或干扰素合用或大剂量应用时应严密观察神经系统的不良反应。

(二)利巴韦林

利巴韦林又名病毒唑、三氮唑核苷等。

(1)药理作用:本品为肌苷单磷酸(IMP)脱氢酶抑制剂,可干扰病毒核酸的合成。本品对多种病毒均有抑制作用。对本品敏感的 DNA 病毒有疱疹病毒、腺病毒和痘病毒;敏感的 RNA 病毒有甲型与乙型流感病毒、呼吸道合胞病毒、副流感病毒、麻疹病毒、沙粒病毒等。

口服本品 600 mg 后 1~1.5 h 达血药峰浓度 1.3 mg/L,半衰期为 2 h。主要由肝脏代谢,约 1/3 的药物由肾排出,不易透过血脑屏障。

(2)临床应用:①可用于疱疹病毒、呼吸道病毒感染治疗;②小儿腺病毒肺炎、流行性出血热早期治疗;③急性甲型肝炎、麻疹等。

每日 3~4 次,每次 200 mg;注射,每日 10~15 mg/kg,分两次给药,静滴宜慢;滴眼,浓度 0.1 %,每日 4~5 次,用于疱疹性角膜炎治疗;滴鼻,用 0.5 %溶液,每小时滴鼻一次,预防流感。

(3)不良反应:大剂量长期应用可引起贫血、游离胆红素升高、网织细胞升高和皮疹等,停药可恢复正常。其他可见头痛、腹部痉挛、易疲劳等。

(4)注意事项:①动物试验可致畸,孕妇特别是妊娠最初 3 个月内禁用;②不宜大剂量应用,否则易产生毒性反应。

(三)碘苷

碘苷又名疱疹净。

(1)药理作用:本品主要供局部应用。本品在病毒复制过程中渗入病毒 DNA,抑制 DNA 的合成,对单纯疱疹病毒、水痘-带状疱疹病毒有抑制作用,对痘病毒和巨细胞病毒亦有一定作用。缺乏胸腺嘧啶激活酶的病毒可能对本品耐药。全身用药后体内迅速代谢成尿嘧啶与碘,由尿排出而失去抗病毒作用。本品与血浆蛋白不结合,不易透入角膜组织。

(2)临床应用:由于本品毒性大,故仅限于局部应用。0.1 %眼药水和 0.5 %眼药膏用于单纯疱疹角膜炎,疗程 2~3 周。本品配成 5 %二甲基亚砜溶液可局部涂于单纯疱疹或带状疱疹皮损处,一日 4 次,疗程4 d。严重带状疱疹皮损可用本品的 40 %二甲基亚砜溶液局部敷,敷料可保持 24 h,但疗程不超过 4 d。

(3)不良反应:局部反应偶见痛、痒、结膜炎、水肿等刺激作用。

(4)注意事项:本品不可全身应用。角膜溃疡较深者疗程不宜过长,亦不宜与硼酸溶液同时局部应用,以免引起角膜穿孔。

第四节　局部麻醉药

局部麻醉药是指作用于神经末梢或神经干即能暂时性抑制或阻滞神经冲动的产生和传递,从而产生神经末梢所在区域感觉麻痹或神经干支配区感觉及运动麻痹而不对神经造成损伤的药物,随着其作用的消失,外周神经功能也即刻恢复。

从1884 年首次将可卡因用于眼科手术局部麻醉,迄今已合成一系列具有局部麻醉效果的化学物质,结构上均由亲脂性芳香环、烷基中间链及亲水性氨基部分(叔氨基或仲氨基)构成,可分为酯类及酰胺类两大类。

局部麻醉药的作用机制与可逆性地封闭钠通路、抑制神经细胞膜除极化有关。在神经接受刺激时,神经细胞膜微孔开大对钠离子通透性增强,大量钠离子流入细胞内,出现除极化。局部麻醉药脂溶性芳香环部分可透入神经细胞膜,与膜形成可逆性的结合,堵塞微孔,影响钠离子流入细胞内,从而阻断除极,影响了冲动的产生与传导。

酯类的局部麻醉药有普鲁卡因、丁卡因等,在体内部分被血浆中酯酶水解,部分在肝内代谢,可能形成半抗原,易引起过敏;酰胺类均在肝内降解,代谢产物无明显药理作用。药物在体内分布与器官组织的血液循环丰富程度有关,血循环丰富的器官分布较多。代谢产物一般由肾脏排出。

在局部麻醉药中加入肾上腺素,可收缩局部血管,减少对局部麻醉药的吸收,从而减少不良反应、延长局麻作用时间,增加神经丛阻滞强度。但部分患者可能出现肾上腺素引起的不良反应,如头晕、心动过速、焦虑烦躁、肌肉震颤等,应注意与局麻药引起的毒性反应相鉴别。

按局部麻醉药的应用方式不同,局部麻醉可有以下五种类型。

表面麻醉:一般是将局部麻醉药涂布于黏膜表面,穿过黏膜麻醉神经末梢产生无痛状态。

浸润麻醉:注射局部麻醉药物于组织内,直接麻醉注射区域神经末梢。

传导麻醉:注射局部麻醉药于神经干附近,阻滞神经干的传导功能,使其支配区组织达到麻醉效果。

硬膜外麻醉:注射局部麻醉药于硬膜外腔中,使其沿神经鞘扩散,穿过椎间孔阻断神经根传导功能。

蛛网膜下隙麻醉:又称腰麻,是将局部麻醉药物注射于腰椎蛛网膜下隙中,麻醉该区脊神经根。

局部麻醉药物过量中毒主要影响中枢神经系统和心血管系统,也可引起过敏、高铁血红蛋白血症等。

中枢神经系统中毒的表现轻时为镇静、头昏、痛阈提高,稍重表现为眩晕、抽搐、痉挛性惊厥,继而转入昏迷、呼吸衰竭。心血管系统的中毒可表现为心肌收缩力降低,传导速度下降、心搏微弱、心排出量降低、室性早搏增多、室颤、节前纤维麻痹,甚至血管扩张、血压剧降。心血管系统虚脱可致死亡。变态反应轻者可表现为皮疹、血管神经性水肿、关节疼痛,重者可表现为支气管痉挛、血压下降甚至引起心脏骤停。高铁血红蛋白达 30 ％时应按急诊处理,否则也可危及生命。

临床应用时,应采取最低有效浓度、最小剂量和个体化原则,医师应熟悉所用局部麻醉药物的性能、可能发生的不良反应等必要知识。用药前注意询问病史、准备好抢救药品和抢救设施,缓慢注射,边注射边观察患者临床状况,一旦出现毒性反应预兆,及时停药,对危及循环呼吸系统的重症组织有效的抢救。

一、组织浸润及神经干阻滞局部麻醉药

(一)普鲁卡因

普鲁卡因又名奴佛卡因。

(1)药理作用:属对氨基甲酸酯类局麻药,临床应用其盐酸盐。在组织内扩散力差,有扩血

管作用。注射后 1~3 min起麻醉作用,持续 30~60 min 后麻醉效果迅速消失,属短效局麻药。不能穿透皮肤、黏膜,故无表面麻醉作用。注射剂量过大或短时间内经静脉大量注射药物,血液浓度 6 μg/mL 以上时,可引起中毒反应。偶有引起变态反应者。

静脉滴注速率为 1 mg/(kg·min)时,其镇痛作用相当于 15 mg 吗啡的镇痛效应,对中枢系统有抑制作用,可作静脉复合或静吸复合全麻药。药物进入人体后大部分被血浆胆碱酯酶水解生成对氨基苯甲酸和二乙氨基乙醇,前者 80 %,后者 30 %经肾排出;后者 70 %被肝脂酶水解。少量进入体内的普鲁卡因由肝脏代谢。代谢产物多由肾脏排出。浓度愈大,吸收愈快,但浓度超过 5 %时可引起局部神经损伤、神经炎、神经坏死。加入 1/20 万肾上腺素后,麻醉时间延长 20 %以上。

(2)临床应用。浸润麻醉:常用浓度 0.25 %~0.5 %,成人一次剂量以不超过 500 mg 为宜(加 1/20 万肾上腺素后用量可酌增),极限量 1.0 g。新生儿浓度宜用 0.125 %,1 岁以下婴儿宜 0.25 %,一次剂量不超过 5 mg/kg为宜。

阻滞麻醉:常用浓度 1 %~2 %,加入肾上腺素的浓度及剂量同浸润麻醉。

蛛网膜下隙麻醉:常用浓度 3 %~5 %,宜与麻黄碱联合应用,以对抗其扩张外周血管、血压降低的作用。一次量不宜超过 150 mg。

静脉复合麻醉:在麻醉诱导后施行,以 1 mg/(kg·min)速率滴注,安全有效。

(3)不良反应:注射速度过快、剂量过大或直接注入静脉时可引起中毒反应,轻者表现为耳鸣、目眩、头晕、烦躁、恶心、出汗、脉速而弱、血压正常或轻度下降。重者首先表现为兴奋、谵妄、眼球震颤、肌肉抽搐、惊厥,救治不及时可转为抑制、昏迷,可伴有房室及束支传导阻滞,周围血管扩张、心排血量减少、血压降低、发绀、呼吸困难。心血管系统及呼吸系统的衰竭可致患者死亡。

偶见过敏性皮炎、过敏性休克及高铁血红蛋白血症的报告。

(4)注意事项:①如患者有药物过敏史、过敏体质者可做普鲁卡因皮试,注射 0.25 %普鲁卡因 0.1 mL 于一侧前臂屈侧皮内形成皮丘,另一侧相应部位注射生理盐水对照,15~20 min 观察结果。局部无红斑或硬结判为阴性,红斑或硬结<5 mm 可疑阳性,5~9 mm 为阳性,≥10 mm 为强阳性。皮试阴性并不能完全排除过敏的可能性,需要在用药时注意观察患者。可改为应用酰胺类的利多卡因。②一次应用肾上腺素量不宜超过 0.3 mg,高血压、心脏病、心功能不全者禁用肾上腺素。③其代谢产物对氨基苯甲酸对抗磺胺药有抗菌作用,故不宜与磺胺合用。代谢产物二乙氨基乙醇可增强洋地黄作用,已用足量洋地黄者忌用。④水溶液不稳定,曝光、久贮(3~6 个月)、受热易变黄,高压蒸气消毒可使效能降低。

(二)利多卡因

利多卡因又名赛罗卡因。

(1)药理作用:利多卡因为酰胺类局麻药,水溶液稳定,可反复煮沸消毒或高压灭菌。与普鲁卡因相比较,其药效强度大 1 倍,属中效局部麻醉药。在均为 0.5 %溶液时其毒性与普鲁卡因相当,在均为 1.0 %溶液时,利多卡因毒性比普鲁卡因大 0.4 倍,在均为 2.0 %溶液时,利多卡因毒性比普鲁卡因大 1 倍。本品作用时间为 1.5~2 h,如果加肾上腺素后可延至 4 h。穿透性及扩散性强,可穿透黏膜,注射于组织中扩散迅速,扩血管作用不明显。

对中枢神经系统有抑制作用,低浓度时使患者镇静、嗜睡、痛阈提高。血液浓度＞5 μg/mL时可引起惊厥。静脉适量使用时,可降低心肌自律性,有抗室性心律失常作用。血药浓度增高时可使心脏传导速度减慢,引起房室传导阻滞,抑制心肌收缩力,使心排血量减少。

进入体内的药物经肝微粒体酶降解,再由酰胺酶水解。代谢物主要随尿排出,少量从胆汁排出。

(2)临床应用。表面麻醉:4％溶液(幼儿 2％)用于口、咽、气管黏膜麻醉,起效时间5 min,维持 15～30 min,一次量宜小于 200 mg。

浸润麻醉:常用浓度 0.5％～1％,显效时间 1～3 min,维持 120 min,加肾上腺素后可至400 min,因毒性较大,易于吸收,应慎用。一般不宜超过 5 mg/kg,极量 400 mg。

阻滞麻醉:常用浓度 1％～2％,显效时间 5 min,维持 120～150 min,一次量不超过400 mg。

硬膜外麻醉:常用浓度与剂量为 1％ 20～30 mL 或 2％ 10～15 mL,显效时间 8～16 min,维持时间 90～120 min。

抗心律失常:室性心动过速或频发室性期前收缩(早搏)时 1 分钟内推注本品 1 mg/kg,继续以 0.1％浓度滴注,每小时不宜超过 100 mg,一次总剂量一般不超过 4.5 mg/kg,小儿常用0.25％～0.5％浓度,一次量不超过4.5 mg/kg。

(3)不良反应:发生毒性反应的机会比普鲁卡因多,发生变态反应的机会则小于普鲁卡因。静脉输入本品速度过快可能引起惊厥、中枢深度抑制。误注射大剂量入静脉可导致心脏骤停。

(4)注意事项:①因扩散性强,不宜用作蛛网膜下隙麻醉;②有心、肝功能严重不全,癫痫大发作史者慎用;③有室内传导阻滞、完全房室传导阻滞者慎用或不用。

(三)布比卡因

布比卡因又名丁哌卡因。

(1)药理作用:本品为酰胺类局麻药,其盐酸水溶液稳定,耐高压蒸汽消毒。局麻时间比普鲁卡因长8～10 倍,持续时间比利多卡因长 1 倍,为长效、强效局麻药,但显效时间略长,为5～7 min。毒性为利多卡因的 3～4 倍。对感觉神经局麻效果好,但对运动神经纤维作用微弱。无血管扩张作用,不产生高铁血红蛋白,对心血管系统功能无影响,但剂量过大时可引起中枢神经系统与循环系统的严重中毒反应。进入体内的药物 70％～95％与血浆蛋白结合,消除半衰期 8 h。在肝脏代谢,经肾脏排出。

(2)临床作用:表面麻醉,常用 0.3％～0.5％软膏。浸润麻醉,常用浓度 0.125％～0.25％,一次剂量 2～3 mg/kg 为宜。阻滞麻醉,常用浓度 0.25％～0.5％。显效时间 5～7 min,15～25 min 达到最大效果,持续 5～6 h。硬膜外麻醉,常用浓度 0.5％～0.75％,显效时间 5～7 min,15～20 min 达高峰,持续 3～5 h。上述各种用药方式中,一次量均不宜超过200 mg。

(3)不良反应:较少见,但过量或误入血管,由于其对钠通道阻滞时间长,可造成严重心律失常、室颤、循环衰竭乃至心搏停止,一旦发生心血管意外,特别是心搏停止时复苏困难。抢救时忌用利多卡因。故成人一次量或 4 h 内剂量最好控制在 150 mg 以内,并可加入肾上腺素,减慢吸收速度。

(4)注意事项:①肝、肾功能严重不良、低蛋白血症患者禁用,孕妇及儿童慎用;②勿直接注入血管。

(四)丙胺卡因

丙胺卡因又名波瑞罗卡因。

(1)药理作用:本品为酰胺类局麻药,化学结构及药理性质均与利多卡因相似,其盐酸盐水溶液稳定,可高压灭菌。既作用于神经膜,又作用于钠通道轴浆侧受体。与利多卡因相比,起效略慢,但持续时间略长,毒性比利多卡因小 1/3。为中效局麻药,麻醉效能为普鲁卡因的 3 倍,血浆蛋白结合率为 55 %。

(2)临床应用:用于浸润麻醉、神经阻滞麻醉及硬膜外麻醉,尤适用于不能使用肾上腺素者。

浸润麻醉:浓度 0.5 %～1.0 %,起效时间 1～2 min,作用持续 1～1.5 h。神经阻滞麻醉:浓度1.0 %～4.0 %,起效时间 5 min,作用持续 2～3 h。硬膜外麻醉:浓度 2.0 %～3.0 %,起效时间 5～12 min,作用持续 1.5～2 h。上述各种麻醉方式一次最大量均为 600 mg。

(3)不良反应:代谢产物可与血红蛋白结合,使其转化为高铁血红蛋白,引起高铁血红蛋白血症。高铁血红蛋白含量为 3～5 g/dL 时,可引起乏力、头痛、眩晕、发绀、心动过速,对婴儿及心肺功能不全者可造成不良后果。发生高铁血红蛋白血症时可用亚甲蓝解救。

(4)注意事项:产妇、贫血、先天性高铁血红蛋白血症患者禁用;孕妇及婴儿和心肺疾患者慎用。

(五)阿替卡因

(1)药理作用:本品为酰胺类局麻药,与利多卡因比,易于在组织内扩散,局麻效能强,起效快(起效时间约为 4 min),持续时间长(局部浸润时麻醉效果持续约为 2.4 h),毒性比利多卡因低,变态反应少见,适用于浸润麻醉。制剂中含微量肾上腺素(1/10 万)。

(2)临床应用:适于拔牙、牙髓及牙周治疗的浸润麻醉,市售制剂 4 %浓度,1.7 mL/支。一次注射量0.8～1.7 mL,注射速度 1.7 mL/ min。成人一日最大剂量 7 mg/kg,儿童一日最大剂量 5 mg/kg。

(3)不良反应:因含有微量亚硫酸盐可能引起过敏性休克,因含肾上腺素可能引起头痛、眩晕、心动过速。

(4)注意事项:①凡 4 岁以下儿童、高血压、严重肝功能不全、心律失常、卟啉症(紫质症)及胆碱酯酶缺乏、甲状腺功能亢进及窄角性青光眼患者禁用;②糖尿病及应用单胺氧化酶抑制剂者慎用;③勿注射过速,勿注入血管。

二、表面麻醉用药物

将局麻药涂布于黏膜或裸露创面产生局部无痛状态,称为表面麻醉。常用表面麻醉用药物有酯类的丁卡因、苯佐卡因等,酰胺类的利多卡因、地布卡因及达克罗宁等。

(一)丁卡因

丁卡因又名地卡因。

(1)药理作用:本品为对氨基苯甲酸衍生物,属酯类局麻药。由于具有很好的脂溶性,穿透力强,吸收迅速,作表面麻醉效果好。其水溶液不稳定,贮存 6 个月以上或高压蒸气消毒 2～3

次极易分解,冷藏保存期也不能超过一年。溶液变浑浊时不能再使用。

与普鲁卡因相比,其作用强 5～16 倍,为长效局麻药。毒性也比普鲁卡因大 10～20 倍。有扩张血管的作用,对中枢神经系统及心脏有较强的抑制作用,中毒时可引起心泵衰竭,心搏停止。

进入体内后被血浆胆碱酯酶水解,代谢物由肾脏排出,极少量以原形从尿排出。

(2)临床应用:主要作黏膜表面麻醉使用,常用浓度 1 %～2 %,一次用量 40～60 mg,起效时间 1～3 min,维持 30～60 min,浓度为 0.25 %～0.5 % 时适用于眼科,一次最大量 40～60 mg。每 1 mL 药液中加入 0.1 μg 肾上腺素可延缓吸收。

硬膜外麻醉常用浓度 0.2 %～0.3 %,一次用量 40～60 mg,常与利多卡因混合应用。

(3)不良反应:发生一过性皮疹的机会高于普鲁卡因。经黏膜大量吸收或误入血管可致中毒,引起惊厥,甚至心跳停止。

(4)注意事项:①先使用少量,观察 5 min,如无不良反应时再追加至预定剂量,但不得超过一次最大剂量,并应严密观察患者;②避免浸润麻醉,禁忌静脉注射;③代谢产物为对氨基苯甲酸,可降低磺胺类药物效能,应避免与磺胺合用。

(二)达克罗宁

达克罗宁又名达可隆。

(1)药理作用:本品在芳香环上带有 4-C_4H_9O 基团,非酯类、非酰胺类局麻药,黏膜穿透力强,外用安全,可作表面麻醉使用。抑制触觉、压觉及痛觉。作用迅速、持久。但因对组织刺激性强,不适于注射。

(2)临床应用:黏膜麻醉用浓度 0.5 %～1 %,皮肤止痛、止痒用 0.5 %乳膏或 1 %软膏,或 0.5 %溶液喷雾,一次量不超过 100 mg。应密闭、避光保存于 15～30 ℃环境中。

(三)苯佐卡因

(1)药理作用:本品为酯类局麻药,因水中溶解极微,吸收少,可作皮肤黏膜表面使用,其作用机制为引起神经膜膨胀,改变膜结构,达到麻醉效果。局部麻醉作用比普鲁卡因弱,毒性为可卡因的 1/20～1/10。

(2)临床应用:5 %～10 %苯佐卡因软膏可用于小面积烧伤、皮肤擦伤、皮肤晒斑、瘙痒;20 %气雾液用于皮肤、黏膜;5 %或 20 %凝胶用于牙龈患处;栓剂(含苯佐卡因 0.2～0.3 g)可用于痔疮。

(3)不良反应:敏感者可发生全身中毒反应。3 岁以下小儿使用时可能发生高铁血红蛋白血症。与丁卡因交叉过敏,对普鲁卡因也可交叉过敏。

第五章 牙体慢性损伤

第一节 牙体磨损

单纯的机械摩擦作用造成牙体硬组织缓慢、渐进性地丧失称为磨损。在正常咀嚼过程中，随年龄的增长，牙齿殆面和邻面由于咬合而发生的均衡的磨耗称为生理性磨损，牙齿组织磨耗的程度与年龄是相称的。临床上，常由正常咀嚼以外的某种因素引起个别牙或一组牙，甚至全口牙齿的磨损不均或过度磨损，称为病理性磨损。

一、病因

（一）牙体硬组织结构不完善

发育和矿化不良的釉质与牙本质易出现磨损。

（二）殆关系不良，殆力负担过重

无殆关系的牙齿不发生磨损，甚至没有磨损；深覆颌、对刃殆或有殆干扰的牙齿磨损重。缺失牙齿过多或牙齿排列紊乱可造成个别牙或一组牙负担过重而发生磨损。

（三）硬食习惯

多吃粗糙、坚硬食物的人，如古代人，全口牙齿磨损较重。

（四）不良习惯

工作时咬紧牙或以牙咬物等习惯可造成局部或全口牙齿的严重磨损或牙齿特定部位的过度磨损。

（五）全身性疾病

如胃肠功能紊乱、神经官能症或内分泌紊乱等，导致的咀嚼肌功能失调而造成牙齿磨损过度；唾液内黏蛋白含量减少，降低了其对牙面的润滑作用而使牙齿磨损增加。

二、病理

因磨损而暴露的牙本质小管内成牙本质细胞突逐渐变性，形成死区或透明层，相应部位近髓端有修复性牙本质形成，牙髓发生营养不良性变化。修复性牙本质形成的量，依牙本质暴露的面积、时间和牙髓的反应而定。

三、临床表现及其并发症

（一）磨损指数

现已提出多种测定牙齿磨损指数的方法，其中较完善和适合临床应用的是史密斯（Smith）和奈特（Knight）于1984年提出的，包括牙齿的殆、颊（唇）、舌面、切缘及牙颈部的磨损程度在内的牙齿磨损指数（0~4度）。

0度：釉面特点未丧失，牙颈部外形无改变。

1度:釉面特点丧失,牙颈部外形丧失极少量。

2度:釉质丧失,牙本质暴露少于表面积的1/3,切缘釉质丧失,刚暴露牙本质,牙颈部缺损深度在1 mm以内。

3度:釉质丧失,牙本质暴露多于牙面的1/3,切缘釉质和牙本质丧失,但尚未暴露牙髓和继发牙本质,牙颈部缺损深度为1~2 mm。

4度:釉质完全丧失,牙髓暴露或继发牙本质暴露,切缘的牙髓或继发牙本质暴露,牙颈部缺损深度>2 mm。

(二)临床表现和并发症

随着磨损程度的增加,可出现不同的症状。

(1)釉质部分磨损:露出黄色牙本质或出现小凹面。一些磨损快、牙本质暴露迅速的病例可出现牙本质过敏。

(2)当釉质全部磨损后:𬌗面除了周围环以半透明的釉质外,均为黄色光亮的牙本质(图5-1)。牙髓可因长期受刺激而发生渐进性坏死或牙腔闭锁;亦可因磨损不均而形成锐利的釉质边缘和高陡的牙尖,如上颌磨牙颊尖和下颌磨牙舌尖,使牙齿在咀嚼时受到过大的侧方𬌗力产生𬌗创伤;或因充填式牙尖造成食物嵌塞,发生龈乳头炎,甚至牙周炎;过于锐利的牙尖和边缘还有可能刺激颊、舌黏膜,形成黏膜白斑或褥疮性溃疡。

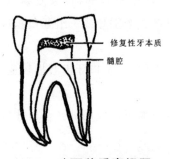

修复性牙本质

髓腔

图 5-1 𬌗面釉质磨损图

(3)牙本质继续迅速磨损,可使牙腔暴露,引起牙髓病和根尖周病。

(4)全口牙齿磨损严重,牙冠明显变短,颌间距离过短可导致颞下颌关节病变和关节后压迫症状。

四、防治原则

(1)去除病因:改正不良习惯、调𬌗、修复缺失牙及治疗引起磨损的全身疾病等。

(2)对症治疗:磨损引起的牙本质过敏可行脱敏治疗。

(3)个别牙齿重度磨损与对𬌗牙之间有空隙的,深的小凹面用充填法治疗;牙齿组织缺损严重者可在牙髓治疗后进行高嵌体或全冠修复。

(4)多个牙齿重度磨损可用𬌗垫适当抬高颌间距离。

第二节　磨牙症

睡眠时有习惯性磨牙或清醒时有无意识的磨牙习惯称为磨牙症。

一、病因

磨牙症的病因虽然至今尚未明确,但与下列因素有关。

(一)精神因素

口腔具有表示紧张情绪的功能。患者的惧怕、愤怒、敌对、抵触等情绪,若因某种原因难以表现出来,这些精神因素,特别是焦虑、压抑、情绪不稳等可能会触发磨牙症。

(二)𬌗因素

神经紧张的个体中,任何𬌗干扰均可能是磨牙症的触发因素。磨牙症患者的𬌗因素多为正中𬌗早接触,即牙尖交错位𬌗干扰,以及侧方𬌗非工作侧的早接触。临床上用调𬌗的方法也能成功治愈部分磨牙症。𬌗因素是口腔健康的重要因素,但是否为引起磨牙症的媒介尚有争议。

(三)中枢神经机制

目前,有趋势认为磨牙与梦游、遗尿、噩梦一样,是睡眠中大脑部分唤醒的症状,是一种与白天情绪有关的中枢性的睡眠紊乱,由内部或外部的、心理或生理的睡眠干扰刺激触发。

(四)全身其他因素

与寄生虫有关的胃肠功能紊乱、儿童营养缺乏、血糖血钙浓度、内分泌紊乱、变态反应等都可能成为磨牙症的发病因素。有些病例表现有遗传因素。

(五)职业因素

汽车驾驶员、运动员,要求精确性较高的工作,如钟表工,均有发生磨牙症的可能。

二、临床表现

患者在睡眠时或清醒时下意识地做典型的磨牙动作,可伴有嘎嘎响声。磨牙症可引起牙齿𬌗面和邻面的严重磨损,可出现牙磨损并发的各种病症。顽固性磨牙症会导致牙周组织破坏、牙齿松动或移位、牙龈退缩、牙槽骨丧失。磨牙症还能引起颞下颌关节功能紊乱症、颌骨或咀嚼肌的疲劳或疼痛、面痛、头痛并向耳部、颈部扩散。疼痛为压迫性和钝性,早晨起床时尤为显著。

三、治疗原则

(一)除去致病因素

心理治疗、调𬌗、治疗与磨牙症发病有关的全身疾病等。

(二)对症治疗

治疗因磨损引起的并发症。

(三)其他治疗

对顽固性磨牙症病例应制作𬌗垫,定期复查。

第三节　楔状缺损

牙齿的唇、颊或舌面牙颈部的硬组织在某些因素长期作用下逐渐丧失,形成楔状缺损。

一、病因

楔状缺损的发生和发展与下列因素有关。

(一)不恰当的刷牙方法

唇(颊)侧牙面的横刷法是导致楔状缺损的主要因素之一。其根据为:①此病不见于动物;②少发生在牙的舌面;③不刷牙者很少发生楔状缺损;④离体实验横刷牙颈部可以制造典型的楔状缺损,且为旋转法刷牙所造成牙体组织磨损量的 2 倍以上。

(二)牙颈部结构

牙颈部釉质牙骨质界是整个牙齿中釉质和牙骨质覆盖量最少或无覆盖的部位,为牙体结构的薄弱环节,加之牙龈在该处易发生炎症和萎缩,故该部位耐磨损力最低。

(三)酸的作用

龈沟内的酸性环境可使牙颈部硬组织脱矿,受摩擦后易缺损。唾液腺的酸性分泌物、喜吃酸食、唾液 pH 的变化、胃病返酸等均与缺损的发生有关。

(四)应力疲劳

牙齿萌出至建立𬌗关系后,即开始承受咀嚼压力。根据断裂力学理论,牙体硬组织中长期应力集中的部位可以产生应力疲劳微裂,导致牙体硬组织的损伤甚至断裂。已有生物力学研究证实,当给牙齿与牙长轴呈 45°角方向的载荷时,颊侧颈部应力集中系数最大;模拟𬌗力疲劳的人牙离体实验已证明在实验牙颊舌向纵剖面的颊半侧颈部牙本质中,用扫描电镜见到多条方向一致的细微裂纹,而其他处无类似发现;该实验还表明横刷牙、酸蚀和𬌗力疲劳三个因素作用的积累与协同导致了实验性楔状缺损的发生,其中𬌗力因素对楔状缺损的形成和加深起了重要的作用。临床研究结果证实,楔状缺损的患病与咬合力的增加和积累关系密切,与患牙承受的水平𬌗力和创伤𬌗力关系密切。

二、临床表现

(1)楔状缺损多见于中年以上患者的前磨牙区,其次是第一磨牙和尖牙。有时范围涉及第二恒磨牙以前的全部牙齿,常见邻近数个牙齿,且缺损程度可不相同。偶见年轻患者单个牙齿的楔状缺损,均伴有该患牙的𬌗干扰。在中老年人中,该病的发病率为 60 %~90 %。

(2)楔状缺损多发生在颊、唇侧,少见于舌侧。调查资料表明,老年人中舌侧缺损的患病率达15.2 %,好发牙位是第一、二磨牙。

(3)楔状缺损由浅凹形逐渐加深,表面光滑、边缘整齐,为牙齿本色。

(4)楔状缺损达牙本质后,可出现牙本质过敏,深及牙髓时可引起牙髓和根尖周病。缺损过多可导致牙冠折断。

三、防治原则

(一)消除病因

检查殆干扰并行调整,改正刷牙方法。

(二)纠正环境

纠正口腔内的酸性环境改变饮食习惯,治疗胃病,用弱碱性含漱液漱口,如 2 ％小苏打溶液。

(三)修复缺损

患牙出现缺损必须进行修复,黏结修复效果好。

(四)对症治疗

出现其他病症应进行相应的治疗。

第四节 酸蚀症

酸蚀症是牙齿受酸侵蚀,牙体硬组织发生进行性丧失的一种疾病。20 世纪,酸蚀症主要指长期与酸雾或酸酐接触的工作人员的一种职业病。随着社会进步和劳动条件的改善,这种职业病明显减少。近十几年来,饮食习惯导致的酸蚀症上升,由饮食酸引起的青少年患病率增高已引起了人们的重视。胃病反酸的患者,牙齿亦可发生类似损害。

一、病因

酸蚀症的致病因素主要是酸性物质对牙组织的脱矿作用,而宿主的因素可以影响酸性物质导致酸蚀症的作用。有关发病情况的调查研究发现,无论饮食结构如何,酸蚀症仅发生于易感人群。

(一)酸性物质

1.饮食酸

酸性饮料(果汁和碳酸饮料)的频繁食用,尤其青少年饮用饮料的现象日趋增加。饮食酸包括果酸、柠檬酸、碳酸、乳酸、醋酸、抗坏血酸和磷酸等弱酸。酸性饮料 pH 常低于5.5,由于饮用频繁,牙面与酸性物质直接接触时间增加导致酸蚀症。

2.职业相关酸性物质

工业性酸蚀症曾经发生在某些工厂,如化工厂、电池厂、电镀厂、化肥厂等工厂空气中的酸雾或酸酐浓度超过规定标准,使酸与工人牙面直接接触导致工业性酸蚀症。盐酸、硫酸和硝酸是对牙齿危害最大的三类酸。其他酸,如磷酸、醋酸、柠檬酸等,酸蚀作用较弱,主要集聚在唇侧龈缘下釉质牙骨质界或牙骨质上。接触的时间愈长,牙齿破坏愈严重。与职业相关的酸蚀症,如游泳运动员在氯气处理的游泳池中游泳,因为 Cl_2 遇水产生 HClO 和 HCl,可发生酸蚀症;还如职业品酒员因频繁接触葡萄酒(pH:3~3.5)发生酸蚀症等。

3.酸性药物

口服药物,如补铁药、口嚼维生素 C、口嚼型阿司匹林及患胃酸缺乏症的患者用的替代性盐酸等的长期服用均可造成酸蚀症。某种防牙石的漱口液(含乙二胺四乙酸)也可能使釉质表面发生酸蚀。

4.胃酸

消化期胃液含 0.4 % 盐酸。胃病长期返酸、呕吐及慢性酒精中毒者的胃炎和反胃均可形成后牙舌面和腭面的酸蚀症,有时呈小点状凹陷。

(二)宿主因素

1.唾液因素

在口腔环境中,正常分泌的唾液对牙表面的酸性物质有缓冲和冲刷作用。如果这种作用能够阻止牙表面 pH 下降到 5.5 以下,可以阻止酸蚀症的发生。如果唾液流量和缓冲能力降低,如头颈部放疗、唾液腺功能异常或长期服用镇静药、抗组胺药等,则牙面接触酸性物质发生酸蚀症的可能性就更大。

2.生活方式的改变

酸性饮食增多的生活习惯,尤其在儿童时期就建立的习惯,或临睡前喝酸性饮料的习惯是酸蚀症发生的主要因素。剧烈的体育运动导致脱水和唾液流率下降,加上饮用酸性饮料可对牙造成双重损害。

3.刷牙因素

刷牙的机械摩擦作用加速了牙面因酸脱矿的牙龈组织缺损,是酸蚀症形成的因素之一。对口腔卫生的过分关注,如频繁刷牙,尤其是饭后立即刷牙,可能加速酸蚀症的进展。

4.其他因素

咬硬物习惯或夜磨牙等与酸性物质同时作用,可加重酸蚀症。

二、临床表现

前牙唇面釉质的病变缺损(以酸性饮料引起的酸蚀症为例)可分为 5 度(图 5-2)。

1 度:仅釉质受累。唇、腭面釉质表面横纹消失,牙面异样平滑、呈熔融状、吹干后色泽晦暗;切端釉质外表呈熔融状,咬合面牙尖圆钝、外表呈熔融状、无明显实质性缺失。

2 度:仅釉质丧失。唇、腭面釉质丧失,牙表面凹陷,凹陷宽度明显大于深度;切端沟槽样病损;咬合面牙尖或沟窝的杯口状病损。

3 度:釉质和牙本质丧失,牙本质丧失面积小于牙表面积的 1/2。唇、腭面的釉质和牙本质丧失、切端沟槽样病损明显、唇面观切端透明;咬合面牙尖或沟窝的杯口状病损明显或呈弹坑状病损。

4 度:釉质和牙本质丧失,牙本质丧失面积大于牙表面积的 1/2。各牙面的表现同"3"度所描述,范围扩大加深,但尚未暴露继发牙本质和牙髓。

5 度:①釉质大部丧失,牙本质丧失至继发牙本质暴露或牙髓暴露,牙髓受累;②酸蚀患牙对冷、热和酸的刺激敏感;③酸蚀 3~4 度已近牙腔或牙髓暴露,可继发牙髓炎和根尖周病;④与职业有关的严重患者,牙感觉发木、发酸,并可伴有其他口腔症状,如牙龈出血、牙齿咀嚼无力、味觉减退,以及出现全身症状,如结膜充血、流泪、畏光、皮炎、呼吸道炎症、嗅觉减退、食欲不振、消化障碍。

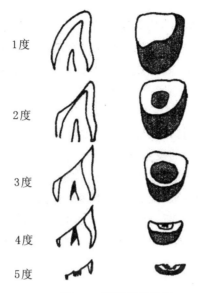

图 5-2　酸蚀症的程度

三、防治原则

(一)对因治疗

改变不良的生活习惯、改善劳动环境、治疗有关的全身疾病。

(二)个人防护

与职业有关的患者使用防酸口罩,定期用 3 ％的小苏打溶液漱口,用防酸牙膏刷牙。

(三)对症治疗

对牙齿敏感症、牙髓炎和根尖周病的治疗。

(四)牙体缺损

可用复合树脂修复或桩冠修复。

第五节　牙隐裂

未经治疗的牙体硬组织由于物理因素的长期作用而出现的临床不易发现的细微裂纹,称为牙微裂,习惯上称牙隐裂。牙隐裂是导致成年人牙齿劈裂,继而牙齿丧失的一种主要疾病。

一、病因

(一)牙齿结构的薄弱环节

正常人牙齿结构中的窝沟和釉板均为牙齿发育遗留的缺陷区,不仅本身的抗裂强度最低,而且是牙齿承受正常颌力时应力集中的部位,因此是牙隐裂发生的内在条件。

(二)牙尖斜面牙齿

在正常情况下,即使受到应力值最小的 0°轴向力的作用,由于牙尖斜面的存在,在窝沟底部同时受到两个方向相反的水平分力的作用,即劈裂力的作用。牙尖斜度愈大,所产生的水平分力愈大。因此,承受力作用的牙尖斜面是隐裂发生的易感因素。

(三)创伤性殆力

随着年龄的增长,可由牙齿磨损不均导致高陡牙尖,正常的咀嚼力则变为创伤性殆力。原来就存在的窝沟底部劈裂力量明显增大,致使窝沟底部的釉板向牙本质方向加深加宽,这是微裂纹的开始。在殆力的继续作用下,裂纹逐渐向牙髓方向加深。创伤性殆力是牙隐裂发生的重要因素。

(四)温度作用

釉质和牙本质的膨胀系数不同,在长期的冷热温度循环下,可使釉质出现裂纹。这点可解释与咬合力关系较小的牙面上微裂的发生。

二、病理

隐裂起自窝沟底或其下方的釉板,随殆力作用逐渐加深。牙本质中微裂壁呈底朝殆面的三角形,其上牙本质小管呈多向性折断,有外来色素与荧光物质沉积。该陈旧断面在微裂牙完全劈裂后的裂面上,可与周围的新鲜断面明显区分。断面及其周边常见牙本质暴露和并发龋损。

三、临床表现

(1)牙隐裂好发于中老年患者的磨牙殆面,以上颌第一磨牙最多见。

(2)最常见的主诉为较长时间的咀嚼不适或咬合痛,病史长达数月甚至数年。有时咬在某一特殊部位可引起剧烈疼痛。

(3)隐裂的位置磨牙和前磨牙殆面细微微裂与窝沟重叠,如磨牙和前磨牙的中央窝沟,上颌磨牙的舌沟,向一侧或两侧延伸,越过边缘嵴。微裂方向多为殆面的近远中走行,或沿一主要承受颌力的牙尖,如上颌磨牙近中舌尖附近的窝沟走行。

(4)检查所见患牙多有明显磨损和高陡牙尖,与对颌牙咬合紧密,叩诊不适,侧向叩诊反应明显。不松动但能动度大。

(5)并发疾病微裂纹达牙本质并逐渐加深的过程,可延续数年,并出现牙本质过敏、根周膜炎、牙髓炎和根尖周病。微裂达根分歧部或牙根尖部时,还可引起牙髓牙周联合病变,最终可导致牙齿完全劈裂。

(6)患者全口殆力分布不均,患牙长期殆力负担过重,即其他部位有缺失牙、未治疗的患牙或不良修复体等。

(7)X线片可见到某部位的牙周膜间隙增宽,相应的硬骨板增宽或牙槽骨出现X线透射区,也可以无任何异常表现。

四、诊断

(一)病史和早期症状

较长期的咬合不适和咬在某一特殊部位时的剧烈疼痛。

(二)叩诊

分别做各个牙尖和各个方向的叩诊可以帮助患牙定位,叩痛显著处则为微裂所在位置。

(三)温度试验

当患牙对冷敏感时,以微裂纹处最显著。

(四)裂纹的染色检查

2％～5％碘酊溶液或其他染料类药物可使已有的裂纹清晰可见。

（五）咬楔法

将韧性物,如棉签或小橡皮轮,放在可疑微裂处做咀嚼运动时,可以引起疼痛。

五、防治原则

(一)对因治疗

调整创伤性𬌗力,调磨过陡的牙尖。注意全口的𬌗力分布,要尽早治疗和处理其他部位的问题,如修复缺失牙等。

(二)早期微裂的处理

微裂仅限于釉质或继发龋齿时,如牙髓尚未波及,应做间接盖髓后复合树脂充填,调𬌗并定期观察。

(三)对症治疗

出现牙髓病、根尖周病时应做相应处理。

(四)防止劈裂

在做牙髓治疗的同时,应该大量调磨牙尖斜面,永久充填体宜选用复合树脂。如果微裂为近远中贯通型,应同时做钢丝结扎或戴环冠,防止在牙髓治疗的过程中牙冠劈裂。多数微裂牙单用调𬌗不能消除劈裂性的力量,所以在对症治疗之后,必须及时做全冠保护。

第六节 牙根纵裂

牙根纵裂系指未经牙髓治疗的牙齿根部硬组织在某些因素的作用下发生与牙长轴方向一致的、沟通牙腔和牙周膜间隙的纵向裂缝。该病首先由我国报告。

一、病因

本病病因尚不完全清楚,其发病与以下因素密切相关。

(一)创伤性𬌗力及应力疲劳

临床资料表明,患牙均有长期负担过重史,大多数根纵裂患者的牙齿磨损程度较正常人群严重,𬌗面多有深凹存在。加上邻牙或对侧牙缺失,使患牙较长时期受到创伤性𬌗力的作用;牙根纵裂患者𬌗分析结果证实,患牙在正中𬌗时承受的接触𬌗力明显大于其他牙;含根管系统的下颌第一磨牙三维有限元应力分析表明,牙齿受偏离生理中心的力的作用时,其近中根尖处产生较大的拉应力,且集中于近中根管壁的颊舌面中线处。应力长期集中部位的牙本质可以发生应力疲劳微裂,临床根纵裂发生最多的部位正是下颌第一磨牙拉应力集中的这个特殊部位。

(二)牙根部发育缺陷及解剖因素

临床有 25 %～30 %的患者根纵裂发生在双侧同名牙的对称部位,仅有程度的不同。这提示了有某种发育上的因素。上颌第一磨牙近中颊根和下颌第一磨牙近中根均为磨牙承担𬌗力较重且牙根解剖结构又相对薄弱的部位,故为牙根纵裂的好发牙根。

(三)牙周组织局部的慢性炎症

临床资料表明,牙根纵裂患者多患成人牙周炎,虽然患者牙周炎程度与患牙根纵裂程度无相关关系,但患牙牙周组织破坏最重处正是根纵裂所在的位置。大多数纵裂根一侧有深及根尖部的狭窄牙周袋,表明患牙牙周组织长期存在的炎症对牙根纵裂的发生、发展及并发牙髓和根尖周病的发生可能有关系。长期的𬌗创伤和慢性炎症均可使根尖部的牙周膜和牙髓组织变为充血的肉芽组织,使根部的硬组织——牙本质和牙骨质发生吸收。而且受损的牙根在创伤性𬌗力持续作用下,在根尖部应力集中的部位,沿结构薄弱部位可以发生微裂,产生牙根纵裂。

二、病理

裂隙由根尖部向冠方延伸,常通过根管。在根尖部,牙根完全裂开;近牙颈部则多为不全裂或无裂隙。根尖部裂隙附近的根管壁前期牙本质消失,牙本质和牙骨质面上均可见不规则的吸收陷窝,偶见牙骨质沉积或牙菌斑形成。牙髓表现为慢性炎症,有化脓灶或坏死。裂隙附近的根周膜变为炎症性肉芽组织,长入并充满裂隙内。裂隙的冠端常见到嗜伊红物质充满裂隙内。

三、临床表现

(1)牙根纵裂多发生于中老年人的磨牙,其中以下第一磨牙的近中根最多见。其次为上磨牙的近中根。可单发或双侧对称发生,少数病例有 2 个以上的患牙。

(2)患牙有较长期的咬合不适或疼痛,就诊时也可有牙髓病或(和)牙周炎的自觉症状。

(3)患牙牙冠完整,无牙体疾患,𬌗面磨损 3 度以上,可有高陡牙尖和𬌗面深凹,叩诊根裂侧为浊音,对温度诊的反应视并发的牙髓疾病不同而变化。

(4)患牙与根裂相应处的牙龈可有红肿扪痛,可探到深达根尖部的细窄牙周袋,早期可无深袋;常有根分歧暴露和牙龈退缩,牙齿松动度视牙周炎和𬌗创伤的程度而不同。

(5)患者全口牙𬌗力分布不均,多有磨牙缺失,长期未修复。患牙在症状发生前曾是承担𬌗力的主要牙齿。

四、X 线片表现

(一)纵裂根的根管影像

有四种表现(图 5-3):①根管影像仅在根尖 1/3 处增宽;②根管影像在根尖 1/2～2/3 处增宽;③根管影像全长增宽;④纵裂片横断分离,增宽部分无论多长均起自根尖部。

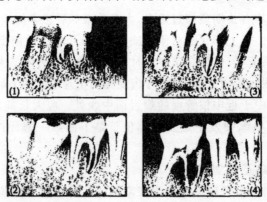

(1)患根的根管影像仅在根尖1/3处增宽;(2)患根的根管影像在1/2～2/3处增宽;

(3)患根的根管影像全长增宽;(4)患根的纵裂片横断分离,增宽部分无论多长均起自根尖部。

图 5-3 根纵裂的 X 线表现图

(二)牙周组织表现

可有患根周围局部性骨质致密,牙周膜间隙增宽,根分歧部骨质丧失及患根周围的牙槽骨垂直吸收或水平吸收。

五、诊断

（1）中老年人牙冠完整的磨牙，有长期咬合痛，并出现牙髓、牙周炎症状，应考虑牙根纵裂。

（2）磨牙一侧有叩痛，叩诊浊音，有深及根尖的细窄牙周袋。

（3）患牙腔特有的 X 线片表现是诊断牙根纵裂的主要依据。如 X 线片上牙腔不清可改变投照角度。

（4）注意对照同名牙的检查与诊断。

六、鉴别诊断

（1）牙根纵裂发生于未经牙髓治疗的活髓牙齿，可与根管治疗后发生的牙根纵裂鉴别。

（2）牙根纵裂的 X 线片显示起自根尖部的呈窄条增宽的根管影像可与因牙髓肉芽性变造成的内吸收相鉴别，后者 X 线片表现为髓室或根管某部位呈圆形、卵圆形或不规则膨大的透射区。

（3）牙根纵裂患牙的牙冠完整无任何裂损，可与牙冠劈裂导致的冠根纵劈裂相区别。

七、治疗原则

（1）解除𬌗干扰，修复牙体形态，充填𬌗面深凹。

（2）对症治疗，并发牙髓根尖周病、牙周炎时，做相应的牙髓、牙周治疗。

（3）如健根牙周组织正常，可行患根的截根术或半切除术，除去纵裂患根，尽量保留部分患牙。

（4）全口牙列的检查、设计治疗，使全口𬌗力负担均衡。

第七节　𬌗创伤性磨牙根横折

磨牙，尤其是第一、二恒磨牙是人类口腔中承担𬌗力的主要牙齿，其中承受应力较大的牙根在创伤性𬌗力作用下有可能发生折断，并导致一系列的并发症。国内学者首先报道了这类𬌗创伤性磨牙根横折病例。

一、病因

（一）患牙长期承受过重的𬌗力和创伤性𬌗力

患者口内有多个缺失牙长期未修复，有不良修复体或其他患牙未治疗，根折患牙在出现症状前是承担咀嚼力的主要牙齿，而且侧方𬌗尤其在非工作侧有明显的𬌗干扰。

（二）磨牙应力集中的解剖部位

生物力学实验证实多根牙因其解剖特点，在受力时各根的应力分布是不均衡的，如上第一磨牙，牙根分叉显著，在正中咬合时，腭根受力最大。当侧方𬌗非工作侧有𬌗干扰时，腭根颈1/3与中1/3交界处应力值最大，牙体硬组织长期应力集中部位可以产生应力疲劳微裂。在牙体和牙周组织健康的磨牙中，该部位是创伤性𬌗力导致根横折的易感区。

（三）突然的咬合外伤

如吃饭时误咬小石子、误咬筷子等。这种外力不同于一般的外伤力量，它选择性地作用在患牙咬合时承受压力最大的牙根特定部位，造成折断。

二、临床表现

好发于中老年人无牙体疾患的上磨牙腭根,其次是远中颊根。

(1)患牙长期咬合不适或有疼痛感,可有急性咬合外伤史。

(2)牙冠完整,叩诊不适或有疼痛感,根折侧叩诊浊音。

(3)可并发牙髓病、根尖周病及患根的牙周疾病。

(4)患牙可有 1～2 度松动,功能性活动度为 2～3 度。

(5)侧方𬌗干扰以非工作侧为主,全口𬌗力分布不均衡。

三、X 线片表现

患牙的某一根有 X 线透射的横折线(图 5-4),还可有牙周膜间隙增宽,偶见折断的根尖移位。

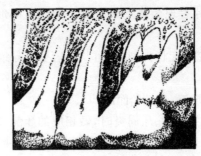

图 5-4　上磨牙腭侧根创伤性横折 X 线片

四、诊断

除考虑临床表现之外,X 线片是主要的诊断指征。开髓后患根在折断线处的异常,探诊可协助诊断。

五、治疗原则

(一)调整咬合

去除患牙非工作侧𬌗干扰,注意均衡全口𬌗力负担。

(二)对症治疗

牙髓活力正常且患根牙周组织正常者,可不做牙髓治疗,定期观察。已并发牙髓、根尖周病者做相应治疗。

(三)折断根处理

折断的部位如不与龈袋相通,可行保守治疗(根管治疗);如果相通,则行手术治疗(根尖手术、截根术或半根切除术)。

第六章　牙髓病

第一节　牙髓病病因

　　牙髓位于牙齿内部,周围被矿化程度较高的牙本质所包围,外界刺激不易进入牙腔,引起牙髓病变,只有在刺激强度极大时,才有可能使牙髓受到损害。牙髓组织通过一个或数个窄小的根尖孔与根尖周组织密切联系,牙髓中的病变产物和细菌很容易通过根尖孔向根尖周组织扩散,使根尖周组织发生病变。

　　在大多数情况下,牙髓的病变是在釉质、牙骨质和牙本质被破坏后产生的。牙髓的感染多由细菌引起,这些细菌都来自口腔,多数是来自深龋洞中,深龋洞是一个相当缺氧的环境,这些地方有利于厌氧菌的生长繁殖,当龋洞接近牙髓或已经穿通牙髓时,细菌或其产生的毒素可进入牙腔引起牙髓炎。其他一些近牙髓的牙体硬组织非龋性疾病,如外伤所致的牙折、楔状缺损过深使牙髓暴露、畸形中央尖、磨损后露髓、畸形舌侧窝、隐裂、严重的磨损等,也可引起牙髓炎。牙齿患牙周病时,深达根尖的牙周袋可以使感染通过根尖孔或侧支根管进入牙腔,引起逆行性牙髓炎。另外,菌血症或脓血症时,细菌可随血液循环进入牙髓,引起牙髓炎。除感染外,一些不当的刺激也会引起牙髓炎,比如:温度骤然改变,骤冷骤热便会引起牙髓充血,甚至转化为牙髓炎;治疗龋病时,某些充填材料含刺激性物质,会引起牙髓病变,如消毒窝洞的药物刺激性过强,牙髓失活剂使用不当,备洞时操作不当产热过多,等等。

第二节　牙髓病临床表现及分类

　　牙髓病是临床上常见的口腔疾病,可以表现为急性或慢性的过程,也可以互相转变,牙髓炎是牙髓病中发病率最高的一种疾病。牙髓病是指牙齿受到细菌感染、创伤、温度或电流等外来物理及化学刺激作用时,牙髓组织发生一系列病变的疾病。在组织病理学上,一般将牙髓分为正常牙髓和各种不同类型的病变牙髓。由于它们常存在着移行阶段和重叠现象,所以采用组织病理学的方法,很难将牙髓状况的各段准确地分类。对于临床医师来说,重要的是判断患牙的牙髓能否通过实施一些临床保护措施而得以保留其生活状态且不出现临床症状。因此,根据牙髓的临床表现和治疗预后可分为:可复性牙髓炎、不可复性牙髓炎、牙髓坏死、牙髓钙化和牙内吸收。其中不可复性牙髓炎又分为急性牙髓炎、慢性牙髓炎、残髓炎、逆行性牙髓炎。现将常见的牙髓病表现介绍如下。

　　可复性牙髓炎是一种病变较轻的牙髓炎,受到温度刺激时,产生快而锐的酸痛或疼痛,但不严重,刺激去除后,疼痛立即消失,每次痛的时间短暂,不拖延。检查无穿髓孔。如果致病的刺激因子被消除,牙髓可恢复正常,如果刺激继续存在,炎症继续发展,成为不可复性牙髓炎。

有症状不可复性牙髓炎有间断或持续的自发痛,骤变的温度可诱发长时间疼痛。患者身体姿势发生改变时也引起疼痛,如弯腰或躺卧,这是体位改变使牙腔内压力增加所致。疼痛可以是锐痛,也可以是钝痛,但多数人不易指出患牙的确切位置,有时疼痛呈放射性,有时呈反射性。如果炎症渗出物得到引流,炎症可以消退,疼痛缓解。如果得不到引流,刺激继续存在,则炎症加重而使牙髓坏死。

逆行性牙髓炎是指牙周病患牙的牙周组织破坏后,根尖孔或侧支根尖孔外露,感染由此进入牙髓,引起牙髓炎症。表现为锐痛,近颈部牙面的破坏和根分歧处外露的孔所引起的炎症,多为局限性,疼痛不剧烈。牙周袋深达根尖或接近根尖,冷热刺激可引起疼痛。

残髓炎是指经过牙髓治疗后,仍有残存的少量根髓,并发生炎症。如干髓治疗的牙齿,经常发生残髓炎。常表现为自发性钝痛,放射到头面部,每日发作1~2次,疼痛持续时间较短,温度刺激痛明显,有咬合不适感或有轻微咬合痛,有牙髓治疗史。

牙髓坏死是指牙髓组织因缺氧而死亡的病变,经常是由于不可复性牙髓炎继续发展,也可能由于化学药物的刺激,也可能由于牙齿受到外伤或牙周炎破坏达根尖区,根尖周组织和根管内组织发生栓塞而使牙髓坏死,牙冠可变为黄色或暗灰色,冷热刺激时都无反应。如果不及时治疗,则病变可向根尖周组织扩展,引起根尖周炎。

第三节　牙髓病治疗

一、年轻恒牙的治疗特点

乳牙脱落后新萌出的恒牙牙根未发育完成,仍处在继续生长发育阶段,此阶段的恒牙称为年轻恒牙。年轻恒牙腔大、根管粗、牙本质薄、牙本质小管粗大,所以外来刺激易波及牙髓;年轻恒牙的牙根在萌出3~5年才能完全形成,年轻恒牙的牙髓组织与乳牙相似,因根尖开口较大,牙腔内血液供给丰富,发生炎症时,感染容易扩散,如果得到及时控制,也可恢复。

年轻恒牙牙髓组织不仅对牙有营养和感觉的功能,而且与牙齿的发育有密切关系。因此,牙髓炎的治疗以保存生活牙髓为首选治疗。年轻恒牙萌出后2~3年牙根才达到应有的长度,3~5年根尖才发育完成。所以,年轻恒牙牙髓炎治疗时应尽量保存活髓组织,如不能保存全部活髓,也应保存根部活髓;如不能保存根部活髓,也应保存患牙。治疗中常常选择盖髓术和活髓切断术,对根尖敞开、牙根未发育完全的死髓牙,应采用促使根尖继续形成的治疗方法,即根尖诱导形成术。

二、恒牙腔解剖特点及开髓方法

(一)上颌前牙

牙腔解剖特点:一般为单根管,髓室与牙腔无明显界线,根管粗大,近远中纵剖面可见近远中髓角突向切方,唇舌向纵剖面可见髓室近舌隆突部膨大,根管在牙颈部横断面呈圆三角形。

开髓方法:在舌面舌隆突上方垂直于舌面钻入,逐层深入,钻针应向四周稍微扩展,以免折断。当有落空感时,调整钻针方向与牙体长轴方向一致进入牙腔,改用提拉动作揭去髓室顶,形成一个顶向根方的三角形窝洞。

(二)下颌前牙

牙腔解剖特点:与上颌前牙基本相同,只是牙体积小,牙腔细小。

开髓方法:开髓时钻针一定要局限于舌隆突处,勿偏向近远中,开髓外形呈椭圆形,进入牙腔方向要与根管长轴一致,避免近远中侧穿。

(三)上颌前磨牙

牙腔解剖特点:髓室呈立方形,颊舌径大于近远中径,有 2 个细而突的髓角分别伸入颊舌尖内,分为颊舌两个根管,根分歧部比较接近根尖 1/3 部,从洞口很难看到髓室底。上颌第 1 前磨牙多为两个根管,上颌第 2 前磨牙可为一个根管,约 40 % 为双根管。

开髓方法:在颌面做成颊舌向的椭圆形窝洞,先穿通颊舌两髓角,不要将刚穿通的两个髓角误认为根管口,插入裂钻向颊舌方向推磨,把颊舌两髓角连通,便可揭开髓室顶。

(四)下颌前磨牙

牙腔解剖特点:单根管,髓室和根管的颊舌径较大,髓室和根管无明显界线,牙冠向舌侧倾斜,牙腔顶偏向颊侧。

开髓方法:在颌面偏颊尖处钻入,切勿磨穿近远中壁和颊舌侧壁,始终保持钻针与牙体长轴一致。

(五)上颌磨牙

牙腔解剖特点:牙腔形态与牙体外形相似,颊舌径宽,髓角突入相应牙尖内,其中近中颊髓角最高,颊侧有近远中 2 个根管,根管口距离较近,腭侧有一粗大的根管,上颌第 2 磨牙可出现 2 个颊根融合为一个较大的颊根。

开髓方法:开髓洞形要和牙根颈部横断面根管口连线一致,做成颊舌径长,近远中径是短的圆三角形,三角形的顶在腭侧,底在颊侧,其中一边在斜嵴的近中侧与斜嵴平行,另一边与近中边缘嵴平行。

(六)下颌磨牙

牙腔解剖特点:髓腔呈近远中大于颊舌径的长方体。牙冠向舌侧倾斜,髓室偏向颊侧。髓室在颈缘下 2 mm,髓室顶至底的距离为 2 mm,一般有近中、远中 2 个根,下颌第 1 磨牙有时有 3 根,近中根分为颊舌两根管,远中根可为一粗大的根管,也可分为颊舌两根管。下颌第 2 磨牙有时有近远中两根在颊侧融合,根管也在颊侧融合,根管横断面呈"C"形。

开髓方法:在颌面近远中径的中 1/3 偏颊侧钻入。开髓洞形为近远中边稍长,远中边稍短,颊侧洞缘在颊尖的舌斜面上,舌侧洞缘在中央沟处。开髓洞形的位置应在颊舌向中线的颊侧,可避免造成舌侧颈部侧穿和髓底台阶。

三、髓腔和根管口的解剖规律

(1)髓室底的水平相当于釉质牙骨质界的水平,继发牙本质的形成不会改变这个规律,所以釉质牙骨质界可以作为寻找和确认髓室底的固定解剖标志。

(2)在釉质牙骨质界水平的牙齿横截面上,牙腔形状与牙齿断面形状相同,并且位于断面的中央。就是说,髓室底的各个边界距离牙齿外表面是等距离的。

(3)继发性牙本质的形成有固定的位置和模式,在牙腔的近远中颊舌 4 个侧壁,髓室顶和髓室底表面呈球面状。

（4）颜色规律：①髓室底的颜色比牙腔壁的颜色深，即髓室底的颜色发黑，牙腔壁的颜色发白，黑白交界处就是髓室底的边界；②继发性牙本质比原发性牙本质颜色浅，即继发性牙本质是白色的，原发性牙本质是黑色的。

（5）沟裂标志：根管口之间有深色的沟裂相连，沟裂内有时会有牙髓组织。当根管口被重重的钙化物覆盖时，沿着沟裂的走向去除钙化物，在沟裂的尽头就能找到根管，这是相当快速且安全的技巧。

（6）根管口一定位于牙腔侧壁与髓室底交界处。

（7）根管口一定位于髓室底的拐角处。

（8）根管口分布对称性规律：除上颌磨牙之外的多根牙，在髓室底画一条近远中方向的中央线，根管口即分布在颊舌两侧，并且对称性排列。就是说，颊舌根管口距离中央线的距离相等，如果只有一个根管口，则该根管口一定位于中线上或其附近，不会偏离很大。根据这个规律可以快速判断下磨牙是否存在远中舌根管。

四、寻找根管口的几种方法

（1）多根管牙常因增龄性变化或修复性牙本质的沉积，或髓石，或牙腔钙化，或根管形态变异等情况，而使根管口不易查找，此时可借助牙齿的三维立体解剖形态，从各个方向和位置来理解和观看牙腔的解剖形态；并根据多种角度投照法所拍摄的 X 线片来了解和指出牙根和根管的数目、形状、位置、方向和弯曲情况，牙根与牙冠的关系，牙根及根管解剖形态的各种可能的变异情况，等等。

（2）除去磨牙腔内牙颈部位的遮挡根管口的牙本质，以便充分暴露髓室底的根管口。

（3）采用能溶解和除去牙腔内坏死组织的根管冲洗剂，以彻底清理髓室，根管口就很可能被观察出来。

（4）探测根管口时，应注意选择在髓室底较暗处的覆盖在牙骨质上方的牙本质和修复性牙本质上做彻底探查，并且还应注意按照根管的方向进行探查。

（5）髓室底有几条发育沟，都与根管的开口方向有关，即沿髓室底的发育沟移行到根管口。所以应用非常锐利的根管探针沿着发育沟搔刮，可望打开较紧的根管口。

（6）当已经指出一个根管时，可估计其余根管的可能位置，必要时可用小球钻在其根管可能或预期所在的发育沟部位除去少量牙本质，然后使用锐利的根管探针试图刺穿钙化区，以找出根管口，除去牙颈部的牙本质以暴露根管口的位置。注意钻磨发育沟时不要过分地加深或磨平发育沟，以免失去这些自然标志而向侧方磨削或穿刺根分叉区。

（7）在髓室底涂碘酊，然后用稍干的酒精棉球擦过髓底以去碘，着色较深的地方常为根管口或发育沟。

（8）透照法：使用光导纤维诊断仪的光源透照颊舌侧牙冠部之硬组织，光线通过釉质和牙本质进入牙腔，可以看到根管口是个黑点；而将光源从软组织靠近牙根突出处进行透照，光线通过软组织、牙骨质和牙本质进入牙腔，则显示出根管口比附近之髓底部要亮些。

五、看牙要用橡皮障

对于大多数患者来说，橡皮障是个非常陌生的概念。其实在欧美很多国家，橡皮障已经被广泛使用,甚至在一些口腔治疗过程中,不使用橡皮障是违反医疗相关法规的。在国内,橡皮障也正逐步被一些高档诊所及口腔医院的特诊科采纳,使得口腔治疗更专业、更无菌、更安全、更舒适。

什么是橡皮障呢? 简单地说,橡皮障是在齿科治疗中用来隔离需要治疗的牙齿的软性橡皮片。当然,橡皮障系统还需要有不同类型的夹子及面弓来固定。橡皮障的优点在于它提供了一个干燥清洁的工作区域,即强力隔湿,同时防止口腔内细菌向牙髓扩散,避免伤害口腔内舌、黏膜等软组织。橡皮障还能减少血液、唾液的飞溅,做到艾滋病、肝炎等相关传染病的普遍防护,减少交叉感染。对于患者来说,橡皮障可以提供安全、舒适的保障,这样在治疗的过程中就不必注意要持续张口或者担心自己的舌头,也不必担心会有碎片或者小的口腔器械掉到食管或者气管里,营造一个更安全的术野。

从专业角度来讲,橡皮障技术的必要性更毋庸置疑。例如,目前齿科最常见的根管治疗应该像外科手术一样在无菌环境下,如果不采用橡皮障,就不能保证治疗区域处于无菌环境,这样根管感染及再感染的可能性将会大大提高。因此,我们常说有效控制感染是根管治疗成功的关键,而使用橡皮障是最重要的手段之一,它可以有效避免手术过程中口腔环境对根管系统的再污染。此外,橡皮障技术可以更好地配合大量的根管冲洗,避免冲洗液对口腔黏膜的刺激,节约消毒隔离时间,减少诊间疼痛和提高疗效。正是由于橡皮障在根管治疗中如此重要,因此在美国,口腔根管治疗中不采用橡皮障是非法的。其实,橡皮障最早使用应该是在齿科的粘连修复中。国外目前流行的观点是:如果没有橡皮障,最好不要进行粘连修复。因为在粘连修复中,无论酸蚀前后都需要空气干燥,强力隔湿,这样才能避免水蒸气、唾液的污染。橡皮障的应用可明显提高粘连的强度,减少微渗。尽管放置橡皮障不是治疗,但它却是提高治疗效果的有效手段。当然在国内,作为一个较新的技术,牙医还需要投入一定时间来熟悉新的材料和学习新的操作要求,这样才能达到掌握必要技术来有效地应用产品的目的。毫无疑问,一旦条件成熟,大多数患者都将享受到橡皮障技术带来的安全舒适。

六、开髓治疗

当牙病发展到牙髓炎时,治疗起来很复杂。首先要备洞开髓引流,牙髓坏死即可清除冠髓和根髓,而牙髓是有活力的,开髓引流后,还需将牙髓失活,即人们常说的"杀神经",然后才能清除患病牙髓。经过局部清洗、暂封消炎药等步骤,牙髓炎症清除后,才能做最后充填。

患者常常抱怨,治一颗牙,却需多次去医院。有些人误认为牙痛是龋洞引起的,把洞一次补上,牙就不疼了。单纯的龋病一次就可以治疗完毕,但牙髓炎就不同了,如果仅单纯将牙充填,只会使牙髓炎症渗出增多,牙腔压力增高,疼痛加重,所以牙髓炎必须经过治疗后才能充填。无论是采用干髓术还是牙髓塑化治疗或根管治疗术,都要在牙髓失活或局麻下经过拔髓、局部消炎、充填等步骤。牙髓失活和消炎封药要经过一定的时间,一次不能完成,所以发现了龋病,一定要尽早治疗,一旦发展到牙髓炎,到医院就诊的次数就多了,一次治不完。

为了减轻牙腔的压力,消除或减少牙髓组织所受到的刺激,缓解剧烈疼痛,医师常常在龋洞的底部或患牙的咬合面上,用牙钻钻开一个孔通到牙腔内,使牙腔内的渗出物或脓液排出,冲洗牙腔后,龋洞内放入樟脑酚棉球,有安抚镇痛的作用。

人们经常对开髓有恐惧心理,认为开髓十分疼痛,因而牙痛也不肯去医院。开髓时的疼痛程度取决于牙髓的状态。牙髓已经坏死的,牙神经失去了活力,开髓时患者根本就没有疼痛感。当牙髓部分坏死或化脓时,在钻针穿通牙腔的瞬间,患者有疼痛感,但一般都能忍受。在牙髓活力正常而敏感时,患者会感到锐痛难忍,这种情况医师会使用局部麻醉剂,达到抑制痛觉的作用,即使出现疼痛,也很轻微且持续时间短。

开髓时,患者应尽力与医师配合。首先,应张大口,按医师要求摆好头部姿势,让医师在最佳视野、体位下操作;其次,开髓时医师一般使用高速涡轮钻磨牙,钻针锋利,转速每分钟 25 万～50 万转,切割力很强,患者在医师操作时,切忌随便乱动,以免损伤软组织。若想吐口水或有其他不适,可举手或出声示意,待医师把机头从口中取出后再吐口水或说话。如果在磨牙时,患者突然移动头部或推医师手臂是十分危险的。

七、常用治疗方法

(一)牙髓失活术

牙髓失活术即"杀神经",是用化学药物使发炎的牙髓组织(牙神经)失去活力,发生化学性坏死,多用于急、慢性牙髓炎牙齿的治疗。失活药物分为快失活剂和慢失活剂两种。临床上采用亚砷酸、金属砷和多聚甲醛等药物。亚砷酸为快失活剂,封药时间为 24～48 h;金属砷为慢失活剂,封药时间为 5～7 d;多聚甲醛的作用更加缓慢温和,一般封药需 2 周左右。

封失活剂时穿髓孔应足够大,药物应准确放在穿髓孔处,否则起不到失活效果,邻面洞的失活剂必须用暂封物将洞口严密封闭,以防失活剂损伤牙周组织。封药期间,应避免用患牙咀嚼,以防对牙腔产生过大的压力引起疼痛,由于失活剂具有毒性,因此应根据医师嘱咐的时间按时复诊,时间过短,失活不全,给复诊治疗造成困难;时间过长,药物可能通过根尖孔损伤根尖周组织。封药后可能有暂时的疼痛,但可自行消失,如果疼痛不止且逐渐加重,应及时复诊除去失活剂,敞开窝洞,待症状有所缓解后再行失活。

(1)拔髓通常使用拔髓针。拔髓针有 1 个"0"、2 个"0"和 3 个"0"之分,根管粗大时选择 1 个"0"的拔髓针,根管细小时选择 3 个"0"的拔髓针。根据临床经验,选择的拔髓针应细一号,也就是说,如根管直径应该使用 2 个"0"的拔髓针,实际上应使用 3 个"0"的拔髓针。这样使用,可防止拔髓针折断在根管内,特别是弯根管更要注意,以防断针。

(2)活髓牙应在局麻下或采用牙髓失活法去髓。为避免拔髓不净,原则上应术前拍片,了解根管的结构,尽量使用新的拔髓针。基本的拔髓操作步骤如下:拔髓针插入根管深约 2/3 处,轻轻旋转使根髓绕在拔髓针上,然后抽出。牙髓颜色和结构,因病变程度而不同,正常牙髓拔出呈条索状,有韧性,粉红色;牙髓坏死者则呈苍白色,或呈瘀血的红褐色,如为厌氧性细菌感染则有恶臭。

(3)对于慢性炎症的牙髓,组织较糟脆,很难完整拔出,未拔净的牙髓可用拔髓针或 10 号 K 形锉插入根管内,轻轻振动,然后用 3 %过氧化氢和生理盐水反复交替冲洗,使炎症物质与新生态氧形成的泡沫一起冲出根管。

(4)在正常情况下,对于外伤露髓或意外穿髓的前牙,可以将拔髓针插到牙根 2/3 以下,尽量接近根尖孔,旋转 180°将牙髓拔出。对于根管特别粗大的前牙,还可以考虑双针术拔髓。

双针术:先用 75 %的乙醇消毒洞口及根管口,参照牙根实际长度,先用光滑髓针,沿远中根管侧壁,慢慢插入根尖 1/3 部,稍加晃动,使牙髓与根管壁稍有分离,给倒钩髓针造一条通路。同法在近中制造通路,然后用两根倒钩髓针在近远中沿通路插至根尖1/3部,中途如有阻力,不可勉强深入,两针柄交叉同时旋转180°,钩住根髓拔除。操作时避免粗暴动作,以免断于根管内,不易取出。双针术在临床实践中能够较好地固定牙髓组织,完整拔除牙髓组织的成功率较高,避免将牙髓组织撕碎造成拔髓不全,不失为值得推广的一种好方法。

(5)后牙根管仅使用拔髓针很难完全拔净牙髓,尤其是后牙处在牙髓炎晚期,牙髓组织朽坏,拔髓后往往容易残留根尖部牙髓组织。这会引起术后疼痛,影响疗效。具体处理方法是:用小号锉(15到20号的,建议不要超过25号),稍加力,反复提拉(注意是提拉)。这样反复几次,如果根管不是很弯(<30°角),一般都能到达根尖,再用2个“0”或3个“0”的拔髓针,插到无法深入处,轻轻旋转,再拉出来,通常能看到拔髓针尖端有很小很小的牙髓组织。

(6)如根管内有残髓,可将干髓液(对苯二酚的乙醇饱和液)棉捻在根管内封5~7 d(根内失活法),再行下一步处置。

(7)拔髓前在根管内滴加少许乙二胺四乙酸(EDTA),可起到润滑作用,使牙髓更容易从根管中完整拔出。这是一种特别有效的方法,应贯穿在所有复杂的拔髓操作中。润滑作用仅仅是EDTA的作用之一,EDTA有许多其他的作用:①与Ca结合使根管内壁的硬组织脱钙软化,有溶解牙本质的作用,既可节省机械预备的时间,又可协助扩大狭窄和阻塞的根管,具有清洁作用,最佳效能时间15 min;②具有明显的抗微生物性能;③对软组织中度刺激,无毒,也可用作根管冲洗;④对器械无腐蚀;⑤使牙本质小管管口开放,增加药物对牙本质的渗透。

EDTA应用广泛,是近年来比较推崇的一种口内用药。

如果临床复诊中不可避免地出现因残髓而致的根管探痛,应在牙腔内注射碧兰麻,然后将残髓彻底拔除干净。

最后补充一点就是,拔髓针拔完牙髓后很难清洗干净。有一种很快的方法,也很简单,具体操作如下:右手拿一根牙刷,左手拿拔髓针,用牙刷从针尖向柄刷,同时用水冲,最多两下就可以洗干净。如果不行,就左手拿针顺时针旋转两下,不会对拔髓针有损坏。

(8)砷剂外漏导致牙龈大面积烧伤的处理方法:在局麻下切除烧伤的组织直至出现新鲜血,再用碘仿加牙周塞止血,一般临床普遍用此法,使用碘仿纱条时应注意要多次换药。这样效果才会好。

防止封砷剂外漏的方法:止血;尽可能地去净腐质;一定要注意隔湿,吹干;丁氧膏不要太硬;棉球不要太大。注意:尽可能不用砷剂,用砷剂封药后应嘱患者,如出现牙龈瘙痒应尽快复诊,以免出现不良的后果。医师应电话随访,以随时了解情况。

(二)盖髓术

盖髓术是保存活髓的方法,即在接近牙髓的牙本质表面或已经露髓的牙髓创面上,覆盖具有使牙髓病变恢复效应的制剂,隔离外界刺激,促使牙髓形成牙本质桥,以保护牙髓,消除病变。盖髓术又分为直接盖髓术和间接盖髓术。常用的盖髓剂有氢氧化钙制剂、氧化锌丁香油酚印模糊剂等。

做盖髓术时,注意要把盖髓剂放在即将暴露或已暴露的牙髓的部位,然后用氧化锌丁香油酚印模糊剂暂时充填牙洞。做间接盖髓术需要观察两周,如果两周后牙髓无异常,可将氧化锌丁香油酚印模糊剂去除部分后行永久充填;若出现牙髓症状,有加重的激发痛或出现自发痛,应进行牙髓治疗。做直接盖髓术时，术后应每半年复查 1 次，至少观察两年，复诊要了解有无疼痛、牙髓活动情况、叩诊是否疼痛、X 线片表现，若无异常就可以认为治疗成功。

当年轻人的恒牙不慎受到外伤致使牙髓暴露，以及单纯龋洞治疗时意外穿髓（穿髓直径不超过 0.5 mm），可将盖髓剂盖在牙髓暴露处再充填，这是直接盖髓术。当外伤深龋去净腐质后接近牙髓时，可将盖髓剂放至近髓处，用氧化锌丁香油黏固剂暂封，观察 1～2 周后若无症状再做永久性充填，这是间接盖髓术。

无明显自发痛，龋洞很深，去净腐质又未见明显穿髓点时，可采取间接盖髓术作为诊断性治疗，若充填后出现疼痛，则可诊断为慢性牙髓炎，进行牙髓治疗。盖髓术成功的病例，表现为无疼痛不适，已恢复咀嚼功能，牙髓活力正常，X 线片示有钙化牙本质桥形成，根尖未完成的牙齿，根尖继续钙化。但应注意的是，老年人的患牙若出现了意外穿髓，不宜进行直接盖髓术，可酌情选择牙髓塑化治疗或根管治疗。

直接盖髓术的操作步骤有以下几点。

（1）局部麻醉，用橡皮障将治疗牙齿与其他牙齿分隔，用麻醉剂或灭菌生理盐水冲洗暴露的牙髓。

（2）如有出血，用灭菌小棉球压迫，直至出血停止。

（3）用氢氧化钙覆盖暴露的牙髓，可用已经配制好的氢氧化钙，也可用当时调配的氢氧化钙（纯氢氧化钙与灭菌水、盐水或麻醉剂混合）。

（4）轻轻地冲洗。

（5）用树脂改良型玻璃离子保护氢氧化钙，进一步加强封闭作用。

（6）用釉质/牙本质黏结系统充填备好的窝洞。

（7）定期检查患者的牙髓活力，并拍摄 X 线片。

（三）牙髓切断术

牙髓切断术是指在局麻下将牙冠部位的牙髓切断并去除，将盖髓剂覆盖于牙髓断面，保留正常牙髓组织的方法。切除冠髓后，断髓创面覆盖盖髓剂，形成修复性牙本质，可隔绝外界刺激，根髓得以保存正常的功能。根尖尚未完成发育的牙齿，术后仍继续钙化完成根尖发育。较之全部牙髓去除疗法，疗效更为理想，也比直接盖髓术更易成功，但疗效并不持久，一般都在根尖孔形成后，再做根管治疗。

根据盖髓剂的不同，可分为氢氧化钙牙髓切断术和甲醛甲酚牙髓切断术。年轻恒牙的牙髓切断术与乳牙牙髓切断术有所不同，年轻恒牙是禁止用甲醛甲酚类药物的，术后要定期复查，术后 3 个月、半年、1 年、2 年复查 X 线片。观察牙根继续发育情况，成功标准为无自觉症状，牙髓活力正常，X 线片有牙本质桥形成，根尖继续钙化，无根管内壁吸收或根尖周病变。

牙髓切断术适用于感染局限于冠部牙髓，根部无感染的乳牙和年轻恒牙。深龋去腐质时意外露髓，年轻恒牙可疑为慢性牙髓炎，但无临床症状，年轻恒牙外伤露髓，但牙髓健康；畸形中央尖等适合做活髓切断术。病变发生越早，牙髓切断术成功率越高。儿童的身体健康状况也影响治疗效果，所以医师选择病例时，不仅要注意患牙情况，还要观察全身状况。

1.牙髓切断术的操作步骤

牙髓切断术是指切除炎症牙髓组织，以盖髓剂覆盖于牙髓断面，保留正常牙髓组织的方法。其操作步骤为隔湿患牙、除去龋坏组织,揭髓室顶,确定牙腔入口的部位,切除冠髓,放盖髓剂,永久充填。在这里重点讲牙腔入口的部位。为了避免破坏过多的牙体组织,应注意各类牙齿进入牙腔的部位:①切牙和尖牙龋多发生于邻面,但要揭开髓顶,应先在舌面备洞。用小球钻或裂钻从舌面中央钻入,方向与舌面垂直,钻过釉质后,可以感到阻力突然减小,此时即改变牙钻方向,使之与牙长轴方向一致,以进入牙腔。用球钻在洞内提拉,扩大和修复洞口,以充分暴露近远中髓角,使髓室顶全部揭去。②上颌前磨牙的牙冠近远中径在颈部缩窄,备洞时可由颌面中央钻入,进入牙本质深层后,向颊、舌尖方向扩展,即可暴露颊舌髓角,揭出髓室顶。注意备洞时近远中径不能扩展过宽,以免造成牙腔侧穿。③下颌前磨牙的牙冠向舌侧倾斜,髓室不在颌面正中央下方,而是偏向颊尖处。颊尖大,颊髓线角粗而明显,钻针进入的位置应偏向颊尖。④上颌磨牙近中颊、舌牙尖较大,其下方的髓角也较为突出。牙冠的近远中径在牙颈部缩窄,牙钻在颌面备洞应形成一个颊舌径长,颊侧近远中径短的类似三角形。揭髓室顶应从近中舌尖处髓角进入,然后扩向颊侧近远中髓角,注意颊侧两根管口位置较为接近。⑤下颌磨牙牙冠向舌侧倾斜,髓室偏向颊侧,颊髓角突出明显,备洞应在咬合面偏向颊侧近颊尖尖顶处,窝洞的舌侧壁略超过中央窝。揭髓室顶也应先进入近中颊侧髓角,以免造成牙腔。

2.牙髓切断术的应用指征和疗效

临床上,根髓的状况可根据断髓面的情况来判断。如断面出血,出血是否在短时间内可以止住。另外,从龋齿的深度,患儿有没有自发症状等情况辅助判断。疗效成功率比较高,对乳牙来说,因为要替换,所以效果比较好。但是恒牙治疗远期会引起根管钙化,增加日后根管治疗的难度。所以,如果根尖发育已经完成的患牙,建议做根管治疗。如果根尖发育未完成,可以先做牙髓切断术,待根尖发育完成后改做根管治疗,这样可以减轻钙化程度。

乳牙牙髓感染,常处于持续状态,易成为慢性牙髓炎。牙髓病的临床与病理诊断符合率差别较大,又因乳牙牙髓神经分布稀疏,神经纤维少,反应不如恒牙敏感,加上患儿主诉不清,使得临床上很难提出较可靠的牙髓病诊断。因此,在处理乳牙牙髓病时,不宜采取过于保守的态度。临床明确诊断为深龋的乳牙,其冠髓组织病理学表现和牙髓血象表示,分别有82.4%和78.4%的冠髓已有慢性炎症表现,因此也提出采用牙髓切断术治疗乳牙近髓深龋,较有实效。

3.常用于牙髓切断术的盖髓剂

常用于牙髓切断术的盖髓剂有甲醛甲酚(FC)、戊二醛和氢氧化钙。①FC断髓术:FC断髓术对于乳牙有较高的成功率,虽然与氢氧化钙断髓术的临床效果基本相似,但在X线片上比较时,发现FC断髓术的成功率超过氢氧化钙断髓术。采用氢氧化钙断髓术的乳牙牙根吸收是失败的主要原因,而FC断髓术可使牙根接近正常吸收而脱落。②戊二醛断髓术:近年来发表了一些甲醛甲酚有危害性的报道,认为FC对牙髓组织有刺激性,从生物学的观点看不太适宜。且有报道称成功率只有40%,内吸收的发生与氢氧化钙无明显差异。因此提出用戊二醛作为牙髓切断的盖髓药物,认为它的细胞毒性小,能固定组织不向根尖扩散,且抗原性弱,成功率近90%。③氢氧化钙断髓术:以往认为氢氧化钙有根内吸收的现象,但近年来用氢氧化钙或氢氧化钙碘仿做活髓切断术的动物试验和临床观察,都取得了较好的结果,也是应用最广泛的药物。

(四)干髓术

用药物使牙髓失活后,磨掉牙腔上方的牙体组织,除去感染的冠髓,在无感染的根髓表面覆盖干髓剂,使牙髓无菌干化成为无害物质,作为天然的根充材料隔离外界的刺激,根尖孔得以闭锁,根尖周组织得以维持正常的功能,患牙得以保留。这种治疗牙髓炎的方法叫干髓术。常用的干髓剂多为含甲醛的制剂,如三聚甲醛、多聚甲醛等。

做干髓术时要注意将干髓剂放在根管口处,切勿放在髓室底处,尤其是乳磨牙,以免药物刺激根分叉的牙周组织。一般干髓术后观察 2 年,患牙症状及相关阳性体征,X 线片未见根尖病变者方可认为成功。

干髓术的远期疗效差,但是操作简便、经济,在我国尤其是在基层仍被广泛应用。干髓术适用于炎症局限于冠髓的牙齿,但临床上不易判断牙髓的病变程度,所以容易失败。成人后牙的早期牙髓炎或意外穿髓的患牙;牙根已形成,尚未发生牙根吸收的乳磨牙牙髓炎患牙;有些牙做根管治疗或牙髓塑化治疗时不易操作,如上颌第 3 磨牙,或老年人张口受限时,可考虑做干髓术。

由各种原因引起的后牙冠髓未全部坏死的各种牙髓病可行干髓术。干髓术操作简便,便于开展,尤其是在医疗条件落后地区。随着我国口腔事业的发展,干髓术能否作为一种牙髓治疗方法而继续应用存在很大的争议。干髓术后随着时间的延长,其疗效呈下降趋势,因此对干髓剂严格要求,操作严格,分析原因如下。

(1)严格控制适应证,干髓术后易变色,仅适用于后牙且不伴根尖周炎,故对严重的牙周炎、根髓已有病变的患牙、年轻恒牙根尖未发育完成者禁用。

(2)配制有效的干髓剂,用以尽可能保证治疗效果,不随意扩大治疗范围。

(3)严格操作规程,对失活剂用量、时间及干髓剂的用量、放置位置均严格要求。

(4)术后适当降殆,严重缺损的可行冠保护。

(五)牙髓息肉

慢性牙髓炎的患牙,穿髓孔大,血运丰富,使炎症呈息肉样增生并自牙腔突出,称为牙髓息肉。牙髓炎息肉呈红色肉芽状,触之无痛但易出血,是慢性牙髓炎的一种表现,可将息肉切除后按治疗牙髓炎的方法保留患牙。

当查及患牙深洞有息肉时,还要与牙龈息肉和牙周膜息肉相鉴别。牙龈息肉多是牙龈乳头向龋洞增生所致。牙周膜息肉发生于多根牙的龋损发展过程中,不但牙腔被穿通,而且髓室底也遭到破坏,外界刺激使根分叉处的牙周膜反应性增生,息肉状肉芽组织穿过髓室底穿孔处进入牙腔,外观极像息肉。在临床上进行鉴别时,可用探针探查息肉的蒂部以判断息肉的来源,当怀疑是息肉时,可自蒂部将其切除,见出血部位在患牙邻面龋洞龈壁外侧的龈乳头位置即可证实判断。当怀疑是牙周膜息肉时,应仔细探查髓室底的完整性,摄 X 线片可辅助诊断,一旦诊断是牙周膜息肉,应拔除患牙。

八、C 形根管系统的形态、诊断和治疗

(一)C 形根管系统的形态与分类

C 形根管系统可出现于人类上、下颌磨牙中,但以下颌第 2 磨牙多见。下颌第 2 磨牙 C 形根管系统的发生率在不同国家之间差异较大,在其他国家人群中为 8 %,而在中国人中则

高达31.5 %。双侧下颌可能同时出现 C 形根管系统,萨巴拉(Sabala)等对 501 例患者的全口曲面断层片进行了回顾性研究,结果显示在下颌第二磨牙出现的 C 形根管中有 73.9 % 呈现对称性。

C 形牙根一般表现为在锥形或方形融合牙根的颊侧或舌侧有一深度不一的冠根向纵沟,该纵沟的存在使牙根的横断面呈 C 形。一般认为,上皮根鞘未能在牙根舌侧融合可导致牙根舌侧冠根向纵沟的出现。从人类进化的角度讲,下颌骨的退化使牙列位置空间不足,下颌第 2 磨牙的近远中根趋于融合而形成 C 形牙根。C 形牙根中的根管系统为 C 形根管系统。C 形根管最主要的解剖学特征是存在一个连接近远中根管的峡区,该峡区很不规则,可能连续也可能断开。峡区的存在使整个根管口呈现 180°弧形带状外观。

梅尔顿(Melton)基于 C 形牙根横断面的研究,发现 C 形根管系统从根管口到根尖的形态可发生明显变化,同时提出了一种分类模式,将所有 C 形根管分为 3 型:C1 型表现为连续的 C 形,近舌和远中根管口通常为圆形,而近颊根管口呈连续的条带状连接在它们之间,呈现 180°弧形带状外观或 C 形外观;C2 型表现为分号样,近颊根管与近舌根管相连而呈扁长形,同时牙本质将近颊与远中根管分离,远中根管为独立圆形;C3 型表现为 2 个或 3 个独立的根管。范兵等对具有融合根的下颌第 2 磨牙 C 形根管系统进行了研究,结果显示 C 形根管从根管口到根尖的数目和形态可发生明显变化。

(二)C 形根管系统的诊断

成功治疗 C 形根管系统的前提是正确诊断 C 形根管系统,即判断 C 形根管系统是否存在及其大致解剖形态。仅仅从临床牙冠的形态很难判断是否存在 C 形根管系统,常规开、拔髓之后可以探清根管口的形态。敞开根管口后,用小号锉进行仔细探查可更准确地了解 C 形根管口的特点。手术显微镜下,增强的光源和放大的视野使 C 形根管口的形态更清晰,诊断更容易、准确。

库克(Cooke)和考克斯(Cox)认为通过术前 X 线检查很难诊断 C 形根管,所报道的 3 例 C 形根管的 X 线片均表现为近远中独立的牙根。第 1 例 C 形根管是在根管治疗失败后进行意向再植时诊断的,第 2 和第 3 例则是因为根管预备过程中持续的出血和疼痛类似第 1 例而诊断的。最近的研究表明,可以通过下颌第 2 磨牙术前 X 线表现诊断 C 形根管的存在和了解整个根管系统的大致形态。具有 C 形根管系统的牙根多为从冠方向根方具有连续锥度的锥形或方形融合根。少数情况下由于连接近远中两根的牙本质峡区过于狭窄,C 形根管的 X 线影像表现为近远中分离的 2 个独立牙根。将锉置于近颊根管内所摄的 X 线片似有根分叉区的穿孔,这种 X 线特征在 C1 型 C 形根管中更多见。

(三)C 形根管系统的治疗

C 形根管系统的近舌及远中根管可以进行常规根管预备,峡区的预备则不可超过 25 号,否则会发生带状穿孔。GG 钻也不能用来预备近颊根管及峡区。由于峡区存在大量坏死组织和牙本质碎屑,单纯机械预备很难清理干净,使用小号锉及大量 5.25 % 的次氯酸钠结合超声冲洗是彻底清理峡区的关键。在手术显微镜的直视下,医师可以看清根管壁及峡区内残留的软组织和异物,检查根管清理的效果。

C 形根管系统中,近舌及远中根管可以进行常规充填。放置牙胶以前应在根管壁上涂布一层封闭剂,采用超声根管锉输送技术比手工输送技术更能使封闭剂在根管壁上分布均匀。为避免穿孔的发生,C形根管的峡区在预备时不可能足够敞开,侧方加压针也不易进入峡区很深的位置,采用侧方加压充填技术往往很难致密充填根管的峡区,用热牙胶进行充填更合适。热牙胶垂直加压充填可以使大量的牙胶进入根管系统,对峡区和不规则区的充填比侧方加压和机械挤压效果好。利韦尔(Liewehr)等采用热侧方加压法充填C形根管取得了较好的效果。手术显微镜下,医师可以清楚地观察到加压充填过程中牙胶与根管壁之间的密合度,有利于提高根管充填的质量。因此,要有效治疗C形根管系统需采用热牙胶和超声封闭剂输送技术。

C形根管系统治疗后进行充填修复时,可以将根管口下方的牙胶去除2～4 mm,将银汞充入髓室和根管形成银汞桩核;也可以在充填银汞前在根管壁上涂布黏结剂以增加固位力和减少冠面微渗漏的发生。如果要预备桩腔,最好在根管充填完成后行即刻桩腔预备,以减少根管微渗漏的发生。桩腔预备后,根管壁的厚度应不小于1 mm以防根折,根尖区保留4～5 mm的牙胶。桩钉应置入呈管状的远中根管,因为桩钉与根管壁之间的适应性及应力的分布更合理,而在近舌或近颊根管中置入桩钉可能导致根管壁穿孔。所选用桩钉的宽度应尽可能小,以最大限度地保存牙本质和增加牙根的强度。

(四)C形根管系统的治疗预后

严格按照生物机械原则进行根管预备、充填和修复,C形根管的治疗预后与一般磨牙没有差别。随访时除观察患牙的临床症状和进行局部检查外,应摄X线片观察根分叉区有无病变发生,因为该区很难充填,而且常常有穿孔的危险。由于C形牙根根分叉区形态的特殊性,常规根管治疗失败后无法采用牙半切除术或截根术等外科方法进行治疗。可以视具体情况选择根管再治疗或意向再植术。

九、牙髓-牙周联合病变的治疗

(一)原发性牙髓病变继发牙周感染

由牙髓病变引起牙周病变的患牙,牙髓多已坏死或大部坏死,应尽早进行根管治疗。病程短者,单纯进行根管治疗,牙周病变即可完全愈合。若病程长久,牙周袋已存在时,则应在根管治疗后观察3个月,必要时再行常规的牙周治疗。

(二)原发性牙周病变继发牙髓感染

原发性牙周病继发牙髓感染的患牙能否保留,主要取决于该牙周病变的程度和牙周治疗的预后。如果牙周袋能消除或变浅,病变能得到控制,则可做根管治疗,同时开始牙周病的一系列治疗。如果多根牙只有一个牙根有深牙周袋而引起牙髓炎,且患牙不太松动,则可在根管治疗和牙周炎控制后将患根截除,保留患牙。如牙周病已十分严重则可直接拔除。

(三)牙髓病变和牙周病变并存

对于根尖周病变与牙周病变并存,X线片显示广泛病变的牙,在进行根管治疗与牙周基础治疗中,应观察半年以上,以待根尖病变修复;若半年后骨质仍未修复,或牙周炎症不能控制,则再行进一步的牙周治疗,如牙周翻瓣术等。总之,应尽量查清病源,以确定治疗的主次。在不能确定的情况下,死髓牙先做根管治疗,配合一般的牙周治疗,活髓牙则先做牙周治疗和调颌,若疗效不佳,再视情况行根管治疗。

在牙髓牙周联合病变的病例中,普遍存在着继发性咬合创伤,纠正咬合创伤在治疗中是一个重要环节,不能期待一个有严重骨质破坏的牙,在功能负担很重的情况下发生骨再生和再附着。

牙髓牙周联合病变的疗效基本令人满意,尤其是第 1 类,具有相当高的治愈率,而第 2 类和第 3 类,其疗效则远不如前者。

十、急性牙髓炎开髓后仍然剧烈疼痛的原因

急性牙髓炎疼痛机制可分为外源性和内源性两个方面。一方面,急性牙髓炎发作时,由于血管通透性增加,血管内血浆蛋白和中性粒细胞渗出到组织中引起局部肿胀,从而机械压迫该处的神经纤维引起疼痛。这就是引起疼痛的外源性因素。另一方面,渗出物中各种化学介质如 5-羟色胺、组织胺、缓激肽和前列腺素在发炎牙髓中都能被检出。这些炎性介质是引起疼痛的内源性因素。据报道,有牙髓炎症状时,其牙髓内炎性介质浓度高于无症状患者牙髓内浓度。

急性牙髓炎发作时行开髓引流术能降低牙腔内压力而缓解疼痛,但不能完全去除炎性介质,加上开髓时物理刺激和开放牙腔后牙髓组织受污染,有些患者术后疼痛加重。本组研究急性牙髓炎开髓引流术疼痛缓解率为 78.2 %,术后疼痛加重率为 21.8 %。

急性牙髓炎发作时采用封髓失活法,甲醛甲酚具有止痛作用,并能使血管壁麻痹,血管扩张出血形成血栓,引起血运障碍而使牙髓无菌性坏死。暂封剂中氧化锌丁香油酚也有安抚止痛作用。154 例急性牙髓炎行封髓失活疗法,疼痛缓解率为 92.2 %,疼痛加重率为 7.8 %,与开髓引流比较有显著差异。剧烈疼痛患者一般服用镇静止痛药后疼痛缓解。剧痛一般在术后24 h 内出现,持续 2 h 左右,其后疼痛逐渐消退。本组研究观察到,急性牙髓炎发作时采用封髓疗法完成牙髓治疗总次数少于开髓引流术组,该结果与魏内(Weine)结果相近。急性牙髓炎现最好的治疗方法是行根管治疗术,但由于受国情所限,仅对部分有干髓适应证患者行干髓术治疗。

十一、牙髓炎治疗过程中可能出现的并发症

治疗牙髓炎可采用干髓术、牙髓塑化治疗、根管治疗等方法,治疗过程中可能出现一些并发症。

(一)封入失活剂后疼痛

封入失活剂后一般情况下可出现疼痛,但较轻可以忍受,数小时即可消失。有些患牙因牙髓急性炎症未得缓解,暂封物填压穿髓孔处太紧而出现剧烈疼痛。此时应去除暂封药物,以生理盐水或蒸馏水充分冲洗窝洞,开放安抚后再重新封入失活剂或改用麻醉方法去除牙髓。

(二)失活剂引起牙周坏死

当失活剂放于邻面龋洞时,由于封闭不严,药物渗漏,造成龈乳头及深部组织坏死。

(三)失活剂引起药物性根尖周炎

主要是失活剂封药时间过长造成的患牙有明显的咬合痛、伸长感、松动,应立即去除全部牙髓,用生理盐水冲洗,根管内封入碘制剂。因而使用失活剂时,应控制封药时间,交代患者按时复诊。

(四)牙腔穿孔

由于牙腔的形态有变异,术者对牙腔解剖形态不熟悉,或开髓的方向与深度掌握失误,根管扩大操作不当等原因造成。探入穿孔时出血疼痛,新鲜穿孔可在用生理盐水冲洗、吸干后,用氢氧化钙制剂或磷酸锌黏固剂充填。

(五)残髓炎

干髓术后数周或数年,又出现牙髓炎的症状,可诊断为残髓炎,这是根髓失活不全所致,是干髓术常见的并发症。牙髓塑化治疗的患牙也可出现残髓炎,这是由于塑化不全,根尖部尚存残髓未被塑化或有遗漏根管未做处理。若出现残髓炎,则应重新治疗。

(六)塑化剂烧伤

在牙髓塑化过程中,塑化液不慎滴到黏膜上,可烧伤黏膜,出现糜烂、溃疡,患者感觉局部灼痛。

(七)术后疼痛、肿胀

术后疼痛、肿胀是操作过程中器械穿出根尖孔或塑化液等药物刺激引起根尖周炎症反应所致。

(八)器械折断于根管内

在扩大根管时使用器械不当,器械原有损伤或质量不佳;或当医师进行操作时患者突然扭转头等原因,可导致器械折断于根管内。

(九)牙体折裂

经过牙髓治疗后的患牙,牙体硬组织失去了来自牙髓的营养和修复功能,牙体组织相对薄弱,开髓制洞时要磨去牙腔上方的牙齿组织,咀嚼硬物时易致牙折裂,所以在治疗时要注意调整咬合,并防止切割牙体组织过多。必要时做全冠保护,并嘱患者不要咬过硬的食物。

十二、牙体牙髓病患者的心理护理

(一)治疗前的心理护理

首先,为患者提供方便、快捷、舒适的就医环境,以"一切以患者为中心,将患者的利益放在首位"为服务宗旨,热情接待患者,以简洁的语言向患者介绍诊疗环境、手术医师和护士的姓名及资历、治疗过程、术中配合及注意事项,以高度的责任心和同情心与患者交谈,耐心解答患者所担心的问题,通过交谈了解病情及病因,根据患者的病情及要求,讲明治疗的必要性、不同材料的优缺点、治疗全过程所需费用及疗效。对经济条件差的患者,尽量提供经济实用的充填材料。其次,美学修复可以改变牙齿的外观,在一定程度上可以改善牙齿的颜色和形态,但无法达到与自然牙一致。因此,对美学修复方面要求较高的患者,应注意调整患者对手术的期望值,治疗前向患者讲明手术的相对性、局限性,请其慎重选择,避免出现治疗后医师满意而患者不满意的情况,提高患者对术后效果的承受力,必要时向他们展示已治疗痊愈患者的前后照片,使其增强自信心。这样在治疗前使患者对治疗全过程及所需费用有充分的了解和心理准备,以最佳的心理状态接受治疗。

(二)治疗中的心理护理

临床发现 80 ％以上的患者均有不同程度的畏惧心理,主要是害怕疼痛。对精神过于紧张、年老体弱、儿童的患者,允许家属守护在旁。对老年人应耐心细致解释治疗中可能出现的情况,由于不同的人疼痛阈值不同,不能横向比较,说伤害患者自尊心的话。而在儿童治疗过程中,可多与儿童有身体接触,给以安全感,但不要帮助儿童下治疗椅,减少其依赖性,树立自信心,不必和儿童解释牙科治疗问题,与儿童讨论一些他们所感兴趣的问题,对患者的配合给予鼓励。对无家属者,护士可守护在旁,减轻其对"钻牙"的恐惧。医护人员操作要轻,尽量减少噪声,在钻牙、开髓术中,如患者感到疼痛难忍或有疑问,嘱其先举手示意,以免发生意外,同时应密切观察患者的脉搏、血压,轻声告知治疗进程,随时提醒放松的方法,使医、护、患配合默契,顺利地实施治疗。根据患者治疗进程,告知患者下次复诊时间,在根备或根充后可能会出现疼痛反应,多数是正常反应。如果疼痛严重、伴有局部肿胀和全身反应,应及时复诊,酌情进一步治疗。

(三)治疗后的心理护理

患者治疗结束后,征求患者意见,交代注意事项,稳定患者情绪。牙髓治疗后的牙齿抗折断能力降低,易劈裂,治疗后嘱患者避免使用患牙咀嚼硬物或遵医嘱及时进行全冠或桩核修复。美学修复可以改变牙齿的外观,但不会改变牙齿的抵抗疾病的能力,因此术后更要注重口腔保健的方法和效率。教给患者口腔保健知识,使其养成良好的口腔卫生习惯,有条件者应定期进行口腔检查、洁牙,防止龋病和牙周病的发生,以求从根本上解决问题。

第七章 牙周病

第一节 牙周病概述

一、概论

牙周病是一种古老而常见的疾病，自古以来牙周病就伴随着人类存在。目前，在我国有2/3的成年人患有牙周疾病，它是 35 岁以上人群失牙的主要原因。牙周疾病不仅会导致牙齿的松动脱落，严重者还会影响咀嚼功能，加重胃肠道的负担。牙周病患牙还可能作为感染病灶，造成或加剧某些全身疾病，如亚急性细菌性心内膜炎、风湿性关节炎、类风湿性关节炎、肾小球肾炎、虹膜炎及多形红斑等，其对人类的健康危害极大。

口腔内的环境，如温度、水分、营养、氧气和酸碱度都适合细菌的生长、发育和繁殖。牙周组织复杂的生态环境造成牙周微生物具有种类繁多、数量极大、寄生期长、与宿主终生相伴的特点。近 20 年来，随着现代微生物学、免疫学、微生态学及分子生物学等学科的发展和电子显微镜、免疫荧光、免疫组织化学技术、单克隆抗体技术的应用，对牙周疾病的病因、病理、诊断、治疗和预防都有长足的认识。

二、牙周组织结构

牙周组织是指包围牙齿并支持牙齿的软硬组织，由牙周膜、牙龈、牙骨质和牙槽骨组成（图 7-1）。牙齿依靠牙周组织牢固地附着于牙槽骨内，并承受咬合功能。

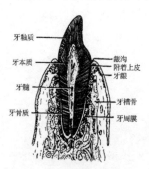

图 7-1 牙周组织结构图

（一）牙龈

牙龈由覆盖于牙槽骨和牙颈部的口腔黏膜上皮及其下方的结缔组织构成。按解剖部位分为游离龈、附着龈和龈乳头三部分。游离龈也称边缘龈，宽约 1 mm，呈领圈状包绕牙颈部，正常呈淡红色，菲薄且紧贴牙面，表面覆以角化复层扁平上皮，其与牙面之间形成的"V"形浅沟为龈沟，正常深度为 1～2 mm，平均 1.8 mm，沟底位于釉质牙骨质界处。

附着龈与游离龈相连接。其复层扁平上皮下方没有黏膜下层，故呈粉红色，坚韧而不能移动,表面有橘皮样的点状凹陷称点彩。它是由数个上皮钉突融合并向结缔组织内突起而形成的。龈乳头呈锥形充满于相邻两牙接触区根方,其由两个乳头即唇颊侧和舌腭侧的乳头及在邻面接触区下方会合略凹的龈谷构成。龈谷上皮无角化,无钉突。

(二)牙周膜

牙周膜亦称牙周韧带,由许多呈束状的胶原纤维及束间的结缔组织构成。这些纤维一端埋入牙骨质内,另一端埋入牙槽骨,借此将牙齿悬吊固定于牙槽骨窝内。牙周膜宽度0.15~0.38 mm,在X线片上呈现围绕牙根的窄黑线。在正常情况下,牙周膜的纤维呈波纹状,使牙齿有微小的生理性动度。牙周膜内成纤维细胞具有较强的合成胶原的能力,不断形成新的主纤维和牙骨质,并实现牙槽骨的改建。牙周膜内有丰富的血管和神经,可感受痛觉、触觉并准确判断加于牙齿上的压力大小、位置和方向。

(三)牙骨质

牙骨板呈板层样被覆于牙根表面。在牙颈部的牙骨质与釉质交界处即釉质牙骨质界有3种形式(图7-2):①牙骨质与釉质不相连接,其间牙本质暴露,占5%~10%;②两者端口相接,占30%;③牙骨质覆盖釉质,占60%~65%。第一种情况,当发生牙龈退缩而暴露牙颈部易产生牙本质过敏。牙骨质内仅有少量细胞,无血管、神经及淋巴组织,没有生理性改建。在牙周病治疗过程中,牙周膜细胞分化出成牙骨质细胞,新牙骨质沉积于牙根表面,并将新形成的牙周膜纤维埋于其中,形成牙周新附着。

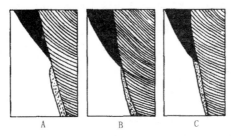

A.牙骨质与釉质不相接;B.牙骨质与釉质端口相接;C.牙骨质覆盖釉质

图7-2　釉质牙骨质界的3种形式示意图

(四)牙槽骨

牙槽骨即颌骨包绕牙根周围的牙槽突起部分,由容纳牙根的凹窝(牙槽窝)及其游离端的牙槽嵴顶构成。牙槽骨的代谢和改建相当活跃,其形成、吸收及形态改变均随牙齿位置和功能状态而变化。在正常情况下,𬌗力使牙槽骨吸收和新生保持平衡。X线片上构成牙槽窝内壁的固有牙槽骨呈致密白线,称为硬骨板。当牙槽骨因炎症或𬌗创伤等发生吸收时,硬骨板模糊、中断甚至消失。正畸治疗时,牙槽骨随𬌗力发生改变。在受压力侧,牙槽骨发生吸收;在牵引侧,有新骨生成。

(五)龈牙结合部

龈牙结合部指牙龈组织借结合上皮与牙齿表面连接,很好地封闭了软硬组织的交界处(图7-3)。结合上皮为复层扁平上皮,呈领圈状包绕牙颈部,位于龈沟内上皮根方,与牙面的附着由半桥粒体和基底板连接。结合上皮无角化层,无上皮钉突,上皮通透性较高,较易为机械力所穿透或撕裂。牙周探针易穿透结合上皮;深部刮治时,器械较易伤及结合上皮。结合上皮大约 5 d 更新一次,表皮脱落细胞可连同入侵细菌脱落到龈沟内。如果上皮附着被手术剥离,一周左右可重建。

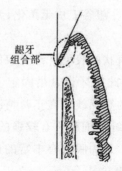

龈牙
组合部

图 7-3　龈牙结合部图

龈沟内上皮亦为无角化的复层扁平上皮,具有一定的双向通透性,其下方有大量的血管丛,其中多为静脉,一些蛋白分子、抗原、抗体、酶类及各种细胞成分经沟内上皮进入龈沟,形成龈沟液,当受到细菌、化学、机械等方面的刺激,血管丛的通透性增加,龈沟液的量增加。

三、口腔生态环境

(一)口腔及牙周生态环境

口腔内有上百种微生物,包括细菌(需氧菌、兼性厌氧菌和专性厌氧菌),还有真菌、酵母菌、支原体、原虫和病毒。唾液中细菌为 1.5×10^8 个/mL,牙菌斑中细菌则更多,约为 5×10^{11}/g湿重。从婴儿分娩后3~4 h 始,口腔即有微生物存在,自此伴随人的一生。

寄居口腔各部位的微生物群,在正常情况下,处于共生、竞争和拮抗状态,以此保持菌群间的相对平衡及与菌群宿主之间的动态平衡,一般情况下对人体无害,不致病。这与人体其他三大菌库(皮肤、结肠和阴道)一样对维护人体尤其是口腔的健康极为有利,故称为正常菌群。口腔正常菌群的种类和数量随饮食、年龄、机体状态、卫生习惯不同而有所差异,在不同个体或是同一个体不同部位亦存在明显差异,故正常菌群是可变且相对的。

正常菌群之间及其与宿主之间的相互作用称为生态系。当生态系中微生物之间及微生物与宿主之间处于平衡的状态,就能保持宿主健康。当正常菌群失去相互制约,或微生物和宿主失去平衡时都可能导致疾病。牙周组织特殊的解剖结构和理化性质,使牙周袋形成有氧环境和无氧环境,以及各种不同氧张力环境和许多特殊的微环境,并提供各种细菌生长的恒定温度(35~37 ℃)、湿度和营养底物,这为许多微生物的生长、繁殖和定居提供适宜的环境和条件。

(二)影响牙周生态系的因素

1.唾液的作用

唾液主要由颌下腺、腮腺、舌下腺分泌,还有许多口腔黏膜小腺体的分泌。一般 24 h 总唾液量为0.7~1.5 L,白天活动时分泌较睡眠时多,咀嚼时较休息时多,唾液流量及流速因人而异。其成分为 99.5 ％的水分及 0.5 ％的固体成分。固体成分中有蛋白质、糖类、氨基酸、尿素、氨、抗体、酶类和各种无机盐类及脱落上皮细胞、白细胞、细菌及食物残渣。唾液 pH 范围为 5.6~7.6(平均 6.8)。这相对恒定的 pH 主要通过唾液的缓冲来保持,还受饮食(尤其是食糖量)和唾液流率的影响,唾液 pH 对口腔正常菌群的构成影响甚大。唾液的缓冲作用与分泌速度有直接关系,分泌快则缓冲量大。唾液的 pH 还取决于碳酸盐离子的浓度及溶解的二氧化碳的比例。口腔内各部位受进食影响,pH 会有较大幅度波动。而在牙周袋内,受干扰少,pH 变化不大,有利于嗜酸生物或嗜碱生物的生存。

新鲜唾液的氧化还原电位(Eh)为 $+240$ MV～$+400$ MV,有利于需氧菌或兼性厌氧菌的生长。唾液 pH 值通过氧化还原电位间接影响微生物的生长。当 pH 降低时,Eh 为正值;当 pH 升高时,Eh 为负值。唾液中的还原物质能使 Eh 下降,有利于厌氧菌的生长。唾液对口腔黏膜及牙齿表面有润滑作用和保护作用;唾液的流动机械清洗口腔,将食物残渣和口腔细菌带到消化道;维持口腔的酸碱平衡,发挥缓冲作用;唾液含有很多抗菌成分,可有利于抗感染并参与免疫反应;对控制菌斑活动,保持口腔健康起积极作用。

2.龈沟液的作用

龈沟液为龈沟底下方结缔组织渗出的液体。正常时龈沟液分泌很少,甚至无分泌。当炎症状态时,牙龈血管扩张,通透性增高,龈沟内渗入液增多。目前,多数学者认为观察龈沟液是区别正常牙龈与炎性牙龈的重要临床方法;龈沟液量和质的变化,可用作评价牙龈或牙周炎症程度的指标之一。健康龈沟液成分与血清相似。其中含有大量中性粒细胞、淋巴细胞及吞噬细胞,还有脱落上皮细胞和细菌、糖类、蛋白质、酶类及代谢产物和无机盐类。这些成分在牙龈炎症时比健康时明显增多。钙和磷高出血清 3 倍,这对龈下牙石的形成有利。

龈沟液的保护作用。①机械清洗作用:将沟内细菌和颗粒冲洗清除;②黏附作用:龈沟上皮分泌一种血清蛋白,可以增强上皮与牙面的黏附力;③防御作用:龈沟液中含的吞噬细胞、抗体、溶菌酶,可以吞噬和破坏细菌。牙龈炎症明显时,其防御反应增强。

龈沟作为一个相对隐蔽的场所,口腔一般卫生措施(含漱、刷牙等)及唾液冲洗作用和食物的摩擦作用均难以影响到微生物的停留和繁殖。氧化还原电位可降至-300 MV 以下,富含糖、蛋白质、无机盐的龈沟液等便利条件均为各种细菌,尤其是为不具备附着能力的、毒性较强的革兰氏阴性厌氧杆菌、活动菌和螺旋体等提供了一个极有利的生长场所。

四、病因

(一)细菌是主要致病因素

1.菌斑细菌是牙周病的始动因素

(1)1965 年,洛(Loe)设计实验性龈炎,12 名牙科大学生(志愿者),停止口腔卫生措施(刷牙)。第 10 天开始,堆积于牙面的菌斑造成牙龈充血、水肿,开始早期边缘性龈炎。直到第 21 天,龈炎随时间推移而明显加重;实验结束,恢复刷牙,清除牙面菌斑,龈炎渐消,口腔恢复了健康。

(2)流行病学调查亦发现,口腔卫生差者,牙周疾病发生率高于口腔卫生好者。

(3)动物实验证实,将细钢丝或线栓结在牙颈部不会引起龈炎,加用有细菌的食物饲养,可造成动物的实验性牙周炎。

(4)甲硝唑及四环素等抗生素的应用可以减轻牙周病症状。

口腔内存在有上百种微生物,依不同的生物学特性栖息在口腔内不同部位。随着厌氧培养技术的不断改进和完善,专性及兼性厌氧菌的检出率大大提高,厌氧菌亦是正常菌群的主要成分。龈袋和牙周袋内氧化还原电位低,其龈下菌斑以厌氧菌占优势。革兰氏阴性厌氧菌感染的特性与牙周病症状相符,说明两者之间存在密切关系:①革兰氏阴性厌氧菌属口腔正常菌群的组成部分,其感染可为内源性感染;②当机体抵抗力下降或局部血液供应障碍及菌群比例失调时,革兰氏阴性厌氧菌为条件致病菌;③多种厌氧菌造成混合感染致病;④引起的病变多呈慢性顽固性,有复发倾向,临床上常表现为炎症、脓肿或组织坏死、分泌物有臭味等;⑤大多数菌含有作用力强的内毒素;⑥用甲硝唑等抗生素可有效控制牙周病症状。从这几个方面来看,革兰氏阴性厌氧菌与牙周病之间存在密切的联系。

2.细菌致病机制

细菌致病性包括以下几种。

(1)在体表被膜或结构存活或穿入体表侵入宿主。

(2)在体内繁殖。

(3)抑制宿主的防御机制。

(4)对宿主起损伤作用。

(5)引起组织和宿主的特异性反应,间接造成组织损伤。

3.牙周菌斑

牙(根)面的细菌因牙周区域不同的生态环境,其细菌的组成差异很大,故分为龈上菌斑和龈下菌斑。龈上菌斑包括牙冠各部的菌斑,如𬌗面点隙沟裂菌斑、光滑面菌斑、邻面菌斑和颈缘菌斑。龈上菌斑主要由增生的微生物和基质组成,微生物以需氧菌或兼性厌氧菌为主,如革兰氏阳性丝状菌和口腔链球菌、一些脱落的上皮细胞、白细胞和巨噬细胞等。基质含有机质和无机质两部分,有机质为糖类、蛋白质和脂类,无机成分主要有钙和磷,还有少量的镁、钾和钠,无机成分含量高与菌斑的钙化、牙石的形成关系密切。龈下菌斑是龈上菌斑的延续。紧贴牙根面的菌斑组成主要是革兰氏阳性丝状菌,但由于牙周袋特殊的理化环境,为大量可动菌、厌氧菌的生长提供了极为有利的条件,龈下菌斑中与牙周病关系密切的细菌包括:厌氧弧菌、螺旋体、产黑色素类杆菌、伴放线放线杆菌、二氧化碳嗜纤维菌等。

通过电镜观察,牙周病患者的牙周袋内壁上皮多处溃疡,上皮下方结缔组织内有各种细菌入侵,有的细菌能达到其下方的牙槽骨和牙骨质。细菌通过自身的酶类如透明质酸酶、胶原酶、软骨素酶、蛋白酶、核酸酶等,对结缔组织产生破坏,成纤维细胞抑制因子使胶原合成减少,附着丧失。如伴放线放线杆菌的白细胞毒素、多形白细胞趋化抑制因子和淋巴因子就可以降低宿主这方面的防御机能,尤其应关注的是革兰氏阴性杆菌细胞壁、细胞膜或荚膜上的脂多糖内毒素、脂磷壁酸、肽聚糖、胞壁酰二肽等物质及某些细菌的囊性物质,均能够直接或间接刺激破骨细胞引起骨吸收。

(二)协同因素

协同因素分为局部因素与全身因素。

1.局部因素

(1)牙石:牙石是附着于牙面上的钙化或正在钙化的以菌斑为基质的团块。牙石以牙龈边缘为界,分龈上牙石与龈下牙石。龈上牙石呈淡黄色,常发生于腮腺导管口附近的上颌后牙颊面及舌下腺导管口的下前牙舌面。而龈下牙石附着于龈沟或牙周袋内的根面上,呈黑色,质地较硬,呈砂粒状或片状,附着很牢,不易直接观察,需要用探针做检查。

牙石形成有 3 个基本步骤：①获得性膜形成、牙菌斑成熟和矿物化；②牙石由牙菌斑和软垢钙化而成，在牙菌斑形成 2～14 d 都可以进行钙化；③牙菌斑钙化形成牙石，牙石提供牙菌斑继续积聚的核心，在牙石粗糙表面堆积有未钙化的牙菌斑。牙菌斑和牙石均可致病，因有牙石的存在及其表面菌斑的刺激，会产生机械压迫及持续性刺激作用，加重了牙龈出血和牙槽骨吸收、牙周袋加深等情况，加速了牙周病的发展。通过电镜观察，牙石附着于牙面的方式有下列几种：①依靠牙菌斑附着；②渗入牙骨质或牙本质表层；③牙石无机盐结晶与牙结构结合。

（2）食物嵌塞：在咀嚼过程中，食物塞入相邻两牙的牙间隙内，称为食物嵌塞。由于塞入的食物机械压迫作用和细菌的代谢作用造成牙周炎症，还可以引起和加重口臭、牙槽骨吸收、牙龈退缩及邻（根）面龋等。食物嵌塞原因复杂，可由牙齿松动或移位、咬合面异常磨耗造成牙尖陡峻、牙齿排列不整齐、接触点异常或是邻面不良修复体。

（3）不良修复体：义齿修复时桩冠及全冠边缘的不密合，牙体缺损的充填材料如复合树脂、银汞合金等形成的悬突，贴面时边缘粗糙及不符合生理要求的义齿均有助于颈缘菌斑的堆积而加重牙周炎症。

（4）正畸治疗：矫治器的使用给口腔的清洁卫生带来一定困难，口腔内菌斑堆积增多，会产生暂时性的龈炎。

（5）牙列不齐：牙齿的错位、扭转、过长或萌出不足等，牙齿间接触不良，容易造成菌斑滞留，妨碍口腔清洁工作，牙龈及牙周组织的炎症易于产生和发展。

（6）不良习惯：开唇露齿，以口呼吸患者多见，上前牙牙龈通常较干燥，牙面的正常唾液清洁作用减少，易患肥大性龈炎。

（7）吸烟：吸烟时烟草燃烧产生的温度和积聚的产物是局部性刺激物，使牙龈角化增加；焦油沉积在牙面上形成烟斑，不仅使牙齿着黄色、褐色或黑色，而且常与菌斑牙石结合，渗透到釉质甚至牙本质小管内。

2.全身性因素

研究证实，没有一种全身因素可以引起牙周疾病，但有的全身因素有助于牙周疾病的发生和发展。

（1）糖尿病：患者易发生牙龈出血、牙周脓肿、牙齿移位等症状。这主要是由糖尿病造成牙周组织内的小血管壁和基底膜增厚，管腔闭塞，牙周组织供氧不足和代谢产物堆积，这大大降低了牙周组织对感染的抵抗力。

（2）性激素水平：青春期、月经期及妊娠期的内分泌激素水平的变化，可加重牙周组织对局部刺激因素的反应性，进而导致青春期龈炎、妊娠性龈炎等。这是由于牙龈里含有性激素的蛋白受体，如雌激素可促使牙龈上皮过度角化、刺激骨组织和纤维组织的形成。孕酮可造成牙龈微血管扩张、充血、循环淤滞、渗出增加、炎症加重。

（3）血液疾病：贫血、白血病及再生障碍性贫血等疾病常伴有牙龈苍白、溃疡、肿大或自发性出血，妨碍口腔卫生，易合并感染。

（4）遗传因素：一些基因异常有家庭遗传背景的疾病如青少年牙周炎、粒细胞减少症、唐氏（Down）综合征、掌跖角化牙周破坏综合征等，常伴有多形核细胞缺陷，加重牙周疾病进程。

（5）其他因素。

药物因素:抗癫痫病药物苯妥英钠有增强牙龈成纤维细胞合成蛋白质和胶原的能力,因此半数服药者出现牙龈增生呈球状遮掩牙冠。其他还有环孢霉素 A、硝苯地平等也有类似作用。

维生素 C 缺乏症:由于维生素 C 摄入、吸收障碍,致使牙龈出血、牙齿松动等,大量补充维生素 C 可使症状有明显缓解。

3.免疫反应与牙周病

(1)体液免疫反应:牙周损害的进展期和确立期,在病损区及其下方的结缔组织内有大量的浆细胞浸润,大多数浆细胞能产生 IgG,还可产生 IgA 和 IgE。当龈下细菌受 IgG、IgA 和 IgE 包被时,龈沟中细菌的数量和种类就会发生改变,免疫球蛋白减少了抗原的数目有利于机体的保护作用。

龈沟内存在有多种杀菌或抑菌物质,如溶菌酶、补体、乳铁蛋白等。补体活化产生大量生物活性物质,后者能增强白细胞的吞噬功能,促进溶菌酶的释放。在牙周病的慢性病程中,激活的补体参与抗原-抗体复合物的形成,使肥大细胞脱颗粒引起组织胺释放,增强吞噬细胞活性导致溶菌酶释放和骨吸收。细菌刺激的多克隆活化 B 细胞能产生自身抗体及白细胞介素-1,后者在牙槽骨的破坏方面起重要作用。

(2)细胞免疫反应:牙周袋内龈下菌斑中的抗原物质与组织中的淋巴细胞接触时,后者会合成和分泌大量的淋巴因子,淋巴因子能刺激吞噬细胞,增强其吞噬活性和抗菌活性,促进中性粒细胞的趋化性,抑制病毒的复制。因此,细胞免疫是牙周组织抗感染的重要部分。

大量研究表明,牙周炎症的早期,组织中渗出的细胞以 T 淋巴细胞为主,并可发现大量的迟发性超敏反应物质。活化的淋巴细胞、分泌的淋巴因子及细胞毒反应强弱程度与牙周炎症的严重程度有密切关系。淋巴因子如巨噬细胞趋化因子、巨噬细胞移动抑制因子、巨噬细胞活化因子、破骨细胞活化因子、干扰素和淋巴毒素。这些因子具有放大效应,使吞噬细胞过度释放蛋白溶解酶、胶原酶、溶菌酶和前列腺素加重牙周病变,而破骨细胞活化因子直接造成骨吸收和脱钙等骨破坏。

4.祖国医学对牙周病的认识

祖国医学称牙龈为齿龈、牙肉,称牙槽骨组织为牙车或牙床。牙周病实为外感六淫,七情内伤所致。风、寒、暑、湿、燥、火等邪,以及饮食不节,嗜食辛辣煎炒,饮酒无度伤及脾胃。胃热挟邪化火上蒸于口,引起齿衄、痈疮等证。七情内伤,脏腑功能失调,与肾气衰弱有密切关系。久病耗损、劳倦过度、生育过多、崩中漏下、先天不足,均致肾气虚损。"肾主骨,齿为骨之余""肾虚而牙病,肾衰则齿豁"。

对牙周疾病的描述包括:牙宣、牙龈宣露、牙漏、齿漏、脓漏齿、牙疳、龈衄血、髓溢、齿豁、风齿、火牙、齿挺、风热龈肿痛、齿根露、齿根欲脱、风冷痛、瘀血痛、溃槽、牙槽风、牙漏吹、爆骨搜牙等。

(1)牙衄(亦名:龈烂、溃槽、齿衄):牙齿清理无方,垢积附齿,三焦之热,蕴于齿龈;手阳明经及足少阴三经行之,阳明与冲、任两脉相连附,多气多血,胃肠热邪循经上行,激血外出成衄,多属热实证。宜去垢敷药含漱。

(2)牙痈(亦名:牙疗):胃肠运化失调,太阳经湿热,胃经火毒,毒盛成疮。

(3)牙宣(亦名:齿豁、齿漏、牙龈宣露):气血不足,措理无方,肾气虚弱,骨髓里损,风邪袭弱,骨寒血弱,龈肉缩落,渐至宣露。

(4)齿漏:初则肿痛,久呈黄泡,破溃出脓。多因心烦操劳,烟酒过度所致,时出秽脓,串至左右齿根。

五、症状体征

(一)牙龈炎症

炎症时牙龈色泽呈鲜红或暗红色,牙龈肿胀使龈缘变厚,龈乳头圆钝,与牙面分离。组织水肿使点彩消失,表面光亮,质地松软脆弱,缺乏弹性。如是增生性炎症,上皮增殖变厚,胶原纤维增殖,牙龈变得坚硬肥厚。健康牙龈的牙龈沟深度不超过 2 mm。当患炎症时,因牙龈肿胀或增生,龈沟加深。如果上皮附着水平没有明显改变,称为龈袋。当牙周袋形成时,袋底结合上皮向根方增殖,上皮附着水平丧失。

(二)牙龈出血

牙龈出血是患者最常见的主诉症状,多在刷牙或咬硬食物时发生,严重时可有自发性出血。牙龈出血可视为牙周疾病的早期症状,探诊后出血,对判断牙周炎症的活动性极具意义。而当牙龈组织纤维增生改变时,牙龈坚实极少出血。

(三)口腔异味或口臭

牙周疾病患者常出现口腔气味异常,患者自觉口内有血腥味,严重者可从患者呼出的气味中闻到。口臭的原因最常见的是牙周菌斑的代谢产物和滞留的食物残渣,尤其是挥发性食物,其他由鼻道、鼻旁窦、扁桃体、肺及消化道疾病也会伴有特殊的口臭。

(四)牙周袋形成

牙周袋的形成是牙周病一大特征性改变。牙龈因炎症刺激沟内上皮肿胀、溃疡,沟底结合上皮不规则向根方剥离,结缔组织水肿,慢性炎症细胞浸润,大量增生的毛细血管扩张充血。牙根面暴露于牙周袋内,有牙石、牙菌斑覆盖。牙周袋内牙骨质因菌斑细菌产酸及酶等化学物质而发生脱矿和软化,易发生根面龋。更有甚者,细菌及内毒素可通过牙骨质深达其下方的牙本质小管,这些改变均加重牙周组织从牙根面上剥离而成深牙周袋。袋内菌斑、软垢、食物碎屑等毒性较大的内容物刺激加重了牙周组织炎症。

牙齿各根面牙周袋的深度不一,通常邻面牙周袋最深,该处最易堆积菌斑,最早受到炎症的侵袭。因此,探查牙周袋就按牙齿颊(唇)、舌(腭)侧之远、中、近三点做测量记录。牙周检查时,应采用带刻度的牙周探针,支点稳,力量适宜(20~25 g),即将探针轻轻插入指甲沟而不致疼痛的力量,方向不偏,与牙齿长轴方向一致。这样才能准确反映牙周袋的真实情况。

(五)牙槽骨吸收

牙槽骨吸收是牙周病另一大特征性改变。牙槽骨是人体骨骼系统中代谢和改建最活跃的部分。在生理情况下,牙槽骨的吸收与再生是平衡的,故骨高度保持不变。当牙龈组织中的炎症向深部牙周组织扩展到牙槽骨附近,骨表面和骨髓腔内分化出破骨细胞和吞噬细胞,牙槽骨呈现水平状吸收;距炎症较远处,又有骨的修复性再生,新骨的形成可减缓牙槽骨的丧失速度。后者是牙周治疗的骨质修复的生物学基础。殆创伤是牙槽骨吸收的又一原因。由于牙周支持组织的病变,殆创伤时常发生。牙齿的压力侧牙槽骨发生垂直吸收。牙槽骨吸收可以用 X 线片来显示。早期的牙槽骨吸收,X 线片上可表现为牙槽嵴顶的硬骨板消失或模糊,嵴顶的吸收使牙槽间隔由尖变平甚至呈火山状的凹陷,随之是牙槽骨高度降低。在正常情况下,牙槽骨嵴顶到釉质牙骨质界的距离为 1～2 mm,若超过 2 mm 可认为是牙槽骨发生吸收。X 线片仅能反映牙齿近、远中的骨质破坏情况,而颊、舌侧骨板与牙齿重叠而无法清晰显示。牙槽骨吸收的程度一般分三度。①Ⅰ°吸收:牙槽骨吸收高度不大于根长 1/3;②Ⅱ°吸收:牙槽骨吸收高度大于根长 1/3;但小于根长 2/3;③Ⅲ°吸收:牙槽骨吸收高度大于根长 2/3。

(六)牙齿松动、移位

在正常情况下,牙齿有水平方向的轻微动度。引起牙齿松动移位的主要原因:①牙周组织炎症,尤其是牙槽骨吸收到一定程度(＞根长 1/2),冠根比例失调。②𬌗创伤。牙齿松动还可出现于妊娠期及牙周手术时,一经控制,松动度可下降,松动度可视其程度,依方向记录三级。一级:仅有颊(唇)舌(腭)侧向动度,其范围不大于 1 mm;二级:除有颊(唇)舌(腭)侧向动度外,亦有水平方向动度外,其范围不大于 2 mm;三级:水平向动度大于 2 mm 或出现垂直向松动。

牙周疾病常常无明显疼痛等自觉症状,而一个或多个牙齿移位是促使患者就诊的主要原因。牙周病患牙长期受炎症侵扰,牙槽骨吸收,支持组织减少,发生继发性𬌗创伤。全口牙齿向中线方向移位,造成开唇露齿;牙周病晚期牙齿可向任何方向移位,以缓解继发性𬌗创伤。

(七)牙龈退缩

牙龈退缩和牙根暴露是牙周疾病常有的表现。炎症和𬌗创伤使牙槽骨慢慢吸收,牙齿支持组织不断降低,牙周组织附着丧失,牙龈明显退缩,牙根暴露。此时,为如实反映牙周组织破坏的严重程度,附着丧失应是龈缘到釉质牙骨质界的距离与牙周袋深度之和。

六、预后和治疗计划

(一)预后

预后是预测牙周组织对治疗的反应情况,对治疗效果有一个前瞻性认识。牙周病的致病因素和治疗手段是复杂多样的,必须根据患者的情况选择最适宜的治疗方案,以期得到最佳的治疗效果。因此,判断预后应着重考虑以下几个方面。

1.牙周组织病变程度

(1)牙槽骨破坏情况:依 X 线片判断牙槽骨的吸收破坏情况。丧失的骨量越多,预后越差;骨吸收不足根长 1/3,预后不佳。

(2)附着水平和牙周袋深度:附着丧失发生在多侧较单侧严重;垂直型骨吸收较水平型骨吸收预后差。附着丧失近根尖,牙周袋深度大于 7 mm 预后最差。多根牙病变波及根分叉较单根病变预后差。

(3)牙齿松动情况:如果松动度由炎症和𬌗创伤引起,预后较好;如果松动度由牙槽骨降低所致,预后较差。

2.年龄与健康情况

一般身体健康状态良好的年轻人对疾病的抵抗力及恢复力较强,预后较好。特殊类型牙周炎存在免疫缺陷及糖尿病、白血病、唐氏综合征、粒细胞减少症等的患者,牙周治疗预后较差。

3.病因控制

控制菌斑工作需要患者的配合。事先应与患者讲清疾病特点、治疗方法及保持口腔卫生清洁的意义和具体做法,这对良好的预后和疗效维持至关重要。

4.余留牙情况

余留牙分布不均匀、数量少、不能负担义齿修复的咬合力等,预后不好;牙齿形态小、冠根比例异常、排列错位、咬合不正常等,预后较差。

(二)治疗计划

牙周病治疗目的:①控制病因;②恢复功能,创造一个健康的牙周环境和外观功能均佳的牙列。完整牙周病的治疗是一个以年为单位的较漫长的治疗过程。因此,治疗前应设计方案,并向患者进行全面解释,方可开始实施。

1.向患者解释

开始治疗前,应向患者将其牙周病病情、程度、病因及治疗计划全部讲清,可根据患者的年龄、时间、经济能力等方面提供若干个治疗方案供其选择。

2.治疗前拔牙

牙槽骨吸收至根尖 1/3 应拔除;因牙周病造成牙槽骨吸收大于根长 1/2 并伴严重倾斜移位造成修复困难应拔除。

3.基础治疗

(1)自我菌斑控制:培养和训练正确的刷牙方法,使用牙线与牙签,保持口腔清洁,消除食物及菌斑堆积对牙周组织的不良影响。

(2)除牙石及牙菌斑:采用器械龈上洁治术或龈下刮治术去除牙(根)面上沉积的牙菌斑及牙石,彻底除去吸收细菌毒素的牙骨质表层组织,并用化学方法处理根面,以降解根面毒素,创造适宜的牙周软硬组织环境,以利牙周组织的重建。

(3)咬合调整:消除咬合创伤,重建𬌗平衡对于牙周组织的修复、重建和功能的改善是至关重要的。调𬌗应在炎症控制后及手术前进行。

(4)炎症控制:牙周疾病伴发牙周脓肿或逆行牙髓感染,才会出现明显牙痛。配合抗菌药物的使用,进行牙髓牙周联合病变的处理方可缓解炎症或疼痛。

牙周骨外科手术应视患者牙周疾病严重程度、年龄、机体状态而定,时间应在基础治疗阶段完成 2 周后进行。目的在于彻底消除牙周袋、纠正牙龈形态的异常和治疗牙槽骨的缺损。术后 2 个月即可进行永久性修复牙列工作。

4.修复重建

进入牙周病稳定控制时期,可用强身健体、补肾固齿药物以增强宿主的免疫功能,巩固疗效。再就是进行牙周病的正畸治疗、永久性夹板、缺失牙修复及食物嵌塞矫治等治疗。

5.疗效维持

每 3 个月至半年复查 1 次,检查口腔卫生情况,指导口腔保健措施,并进行必要的洁治和刮治工作。两年拍 1 次全口牙片,对患者的牙周情况进行再评价。需要强调的是疗效维持工作绝大部分取决于患者对牙周疾病的认识程度,以及自我口腔卫生保健意识的建立与重视,只有积极配合治疗,采取有效措施控制牙菌斑的形成,才能取得事半功倍的效果。而这一点恰恰是医务人员所不能代劳的。如果口腔卫生差,牙菌斑堆积严重,会使牙周病情加重而前功尽弃。

七、疗效保持与监护

牙周病患者经系统治疗稳定后的疗效保持与维护至关重要,这需要医患双方的共同重视和努力。有资料表明,牙周病治疗后疏于牙周保健患者的失牙率是坚持牙周疗效维护者的3倍。牙周系统治疗后第一年为是否复发的关键阶段。

(一)牙周病的复发

牙周病的治疗是复杂而长期的,而其疗效却未必尽如人意。病变是随时可能发生的,这与多种因素有关:①治疗不当或不充分,未能消除全部潜在的适于牙菌斑滞留的因素。常见的原因是对牙石的清除不彻底,尤其是龈下牙石的滞留、牙周袋未彻底消除。②牙周治疗完成后,牙齿修复体设计不良,制作不当,造成进一步牙周损伤。③患者放松了牙周护理或未能定期复查,使牙周病损再度出现。④系统性疾病降低了机体对细菌的抵抗力。

复发可从以下几方面加以判断:①牙龈呈炎症改变及探查龈沟时出血;②龈沟加深导致牙周袋的复发和形成;③由 X 线检查发现骨吸收逐渐加大;④牙齿松动度增加。

(二)疗效维护程序

随访间隔为 2~3 个月,复查目前的牙周健康状况,进行必要的牙周治疗,并对今后的疗效维护提出指导意见。

询问近期有何与牙周健康相关的问题。逐一检查牙龈组织、龈沟深度或牙周袋情况及其脓性分泌物、牙齿移动度、根分叉病变及 X 线片复查牙槽骨高度。牙菌斑染色以确定滞留区位置及口腔卫生措施有效与否。有条件的可利用暗视野显微镜及厌氧培养技术查找牙周病致病菌数量及比例,以确定病变是否处于活动期。

(三)维护措施

1.自我口腔卫生保健

有针对性的口腔卫生指导,控制牙菌斑,对非自洁区即滞留区彻底的清洁极为重要,并结合牙龈按摩及叩齿等措施保持牙周组织的健康。

2.根面平整

对病情有反复的牙周区段或牙位要进行龈下刮治及根面平整手术,以控制病情的发展。

3.抛光与脱敏

牙面经抛光,牙菌斑及牙石难以沉积。疾患及术后暴露的牙根呈现过敏表现,应用氟化物进行脱敏治疗。

牙周疾病经过系统的临床治疗后并不意味大功告成,治愈的效果并非一成不变,医患双方均应以动态的眼光看待疗效,随时间的推移,其疗效可呈双向发展。这就要求医患之间密切配合,共同促进牙周组织健康的保持和维护,才可获得稳定的疗效。

第二节 牙龈病

一、菌斑性龈炎

菌斑性龈炎是仅与牙菌斑有关的牙龈病,但无其他牙周组织的破坏。是牙龈病中最常见者,发病率高,几乎所有人在其一生中均可发生不同程度和不同范围的菌斑性龈炎。

(一)致病因素

龈缘处的牙菌斑是始动因子,而牙石、食物嵌塞、不良修复体等是促进牙菌斑滞留的因素,加重牙龈的炎症。

(二)临床表现与诊断

牙菌斑所致的牙龈病一般无明显自觉症状,仅为刷牙或咬硬物时牙龈有出血,极少数有自发性出血。有些患者偶尔有牙龈局部痒、胀等不适。病损主要表现为牙龈颜色、形态、质地的改变,以及医师探查时牙龈出血等。

(1)正常牙龈色泽为粉红色,牙龈病时牙龈呈红色或暗红色,甚至可呈鲜红色或肉芽状增生。这是牙龈结缔组织内血管充血、增生所致。

(2)正常牙龈的外形为龈缘菲薄且紧贴牙面,附着龈表面有点彩。牙龈病时龈缘变厚,不再紧贴牙面,龈乳头圆钝肥大,表面的点彩因组织水肿而消失。

(3)正常牙龈质地致密而坚韧,牙龈病时牙龈变得松软脆弱,缺乏弹性,这是组织水肿和胶原的破坏所致。

(4)存在探诊出血。健康的牙龈组织在刷牙和牙周探查时均不会引起牙龈出血。患菌斑性龈炎时牙周探针轻触即出血,即探诊出血,这是诊断牙龈有无炎症的重要客观指标。

(5)与血液病(如白血病、血小板减少性紫癜、再生障碍性贫血等)及其他疾病(坏死性龈炎、艾滋病相关龈炎等)引起的牙龈出血不同的是,菌斑性龈炎引起的牙龈出血很少为自动出血,一般也能自行止住,局部治疗效果佳。可由此进行鉴别诊断。

(三)治疗原则

(1)对患者进行口腔健康教育,包括介绍牙菌斑控制与菌斑性龈炎的关系,菌斑性龈炎的早诊断、早治疗和定期维护的重要性,并针对个人情况进行口腔卫生指导,如正确的刷牙方法、如何使用牙线控制邻面的牙菌斑。

(2)牙面的清洁,如龈上洁治、清除龈上菌斑和牙石及龈下刮治和根面平整清除龈下菌斑和牙石。

(3)龈上和龈下清除菌斑效果不佳时,可使用抗微生物和抗菌斑的制剂(如1%~3%的过氧化氢液冲洗龈沟、碘制剂龈沟内上药、氯己定含漱等),以增强口腔卫生措施的效果。

(4)改正菌斑滞留的因素,如修改不良的修复体(充填体悬突、修复体边缘不密合、邻牙无接触关系)和不良的固定,或可摘局部义齿、治疗龋坏牙和矫正错位的牙齿。

(5)疗效的维护:除了坚持不懈地进行菌斑控制,还应定期(6~12个月)进行复查和洁治,这样才能保持疗效,防止复发。

二、青春期龈炎

青春期龈炎是指发生于青春期少年的慢性非特异性牙龈病,也是菌斑性牙龈炎,但是受全身因素影响,与青春期内分泌变化有关。

(一)致病因素

1.口腔局部因素

牙菌斑和牙石仍是最主要的致病因素。青春期的少年正处于替牙期,因此替牙部位和牙齿排列不齐部位,以及口呼吸习惯和戴用各种正畸矫治器等均为菌斑的滞留提供了条件。同时,该年龄段的孩子不易坚持良好的口腔卫生习惯,也是青春期龈炎发生的重要因素。

2.全身的内分泌因素

青春期内分泌(性激素)的变化明显,牙龈是性激素的靶器官,因此随着内分泌的变化,牙龈组织对局部刺激因素产生更加明显的炎症反应。

(二)临床表现和诊断

(1)多见于青春期少年,一般无明显症状,或有刷牙、咬硬物时牙龈出血及口气加重的症状。

(2)前牙唇侧的牙龈缘及牙龈乳头呈球状突起和肿胀,牙龈颜色暗红、光亮、质地软、探诊易出血等龈炎表现。

(3)根据患者处于青春期,局部有致病因素,且相对于致病因素而言牙龈炎症较重进行诊断。

(三)治疗原则

(1)进行口腔卫生指导的同时,施行龈上洁治术,彻底清除牙菌斑和牙石,并配合应用龈袋冲洗、袋内上药和含漱剂漱口,一般就可痊愈。病程长和过度肥大增生者需要手术切除。

(2)若局部和全身因素依然存在,青春期龈炎虽经治疗仍可复发。因此,教会患者掌握正确的刷牙方法、养成控制牙菌斑的良好习惯及定期复查,是防止复发的关键。青春期过后,去除局部因素,炎症程度可消退或缓解。

(3)特殊患者应有相应的预防措施。例如,正畸患者,正畸前应治愈龈炎,矫正器的设计应不影响牙龈且易于患者控制牙菌斑,同时在整个矫正过程中应定期做牙周检查和治疗。

三、妊娠期龈炎

妊娠期龈炎是指妇女妊娠期间,由于女性激素水平升高,原有牙龈的炎症加重或形成炎性的妊娠期龈瘤,故称为"妊娠期龈炎",而非"妊娠性龈炎"。发生率报告不一,一般为 38 ％～100 ％,口腔卫生良好者发生率低。

(一)致病因素

1.口腔局部因素

牙菌斑、牙石的堆积,多在妊娠前已发生,即妊娠前已有牙菌斑所致的龈炎。但妊娠时龈沟内细菌的成分也有变化,如牙菌斑中的中间普氏菌明显增多,成为优势菌。另外,妊娠后由于女性激素的变化,牙龈对局部刺激物更加敏感,加重了原有的病变。

2.全身的内分泌因素

如果没有局部牙菌斑、牙石的存在,妊娠本身并不会引起牙龈的炎症。但妊娠时血液中女性激素(特别是孕酮)水平增高,牙龈作为女性激素的靶器官,牙龈的毛细血管扩张充血,血管的通透性增加,使牙龈内炎症细胞和液体渗出量增加,从而加重了牙龈的局部炎症反应。

(二)临床表现和诊断

(1)孕妇在妊娠前患有龈炎,妊娠2~3个月后开始出现明显的妊娠期龈炎症状,至8个月时达高峰。分娩后2个月左右,牙龈炎症可缓解,消退到妊娠前水平。

(2)妊娠期龈炎多发生于前牙区或全口牙龈,龈乳头呈鲜红色或紫红色、质地松软、光亮、易出血。患者一般无明显不适,多因为牙龈出血而就诊。

(3)妊娠期龈瘤发生于龈乳头,色鲜红光亮或呈暗紫色,瘤体常呈扁圆形、质地松软、有蒂或无蒂,有的瘤体呈小的分叶状。发生率为1.8%~5%,一般发生于妊娠第4~6个月。患者无疼痛等不适,常因牙龈出血或妨碍进食而就诊。妊娠期龈瘤随着妊娠月份的递增而增大,分娩后能自行逐渐缩小,但多不能完全消失。仍需要去除局部刺激物或进行牙周手术。

(4)诊断:育龄期妇女有牙龈鲜红、水肿、肥大且极易出血者,应注意询问月经史,以便诊断。文献报告长期服用口服避孕药的妇女也可有类似的牙龈。另有研究表明,牙周炎的女性患者(特别是重度牙周炎)发生早产和低出生体重儿的危险性增高。

(三)治疗原则

(1)去除局部刺激因素,加强口腔卫生宣教,如教会患者控制牙菌斑。进行龈上洁治时,应操作轻柔、仔细,尽量减少出血,可分次分区进行。

(2)对妨碍进食的妊娠期龈瘤在妊娠4~6个月可行妊娠期龈瘤切除术。

(3)理想的预防措施是在妊娠前治疗牙龈病和牙周炎,并接受口腔卫生指导。

(4)对怀孕的牙周炎患者,进行牙周感染可能对妊娠结果不利的健康教育,同时根据妊娠月份,酌情进行牙周治疗和健康促进。

四、牙龈肥大

牙龈肥大是某些不同病因病理变化所致牙龈疾病的常见体征,而非独立疾病。

(一)病因

(1)炎症性肥大:主要因口腔卫生不佳、牙菌斑、牙石堆积等不良刺激引起。亦可见于口呼吸、牙齿错位拥挤、不良修复体、长期食物嵌塞等。

(2)药物性牙龈增生:多由于长期服用苯妥英钠,或环孢霉素、硝苯地平。

(3)全身因素:妊娠期、青春期、白血病、维生素C缺乏等。

(二)诊断要点

(1)龈缘及龈乳头肥厚、增大,甚至龈乳头呈球形,相邻之间出现假性龈裂。

(2)肥大的牙龈可覆盖牙冠,造成假性牙周袋。

(3)炎性肥大牙龈呈深红色或暗红色,松软光亮,易出血;妊娠性牙龈增生以龈乳头最明显,色鲜红,极易出血。

(4)药物性牙龈增生牙龈表面呈桑椹状,质地坚实,呈淡粉红色,无出血倾向。

(三)治疗

(1)病因治疗:清除牙石、纠正口呼吸等不良习惯,改正不良修复体及设计不合理的矫正器。

(2)牙龈切除术:适应于牙龈纤维性增生。

(四)护理与预防

(1)保持口腔卫生。

(2)按摩牙龈。

(3)纠正局部不良因素刺激,积极治疗全身疾病。

五、急性坏死溃疡性龈炎

又名坏死性龈炎、奋森龈炎。

(一)病因

由于口腔局部或全身抵抗力下降,口腔内原有的致病菌梭状芽孢杆菌和奋森螺旋体混合感染。

(二)诊断要点

(1)有特异的腐败性恶臭。龈缘被覆灰褐色假膜,易渗血,龈乳头呈刀切状。

(2)血性流涎明显,相应淋巴结肿大,有压痛,伴不同程度发热。

(3)直接涂片可见到大量梭状芽孢杆菌与奋森螺旋体。

(三)治疗

1.全身治疗

(1)抗菌消炎:口服甲硝唑 200 mg,每日 3 次,或肌内注射青霉素。

(2)补充维生素 C、复合维生素 B 等。

2.局部治疗

(1)0.1 %高锰酸钾液或 3 %过氧化氢含漱或洗涤。

(2)口含 0.25 %金霉素液,每日数次。

(四)护理与预防

(1)患者生活用具严格消毒。

(2)宜食用高蛋白、易消化的食物。

(3)忌烟、酒及辛辣刺激食物。

(4)注意口腔卫生。

六、龈乳头炎

本病指局限于龈乳头的非特异性炎症。

(一)病因

因龈乳头受到机械或化学性刺激所致。

(二)诊断要点

(1)龈乳头红肿、探触及吮吸时易出血,并有疼痛,可有自发胀痛。

(2)检查可见龈乳头鲜红肿胀,轻叩痛。

(三)治疗

(1)除去牙间隙异物,用 1 %~3 %过氧化氢溶液冲洗,涂以复方碘液。

(2)疼痛剧烈者,可用 0.5 %~2 %普鲁卡因液 1~2 mL 在患牙龈颊沟处局部封闭。

(3)酌情予以抗生素或磺胺药。

(4)急性炎症控制后,应予病因治疗,以消除不良刺激。

七、白血病龈病损

白血病的龈病损是白血病在口腔牙龈的表征。某些白血病患者以牙龈肿胀和牙龈出血为首发症状,因此口腔病损的早期诊断应引起高度重视。

(一)致病因素

白血病的确切病因至今不明,牙龈病损为病变白细胞大量浸润所致,结缔组织水肿变性,胶原纤维被幼稚白细胞所取代。毛细血管扩张,血管腔内可见白细胞形成栓塞,并可见组织坏死,并非牙龈结缔组织本身的增生。

(二)临床表现

(1)起病较急,乏力,不同程度发热,有贫血及皮下和黏膜自发性出血现象。

(2)牙龈肿大,外形不规则呈结节状,颜色暗红或苍白。

(3)牙龈可坏死、溃疡,伴自发痛、口臭、牙齿松动。

(4)牙龈和黏膜自发性出血(与牙龈炎症不同),且不易止住。

(5)菌斑大量堆积,多伴牙龈炎症。

(6)局部和全身的淋巴结可肿大。

(7)细胞分析及血涂片可见白细胞数目和形态的异常,骨髓检查可明确诊断。

(三)治疗原则

(1)内科(血液)确诊,口腔治疗是配合血液科医师治疗。

(2)切忌牙龈手术和活体组织检查。

(3)牙龈出血以保守治疗为主,压迫止血(如牙周塞治剂),局部可用止血药(如云南白药)。

(4)如全身情况允许可进行简单的口腔局部洁治。

(5)口腔卫生指导,加强口腔护理。

第三节　牙周炎

一、慢性牙周炎

慢性牙周炎是最常见的一种牙周炎,各年龄均可发病,但常见于成年人,35 岁以后患病率增加,病情加重,多由龈炎发展而来,引起牙周深层组织的破坏而发展成为慢性牙周炎。

(一)致病因素

菌斑微生物是慢性牙周炎的始动因素,牙石、食物嵌塞、不良修复体、牙齿排列不齐和解剖形态异常等加重菌斑的滞留是局部促进因素。同时,宿主的防御机制也在发病机制中起着重要的作用。吸烟、糖尿病、遗传和精神紧张等是重要的全身易感因素。伴有咬合创伤时可加重牙周组织的破坏,为协同破坏。

(二)临床表现和诊断

(1)病变可累及全口牙齿或一组牙齿,病程较长,活动期和静止期交替出现。

(2)临床表现为牙龈充血、肿胀,探诊出血,牙周袋形成,附着丧失,牙槽骨吸收,牙齿松动。晚期牙齿可松动和移位甚至脱落。当牙龈退缩、牙根暴露时,牙齿对冷热刺激敏感。

（3）晚期可引起逆行性牙髓炎，临床表现为冷热痛、自发痛和夜间痛等急性牙髓炎症状。

（4）机体抵抗力降低时可发生牙周脓肿。

（5）根据疾病的范围和严重程度，可将慢性牙周炎分为局限性和弥漫性。受累部位30%及以下者为局限性，大于30%者为弥漫性。

（6）附着丧失可以用来描述整个牙列、个别牙齿或位点慢性牙周炎的严重程度。轻度：附着丧失1～2 mm；中度：附着丧失3～4 mm；重度：附着丧失≥5 mm。

（三）治疗原则

牙周炎治疗的目标是去除或改变导致牙周炎的菌斑微生物和局部促进因素及全身易感因素，从而停止疾病的发展，恢复牙周组织的形态和功能，并预防复发。另外，有条件者可促使牙周组织再生。

（1）拔除不能保留的患牙，建议戒烟、控制糖尿病等。

（2）指导患者控制牙菌斑，评价牙菌斑控制的状况。

（3）龈上洁治、龈下刮治和根面平整等基础治疗。

（4）个别重度患者可辅助全身或局部的药物治疗。

（5）去除或控制慢性牙周炎的局部致病因素（去除悬突、修改不合适的义齿、治疗𬌗创伤等）。

（6）非手术治疗后，如未能消除病情，应考虑牙周手术，以控制病情进展和（或）纠正解剖学上的缺陷。

（7）修复缺失牙和正畸治疗。

（8）牙周炎患者应每3～6个月进行复查和复治，否则影响疗效。

二、青少年型牙周炎

青少年型牙周炎是青少年特有的破坏性牙周炎。该病有两种类型：一种是局限性青少年型牙周炎，即本节所指类型；另一种是弥漫性青少年型牙周炎，又称快速进行性牙周炎。

（一）病因

（1）主要由革兰氏阴性厌氧杆菌感染，特别是伴放线放线杆菌感染。

（2）遗传因素：有认为是隐性基因传递的遗传性疾病。

（3）细胞免疫功能缺陷。

（二）诊断要点

1.局限性青少年型牙周炎

（1）病变仅累及第一磨牙和切牙。

（2）初起无明显症状，逐渐出现牙齿松动、移位，牙周袋深而窄，但口腔内牙菌斑、牙石量少，牙龈外观基本正常。病程进展时可有牙龈红肿疼痛等炎症表现。

（3）X线特征：第一磨牙的近中、远中面有垂直性牙槽骨吸收。在切牙区一般为水平型骨吸收。

2.弥漫性青少年型牙周炎

（1）病变累及大部分牙齿。

（2）活动破坏期，病程进展迅速，有牙龈红肿、探诊出血等炎症表现，引起牙槽骨的严重破坏，甚至发展为脓肿形成或牙齿松动、脱落。在静止期，可存在很深的牙周袋，但外观接近正常。

（3）本病常伴有全身症状，如疲劳、体重下降、精神抑郁和纳差等。

（三）鉴别诊断

本病应与掌跖角化牙周病综合征相区别。掌跖角化牙周病综合征的特点是牙周组织严重破坏，早期炎症引起骨丧失及牙齿的脱落，同时掌、脚底、膝及肘等部位皮肤过度角化和发生鳞癣。最早可见于 4 岁以下的儿童。

（四）治疗

1.局部治疗

（1）牙周袋内用过氧化氢、氯己定等溶液冲洗。

（2）有牙菌斑、牙石者，应予清除。

2.全身治疗

（1）抗生素：四环素 0.25 g，每日 4 次，连服 2 周；或螺旋霉素 0.2 g，每日 4 次。

（2）维生素：维生素 C、维生素 A、维生素 D 和其他多种维生素口服。

（3）手术治疗：根面平整、袋内壁刮治、牙龈翻瓣术等。

（五）护理与预防

（1）注意饮食营养，增加蛋白质。

（2）按摩牙龈，加强牙齿咀嚼活动。

三、侵袭性牙周炎

侵袭性牙周炎不仅临床和实验室检查明显不同于慢性牙周炎，而且相对少见。侵袭性牙周炎分局限性和广泛性两种。

（一）致病因素

侵袭性牙周炎病因尚未完全明了，目前认为是某些特定的微生物（如牙龈卟啉单胞菌、中间普氏菌和伴放线放线杆菌）的感染，以及机体防御能力的缺陷（多数侵袭性牙周炎患者有中性多形核白细胞的趋化功能低下等全身因素）和（或）过度的炎症反应所致。吸烟、遗传等调节因素也起一定作用。

（二）临床表现和诊断

（1）局限性侵袭性牙周炎和广泛性侵袭性牙周炎的常见表现是快速附着丧失和骨破坏，家族聚集倾向。

（2）通常的次要表现：牙菌斑堆积量与牙周组织破坏的严重程度不相符；伴放线放线杆菌比例升高，有些人牙龈卟啉单胞菌比例升高；吞噬细胞异常，巨噬细胞呈过度反应型；附着丧失和牙槽骨吸收可能有自限性。

（3）发病迅速，发病率低，女性多于男性。

（4）局限性侵袭性牙周炎，青春期前后发病；对病原菌有高水平血清抗体反应；局限于切牙和第一磨牙，至少 2 颗恒牙有邻面附着丧失，其中 1 颗是第一磨牙，非第一磨牙和切牙的其他牙不超过 2 颗。

（5）广泛性侵袭性牙周炎，通常发生于 30 岁以下患者，但也可见于年龄更大者；对病原菌的血清抗体反应较弱；附着丧失和牙槽骨破坏呈明显的间歇性；广泛的邻面附着丧失，累及至少 3 颗非第一磨牙和切牙的恒牙。

(三)治疗原则

通常侵袭性牙周炎的治疗目标、方法与慢性牙周炎的治疗相似。

(1)强调早期诊断和彻底的龈上洁治、龈下刮治、根面平整、控制牙菌斑。

(2)必要时调整咬合。

(3)必要时行牙周手术。

(4)配合全身药物治疗,如四环素、阿莫西林和甲硝唑。服用六味地黄丸、固齿丸等以提高机体防御功能。

(5)定期复查,复查的间隔期缩短(3个月)。

(6)炎症控制,牙周袋变浅后,亦能考虑正畸,改善外观。

(7)治疗效果不佳时,要排除全身疾病,并调整吸烟等危险因素。

(8)远期疗效取决于患者的依从性及是否定期复查和复治。

(9)因发病机制复杂,对于未能完全控制的病例治疗目标是减缓疾病的进展。

第四节　牙周炎伴发病变

一、根分叉病变

根分叉病变是指任何类型的牙周炎的病变波及多根牙的根分叉区。以下颌第一磨牙的患病率最高。

(一)病因

(1)根分叉区是一个桥拱样结构,距釉质牙骨质界近,一旦有牙周袋形成,病变易扩展到根分叉区;牙颈部有些发育时留下的釉珠,伸入根分叉区。

(2)牙菌斑仍是始动因素。根分叉处的牙菌斑和牙石难以彻底清除,这是病变持续损害、加重发展的重要环节。

(二)临床表现

根分叉病变必须依赖探诊及X线牙片来确定病变的范围和严重程度,可分为4度:①Ⅰ度,探查发现牙周袋深度已到达根分叉区,但根分叉的骨吸收不明显,X线片上看不到骨质吸收。②Ⅱ度,根分叉区的骨吸收仅限于颊侧或舌侧或两侧均有,根分叉区的骨间隔仍存。X线片示根分叉区牙周膜增宽或骨质密度略降低。③Ⅲ度,病变波及全部根分叉区,骨间隔已完全吸收,探针可贯通颊、舌侧,但牙龈仍覆盖根分叉区。X线片示根分叉区牙槽骨间隔消失呈透射区。④Ⅳ度,牙龈退缩显露根分叉区,根间骨隔完全破坏。

(三)治疗原则

根分叉区的桥拱样根面与牙槽骨的凹坑状吸收均易于堆积牙菌斑、牙石,妨碍牙周刮除器械的工作,这给治疗带来相当的难度,对疗效有一定影响。通过一系列的治疗,能消除或改善因病变所造成的缺陷,形成一个有利于患者控制菌斑和长期保持疗效的局部形态,促进牙周组织新附着的形成。

二、牙髓牙周联合病变

牙周组织与牙髓组织即为近邻,在解剖结构上有许多交通,因此感染一经互相影响和扩散,导致牙髓牙周联合病变。

(一)解剖特点

(1)侧支根管和副根管:除主根管外,有相当一部分牙齿在发育的过程中仍残存有许多侧支根管,以根尖 1/3 处为多见;在髓底附近,1/4～1/3 残余有副根管。因此,当牙周炎症进犯到根分叉或根尖 1/3 处时,牙髓受影响概率大大增加。

(2)根尖孔:联系牙周组织与牙髓的主要通道,是炎症感染互相传播的窗口。

(3)牙本质小管:有 10 %的牙齿牙本质表面既无釉质又无牙骨质覆盖,牙本质小管贯穿整个牙本质区,对染料、细菌毒素、药物亦有双向渗透作用。

(二)临床类型

(1)牙髓病及治疗失误引起牙周病变:牙髓出现炎症或坏死及根管壁侧穿,髓室或根管封入砷剂、甲酚甲醛,根尖的牙周组织亦表现为局部渗出增多,牙周膜增宽,甚至出现急性或慢性的根尖周组织脓肿,牙槽骨吸收,牙齿松动。X 线片上根尖区出现的骨质吸收区即 X 线透射区,典型的呈"烧瓶形"。

(2)牙周病变引起牙髓病变:长期存在的牙周炎症,袋内细菌毒素持续地对牙髓造成的刺激和损害是不可忽视的。据报道,有半数以上的牙周病患牙的牙髓有炎症、钙化、变性或坏死。有的诱发慢性牙髓炎急性发作,表现为典型的急性牙髓炎症状。

(3)牙周病变与牙髓病变并存:指同一牙齿先前为各自独立的牙周病变与牙髓病变,严重时才互相融合。这种情况较少见。

(三)治疗原则

(1)由牙髓病变引起牙周病变,只要彻底治疗牙髓疾病,牙周疾病就能完全愈合。

(2)由牙周病变引起牙髓病变,在控制牙周菌斑感染,进行彻底的牙周综合治疗之前,应对患牙的牙髓去除并进行根管治疗。

三、牙周脓肿

牙周脓肿是牙周炎症发展到晚期时,经常出现的一个症状。

(一)病因

(1)牙周袋深,涉及多个根面;或袋口窄,袋内渗出物引流不畅。

(2)牙周洁治、刮治后未将刮除物冲洗去净,或操作不当,根管治疗意外穿髓底或根管侧穿。

(3)伴有机体抵抗力下降或有严重全身疾患,如糖尿病等。

(二)临床表现

急性牙周脓肿起病突然,患牙唇颊侧或舌侧牙龈形成椭圆形或半球状肿胀突起。牙龈发红、水肿、表面光亮,牙齿有"伸长感",叩痛明显。脓肿早期,搏动性跳痛明显;随着炎症的扩散,黏膜表面可扪及波动感,疼痛有所减轻。脓液流出后,肿胀减轻。其间,可伴有局部淋巴结肿大。慢性牙周脓肿一般无明显症状,患牙咀嚼有不适感,可有瘘管或长满肉芽组织的开口,挤压时有少许脓液流出。

慢性牙周脓肿与急性牙周脓肿是相互转化的。急性牙周脓肿可由慢性牙周脓肿急性发作,而急性牙周脓肿经自行破溃排脓或未及时治疗,可发展成为慢性牙周脓肿。

(三)治疗原则

(1)止痛、脓肿切开排脓引流。

(2)清除牙菌斑,刮净牙石,冲洗牙周袋,消炎抗感染。

(3)全身给予抗生素,必要时采用支持疗法。

(4)控制感染后施行牙周手术。

牙周脓肿与牙槽根尖胀肿的鉴别见表 7-1。

表 7-1　牙周脓肿与牙槽根尖胀肿的鉴别

	牙周脓肿	牙槽根尖肿胀
脓肿部位	接近龈缘、局限于牙周壁	范围较弥散、中心位于颊沟附近、波及面部
疼痛及叩痛	相对较轻	相对较重
松动程度	松动明显、消肿后仍松动	轻度松动
牙体损害	无/有	有
牙髓活力	有	降低/无
牙周袋	有	无
X 线片检查	牙槽嵴有破坏	根尖周可有骨质破坏

四、牙周萎缩

全口或局部牙龈缘与牙槽骨同时退缩,牙根暴露,但无明显炎症和创伤者称为牙周萎缩。牙周萎缩与年龄一致者,称为生理性萎缩、老年性萎缩。而远远早于年龄者,称早年性萎缩。因牙周组织的功能性刺激减少或缺乏造成萎缩者,称为失用性萎缩。过度的机械性刺激造成萎缩称机械性萎缩。亦可由牙周炎症治疗后,以及牙周手术牙周组织炎症消退也会有牙龈退缩,牙根暴露。

(一)分类

1.老年性萎缩

老年性萎缩是一种随着年龄增长,牙周组织随全身组织器官功能退化而发生的萎缩,属正常生理现象,并非病理状态。

2.早年性萎缩

发生于较年轻者,少见,局部无明显刺激因素,全口牙周均匀退缩,其原因不明。

3.失用性萎缩

通常因错位牙、对颌牙缺失未及时修复,严重牙体牙髓病或偏侧咀嚼等因素,患牙牙周组织的功能性刺激显著降低或缺乏。其特征为牙周膜变窄,牙周纤维数目减少,排列紊乱,牙槽骨骨质疏松,骨髓腔增大,骨小梁吸收。

4.机械性萎缩

造成机械性萎缩的原因有两种。其一是机械性创伤,或由于牙刷的刷毛过粗过硬,顶端未经磨毛处理,以及错误的横向刷牙方式,或由于牙膏中摩擦剂颗粒过粗等。长期受其创伤,牙弓弯曲区,即尖牙,前磨牙部位因其牙体较突出,唇侧骨板薄,常受到机械摩擦而发生牙龈和牙槽骨的退缩。其二为机械性压迫,如不良修复体的卡环或基托边缘压迫牙龈、食物嵌塞、不良习惯等,可发生于个别牙或一侧牙齿。

(二)治疗原则

(1)注意口腔卫生,掌握正确的口腔清洁措施,正确使用牙刷、牙膏、牙线、牙签等。去除牙面菌斑、牙石,保持口腔清洁。

(2)纠正造成牙周萎缩的口腔局部原因,调磨牙齿,消除过大𬌗创伤力,解除食物嵌塞的原因,治疗牙体牙髓病,纠正偏侧咀嚼习惯。

(3)加强牙周组织生理刺激,坚持每天 2～3 次含漱、叩齿及牙龈按摩。

对于严重的牙龈退缩,牙根暴露而影响美观者,可制作义龈修复,以改善外观;对于个别牙的牙周病损,可采用牙周手术治疗。

第五节　牙周病的治疗计划

在对牙周病明确诊断并做出相应预后判断之后,应制订出治疗计划,以便按计划有次序地进行系统性治疗。在制订治疗计划的过程中,应有明确的总体目标,即治疗后患者的牙周组织和全身状况所要达到的水平,并使之一直保持健康状态。

牙周的治疗最终目标是创造一个在健康牙周组织的条件下能行使良好功能的牙列。它包含下列各个方面:①有效地清除和控制菌斑及其他局部致病因子;②消除炎症及其导致的不适、出血、疼痛等症状;③使牙周支持组织的破坏停止,促使组织不同程度的修复和再生;④恢复牙周组织的生理形态,以利于菌斑控制;⑤重建有稳定的良好功能的牙列;⑥满足美观方面的需求。为达到这些目标,需要制订采用多种手段的有序治疗计划,其实施是一个比较长期的过程。

牙周病具有个体特异性和牙位特异性。每位患者的病情表现和进展情况不同,各个牙的病变程度不同,局部的条件也不同(如牙的解剖形态、𬌗关系等),所需治疗的难度和疗效也不同(如有的患者需要拔牙、修复牙列)。因此,牙周治疗计划应是针对不同患者而单独设计的个性化方案,其治疗内容和项目多少是因人而异的。

牙周病是慢性过程,如治疗不彻底或有效的治疗后不进行定期的维护治疗,牙面上很快会重新堆积菌斑,龈下菌群在数周至数月内就会回到治疗前水平,病情会复发和加重。因此,治疗计划和目标应注重长期疗效,而不是短期内某些症状的消失或改善;更应注重患者整体牙列病情的稳定及功能、美观的保持,而不是只着眼于追求个别患牙的保留和保存牙的数目。

一、牙周病治疗的总体目标

(一)控制菌斑和消除炎症

菌斑是牙周病发生的始动因子,细菌及其毒性产物可引发牙龈的炎症和肿胀,并可进一步发展成为牙周炎,使牙周组织破坏。菌斑即使被去除,也还会不断地在牙面重新形成,并且随时间的变化而变化,逐渐成熟,甚至矿化成牙石,越来越难以去除。因此,牙周炎患者必须重视菌斑的控制,应当每天持之以恒地、彻底地清除或减少菌斑的形成,才能消除牙周炎症及其导致的不适、出血等症状,使牙周破坏停止,并能防止治疗后的复发,长期保持牙周的健康状态。

(二)恢复牙周组织的功能

1.恢复或提高自然牙的咀嚼效能

自然牙的炎症消除后,咀嚼功能多可恢复或有所提高。

2.修复缺牙

若牙列有缺失,不但影响咬合功能,且易加重余留牙的负担而加重咬合创伤,还可因邻牙倾斜、移位等造成新的创伤,因此缺失牙应及时修复以恢复功能。

3.调整咬合关系

正常的咬合关系是牙周健康所不可缺少的功能性生理刺激,调𬌗、正畸及松动牙固定等,有助于获得合适的咬合关系,以恢复咬合功能。

4.纠正不良咬合习惯

夜磨牙、紧咬牙等不但加重了牙周组织的负担,还可造成咬合创伤,因此必须予以纠正。

(三)恢复牙周组织的生理形态

1.牙龈和骨组织

因牙周组织的炎症和破坏所造成的病损如牙周袋、骨缺损、龈退缩、牙松动移位等,牙龈外形的不正常如附着龈过窄、牙龈退缩或系带过短等,需要通过一系列的治疗(包括牙周手术)来加以纠正,以恢复牙龈及骨的生理性外形,才有利于维持牙周组织的健康和满足美观的要求。

2.牙齿及邻接关系

如充填龋洞、纠正修复体的边缘悬突、恢复边缘嵴及邻面接触点等,以消除食物嵌塞并有利于菌斑控制。

(四)维持长期疗效、防止复发

在牙周治疗计划执行过程中,对患者进行反复细致的、有针对性的口腔卫生指导,督促患者坚持自我控制菌斑,并劝其戒烟、定期复查、复治等使疗效得以巩固,以求长期或终生保存牙齿。

二、治疗程序

牙周病(特别是牙周炎)的治疗是采用多个方面、多种方法且需要较长时间才能完成一个阶段的治疗,因此在安排治疗内容时应有一定的次序,在治疗开始前先制订治疗计划,按计划分先后次序进行治疗。并且,在实践中根据每次复诊的检查状况还需要进行调整。首先应消除局部刺激因素和控制菌斑,当局部炎症基本消除以后,才能进行后续的治疗。

治疗程序一般分 4 个阶段。

(一)第一阶段——基础治疗

本阶段的目的在于帮助和指导患者建立起正确的口腔健康意识,并培养和掌握正确的口腔保健措施。运用牙周病常规的治疗方法消除致病因素,控制牙龈炎症。此阶段亦称病因治疗。

(1)教育并指导患者自我控制菌斑的方法,如建立正确的刷牙方法和习惯,使用牙线、牙签、间隙刷等辅助工具保持口腔卫生等。

（2）施行洁治术、根面平整术以消除龈上和龈下的菌斑、牙石。

（3）消除菌斑滞留因素及其他局部刺激因素，如充填龋洞、改正不良修复体、治疗食物嵌塞等，还应做必要的牙髓治疗、纠正口呼吸习惯等。

（4）拔除无保留价值或预后极差的患牙，对不利于将来修复治疗的患牙也应在适当时机拔除。

（5）在炎症控制后进行必要的咬合调整，以建立平衡的咬合关系，必要时可做暂时性的松牙固定。有些牙周炎患牙在炎症消除后，牙齿位置能有轻度的自行调整，故除非很明确且严重的𬌗创伤，一般的调𬌗治疗应在炎症消退后进行。

（6）药物治疗：有明显的急性炎症及对某些重症患者可辅佐以药物短期治疗；在经上述治疗特别是消除菌斑、牙石等局部刺激物后，如果病情仍改善不显著，还可服用补肾固齿的中成药或汤剂等。也可在龈下刮治后进行袋内冲洗并置入抗菌药物，并给以漱口剂。临床研究显示，龈下刮治加局部使用抗菌药物可在一定程度上提高疗效、减少复发。对于侵袭性牙周炎和某些重度牙周炎患者，在基础治疗时适当使用抗生素能明显改善疗效。

（7）发现和尽可能纠正全身性或环境因素，如吸烟、用药情况、全身病的控制等。在第一阶段治疗结束后的 4～6 周，应复诊再评估前一阶段疗效，一是看下一步还需要何种治疗；二是观察患者对治疗的反应；三是了解患者依从性。同时，还应进一步了解患者全身情况、危险因素的改变状况，如对糖尿病等疾病的控制效果、吸烟者是否已戒烟、自我控制菌斑情况如何等，据此决定下一阶段治疗计划。因此，基础治疗阶段的时间较长，并要多次反复评估疗效。

（二）第二阶段——牙周手术治疗

在第一阶段治疗结束后的 4 周内，牙龈的炎症应已基本消退。一般在基础治疗后 1～3 个月时对牙周情况（包括袋深度、牙石菌斑控制情况、牙槽骨形态、牙松动度等）进行全面再评估。此时，如果仍有 5 mm 以上的牙周袋，且探诊仍有出血，或牙龈及骨形态不良、膜龈关系不正常时，则一般均应进行手术治疗。其目的是能在直视下进行彻底的根面平整和清除感染组织，而且可以纠正牙龈及骨的外形，植入自体骨或骨替代材料及生物膜以期获得牙周组织的再生。手术主要包括下列内容。

1.翻瓣术

翻瓣术是最常用、最基本的牙周手术，将袋内壁切除并翻开黏膜骨膜瓣，在直视下进行根面及软组织清创，然后将瓣复位缝合，以使牙周袋变浅或消除。在翻瓣术的同时还可进行牙槽骨成形或植骨，以恢复牙周组织的生理形态和功能。

2.植骨术

在根分叉病变或垂直型骨吸收处，通过移植自体骨、异体骨或骨替代品达到牙槽骨病损的修复。

3.引导性组织再生术（GTR）

引导性组织再生术是在常规翻瓣手术清创的基础上，通过植入生物屏障膜材料，选择性保证和促进再生性牙周细胞能优先贴附根面生长；使原已暴露在牙周袋中的病变牙根面上形成新附着，即牙周组织的再生，形成新的牙骨质、牙槽骨和牙周膜。若能同时进行植骨术，其疗效一般优于单独引导性组织再生或植骨术。

4.膜龈手术

膜龈手术是用以改正附着龈过窄、牙龈退缩及唇、颊系带附着位置不佳等的手术,以巩固牙周治疗效果和解决美观问题。

5.牙种植术

牙种植术用外科手段将人工牙根植入牙槽骨内,以支持其上部结构的义齿修复体。临床研究表明,牙种植术对于缺牙患者,尤其是无牙𬌗者,能够解决总义齿固位不良,而且能更理想地恢复功能、语言和美观。但种植术必须在全口牙周炎症得到控制的条件下施行。

(三)第三阶段——修复治疗阶段

修复治疗虽不属于牙周病学的内容,但它是牙周炎治疗程序中重要的组成部分,特别是永久性的修复治疗,以及在修复缺牙的同时固定余留的松动牙。一般在牙周手术后2～3个月开始进行。此时,牙龈的外形和龈缘位置已基本稳定,可进行永久性固定修复或可摘式义齿修复,必要时可同时固定松动牙。对于牙排列不齐或错𬌗者,也可进行正畸治疗,以建立稳定的平衡𬌗。

(四)第四阶段——牙周支持治疗(SPT)

牙周支持治疗也称牙周维护治疗,这是正规的牙周系统性治疗计划中不可缺少的部分,它是牙周疗效得以长期保持的先决条件。从第一阶段治疗开始,无论后续治疗内容有多少、是否需要手术和修复治疗,牙周维护治疗即应开始。其内容包括以下几方面。

1.定期复查

根据患者剩余牙的病情及菌斑控制的好坏,确定复查的间隔期,治疗刚结束时,复查应稍勤些,如1～2个月复查一次,以了解疗效保持情况。若病情稳定后,可酌情延长间隔期。复查时间应根据每位患者的情况而确定。一般每3～6个月复查一次,一年左右摄X线片,监测和比较牙槽骨的变化。

2.复查内容

检查患者菌斑控制情况及软垢,牙石量,牙龈炎症(探诊后有无出血)及牙周袋深度,附着水平,牙槽骨高度,密度及形态,咬合情况及功能,牙松动度,危险因素(包括生物学因素和社会因素等)的控制情况,等等。

3.复治

根据复查发现的问题制订治疗计划并进行治疗,并针对患者在执行口腔卫生措施中存在的问题给以指导。

以上四个阶段的治疗计划视每位患者的具体情况而定,第一阶段和第四阶段两个阶段的内容对每位患者都是必需的,而第二阶段和第三阶段的内容则酌情安排。

牙周炎总的治疗计划由医师设计,但是能否被采纳取决于患者对疾病的认识、经济条件等诸多因素。因此,需要向患者解释病情、治疗计划的目的、意义及所做治疗的内容,并提供1～2个方案供患者选择和考虑,经医患共同讨论确定最终的治疗计划。牙周治疗所需的时间较长,一般需要数月,在初期诊断、治疗中期、牙周维护期等不同阶段的具体内容可能需要进行调整,要考虑致病因素去除的程度和有效性、患者的治疗意愿和预期、牙周基础治疗后的效果等综合判断;只有双方配合、坚持治疗才能取得理想的效果。

总之,牙周炎治疗的成功与否。一方面,在于有周密、正确的治疗计划和医师精湛、细致的治疗技术;另一方面,要求患者的认真配合和持之以恒的自我控制菌斑,两者缺一不可,否则任何治疗均不能维持长久的疗效。

三、牙周治疗中应控制医院内感染

口腔是多菌的环境,在牙周病损区更有大量具有较强致病毒力的微生物,牙周病的治疗是一种有创治疗,因此无论是牙周基础治疗还是手术治疗过程,医师除接触患者的唾液、菌斑以外,还有血液和龈沟液。我国人群中乙型肝炎病毒的携带者约占 10 %,近年来一些性传播疾病(如艾滋病、尖锐湿疣、梅毒等)也有明显增多的趋势,如果患者是携带者,则这些病原体可能传给医务人员,并通过其他途径传播给其他患者或医务人员,这种交叉感染是医院内感染中的重要内容之一,近年来已受到越来越多的重视,我国卫生部早在 1986 年已将医院内感染的控制列为医院分级管理的一个重要指标。

医院感染的传播途径:①直接接触病损、血液、体液等;②吸入含致病菌的气雾或飞溅物(如血液、唾液等);③间接接触(污染的器械、手、综合治疗台等传染媒体);④手机供水管道中的存水反流入口中。上述途径在牙周治疗中都可能出现,医务人员应遵照临床诊疗常规要求采取严格、有效的无菌操作措施予以防范,并在出现意外感染时能正确处理。

牙周诊室控制感染的特点及原则如下。

(一)病史采集及必要的检查

重视询问患者有无全身疾病,尤其是传染性疾病,如肝炎、结核等。有些慢性传染性疾病不可能通过问诊或口腔检查确定,因此应按"一致对待"原则,即假定每位患者均有血源性传播的感染性疾病,在诊治过程中一律按严格的防交叉感染原则进行,必要时做有关的化验检查,以便决定其恰当的治疗程序、操作技术、治疗场所,并采取相应的防范措施。

(二)治疗器械的消毒

根据治疗过程中涉及牙周组织的范围及深度,可将牙周治疗器械分类并分别采用不同的消毒方法。穿透软组织或接触骨组织的器械,如注射器针头、牙周手术包内的器械、牙周洁治器、刮治器等,会接触血液,必须经灭菌处理。对口镜、镊子、探针、手机等只接触黏膜表面的器材,可采用灭菌或化学消毒等高效消毒法。对使用过的器械应及时用流动水彻底清洗,有条件的医院应当使用加酶洗液清洗,对结构复杂、缝隙多的器械,应当采用超声清洗,再用流动水冲洗干净,干燥后,再按器械的性质和要求进行高压灭菌或采用其他消毒方法。对某些不能用高压灭菌或气体消毒的较大型设备,如综合治疗台表面等,则需要用可靠的消毒剂进行表面擦拭。尽可能使用可高压消毒的治疗用手机,并严格做到一人一机使用。

(三)保护性屏障

医师在治疗过程中,尤其在使用超声波洁牙机和手机磨光牙面时,应使用防护性屏障,如口罩、帽子、防护眼镜、面罩、手套、工作服等,避免和减少接触病原菌。在治疗过程中,污染的手套不得任意触摸周围的物品,治疗结束后应清洗手套上的血污后再摘除手套、书写病历等。有条件者,应尽量使用已消毒的一次性用品(如手套、口罩、帽子等)。

尽量使用脚控开关来调节治疗椅,对于照明灯扶手、开关等则可用一次性包裹物覆盖。一次性器械及覆盖物在用毕后应妥善、单独回收,统一销毁。

(四)减少治疗椅周围空气中的细菌量

在超声波洁牙、磨光牙面,甚至在向患者示范使用牙线等过程中,都可能使细菌、血液、唾液飞溅。有人报告,在诊椅周围的 60 cm 直径范围内,器械、空气等均有明显的污染。因此,在开始治疗前应尽量减少患者口中的细菌数量,可用 1 %～3 %过氧化氢、0.12 %氯己定溶液等消炎含漱液鼓漱 1 min,可大大减少超声波洁治时的气雾污染。诊室内应有良好的通风,工作人员不要在诊室内饮水和进食。

(五)治疗台水管系统的消毒

1985 年以前,所有综合治疗台的管道系统都没有阻止水回流的装置,手机中残存的水和细菌可进入水管系统,形成生物膜。从这种污染的管道系统流出的冷却水中可能含有高达100 万 CFU/mL 的致病或不致病的微生物。近年来,虽有安装防回吸阀和可高压消毒的手机问世,但在目前条件下,仍应采取必要的措施,即在每位患者治疗结束后,再空放水 30 s,以冲净手机中残存的细菌及液体,在每天开始工作前再冲水 1 min 至数分钟。国外建议超声波洁牙机使用单独的净水储水器,并每周用 1∶10 的次氯酸钠溶液冲洗储水系统,随后立即用蒸馏水冲洗。总之,为了保护患者的利益和医务人员的安全,在实施牙周治疗过程中,必须严格遵守控制医院感染的原则,使病原微生物的扩散和环境的污染降低到最小的限度。

第六节　牙周病的药物治疗

牙周病是多因素疾病,其病因和发病机制十分复杂。已有的研究表明:牙菌斑中的细菌及其产物是牙周病的始动因子,其他的一些局部因素及宿主的防御反应也对牙周病的发生发展产生重要影响;对牙周病病因及发生、发展规律的深入了解,使我们有可能采用化学物质去清除致病因子或阻断牙周病的病理过程,以达到治疗牙周病的目的。

一、牙周病药物治疗的种类及目的

(一)针对病原微生物的药物治疗

牙周疾病的治疗,若能从病原因子的层面阻断疾病的发生发展,是最为理想的方法。菌斑微生物是牙周病的始动因子,清除牙菌斑,防止或减缓菌斑的再聚集是治疗牙周病、防止其复发的主要途径。机械的方法去除牙菌斑是目前应用最为广泛、最行之有效的治疗牙周病的方法。但是,由于以下原因,还需要使用抗菌药物作为洁治术和刮治术的补充治疗。

(1)全身用抗菌药物作为洁治术和刮治术的补充,可使临床附着水平得到改善。

(2)牙周病变存在一些器械不易到达的感染部位:某些重度牙周炎患者的深牙周袋、窄而深的骨下袋及后牙根分叉区病变等,由于器械难以达到感染的最深处,不能彻底清除患处的菌斑细菌,炎症和牙槽骨的吸收仍不能控制。

(3)微生物可侵入牙周组织:在炎症过程中,牙周袋内壁上皮经常会出现溃疡和糜烂,细菌可能侵入牙周组织。单纯采用龈下刮治的方法,难以清除已侵入组织内的细菌。

(4)口腔内其他部位的微生物可再定植于牙周袋:口腔环境中存在着大量的微生物,特别是定植于舌背、颊黏膜及扁桃体等处的病原菌,容易在牙周袋内再定植,导致疾病的复发。

（5）巩固疗效、防止复发：对一些牙周病的易感者，完成洁治和刮治术后，在牙周袋内施用抗菌药物，可巩固疗效，防止复发。

（6）牙周组织的急性感染：急性坏死性溃疡性龈炎、多发性龈脓肿及多发性牙周脓肿等急性感染，可在应急处理的基础上，视病情需要给予全身或局部的药物治疗，待急性炎症缓解后，再行彻底的洁刮治术。

（7）伴有某些全身性疾病的患者：伴有糖尿病、HIV 感染、风湿性心脏病等的患者，需要在进行全面牙周检查和洁治、刮治术之前或同时使用抗菌药物，以控制感染和预防并发症。在此类体弱的患者中，有部分经过药物辅助治疗后，可使炎症控制良好，免去了牙周手术。

（8）暂时不能行使口腔卫生措施者：对因某些原因如口腔内手术后，暂时不能行使口腔卫生措施者，可给予化学制剂含漱，预防或减少牙菌斑的形成，有利于组织愈合。然而，牙菌斑是不断形成的，用化学药物控制菌斑只能起辅助作用，或只能在某些条件下使用，不宜长期依赖药物。

（二）调节宿主防御功能的药物治疗

牙周病的发生，不仅与致病微生物有关，也与宿主对微生物的免疫反应过程和防御功能有关。能否通过化学药物的使用，调节宿主的防御功能，阻断疾病的发展，达到治疗牙周病的目的。这是当前牙周病学研究的热点之一，并有一些研究得出了正面的结果；但目前尚缺乏临床上有说服力的、长期疗效的证据。基于对牙周病病因及发病机制的认识水平，可以从以下一些环节对宿主的防御功能进行调节：①宿主的免疫和炎症反应；②基质金属蛋白酶的产生；③花生四烯酸的代谢产物；④牙槽骨的吸收。

二、牙周病药物治疗的原则

药物治疗是基础治疗和手术治疗的一种辅助手段，为了避免药物滥用，在牙周药物治疗过程中应遵循以下原则。

（一）遵循循证医学的原则、合理使用药物

循证医学的观点认为，临床医师对患者的治疗决策，都应该以当前最佳的科学证据为基础，根据这一原则来考虑是否使用药物治疗及选择适当的药物。在一般情况下，牙龈病和轻、中度的牙周炎不应使用抗菌药物，彻底的洁治和刮治可使牙龈病痊愈，也可使大多数的牙周炎得到控制。

（二）用药前应清除牙菌斑、牙石

在进行抗菌药物治疗前或治疗的同时，必须尽量彻底清除牙菌斑、牙石，"搅乱"生物膜的结构，使药物作用于残余的细菌，达到辅助治疗的目的。药物治疗应主要用于那些对常规牙周治疗反应不佳的患者，必要时可以选择联合用药。

（三）有针对性地用药

在使用抗菌药物治疗前，应尽量做细菌学检查及药敏试验，以便有针对性地选择窄谱的抗菌药物，以减少对口腔微生态环境的干扰。并在用药后继续进行细菌学检查，以观察细菌的变化，指导临床用药。

（四）尽量采用局部给药途径

对抗菌类药物，尽量采用局部给药方式，以避免和减少耐药菌株和毒副作用的产生。对于

那些用于全身严重感染的强效抗菌药物,尽量不用于治疗牙周炎,以保护这些药物的有效性。

三、牙周病的全身药物治疗

治疗牙周病的全身药物主要包括抗菌类药物、非甾体抗炎药及中药等,口服给药是临床上常用的方法。

(一)抗菌药物的全身应用

全身应用抗菌药物作为机械性清除菌斑细菌的辅助疗法,具有明显的优点,但缺点也不可忽视。

1.优点

(1)药物作用可达深牙周袋的底部及根分叉等器械难以达到的区域,有助于清除这些部位的细菌。

(2)可杀灭侵入牙周袋壁的微生物。

(3)可清除口腔中牙周生态系以外的病原微生物,如舌背、扁桃体及颊黏膜等处的伴放线放线杆菌和牙龈卟啉单胞菌等,防止病原菌在牙周袋内再定植。

2.缺点

(1)全身用药后,到达牙周袋内的药物浓度相对较低。

(2)易诱导耐药菌株的产生。

(3)易产生不良反应,如胃肠道反应、全身变态反应等。

(4)大剂量、长时间地全身使用抗菌药物,易引起菌群失调,造成叠加感染,如白念珠菌感染等。

(5)有些患者不易坚持按医嘱服药,影响疗效。

3.常用的抗菌药物

(1)硝基咪唑类药物:常用的治疗厌氧菌感染的药物。该类药物的第一代产品甲硝唑,又名灭滴灵,最初被用于治疗滴虫性阴道炎。1962年,希恩(Shinn)首先报道在用甲硝唑治疗阴道炎时意外地发现对患者的急性坏死溃疡性龈炎也有效。随后,逐渐应用于牙周病的治疗。甲硝唑能有效地杀灭牙龈卟啉单胞菌、中间普氏菌、具核梭形杆菌、螺旋体及消化链球菌等,对由这些细菌引起的牙周炎和急性坏死溃疡性龈炎具有良好的治疗效果,能显著减少牙菌斑中的螺旋体、具核梭形杆菌等,改善牙龈出血、牙周袋溢脓等症状,对 HIV 相关性牙周炎急性期症状的控制有效。甲硝唑是一种高效价廉、能杀灭专性厌氧菌的药物,不易引起菌群失调,也不易产生耐药菌株,它与大多数常用的抗生素无配伍禁忌。甲硝唑对兼性厌氧菌、微需氧菌感染无效,但可与其他药物如阿莫西林、螺旋霉素或四环素等联合使用,治疗由伴放线放线杆菌(微需氧菌)感染所致的侵袭性牙周炎和难治性牙周炎等。该药无明显的毒副作用,部分患者可出现恶心、胃肠道不适等症状,偶有发生腹泻、皮疹、口内金属异味等不良反应。长期服用可能出现一过性白细胞减少、周围神经病等。有报道大剂量使用可能有致癌、致畸的倾向,故妊娠期或哺乳期的妇女禁用;因其大部分由肾脏排出,故有血液疾病或肾功能不全者慎用。服药期间宜忌酒,因其能抑制乙醇代谢。用法:治疗牙周炎的常规用量为每次口服 200 mg,一天 3~4 次,连续服用 5~7 d 为一个疗程。

替硝唑也是硝基咪唑衍生物,与甲硝唑相比,它具有疗效更高、半衰期更长、疗程更短的优点,但其不良反应的发生率也较高。主要不良反应仍是胃肠道不适、头痛等,与甲硝唑相似。用法:口服,首日顿服 2 g,以后每天 2 次,每次 0.5 g,连续服用 3～4 d 为一疗程。

奥硝唑是继甲硝唑、替硝唑之后的第三代硝基咪唑衍生物。其抗菌活性较强,抗菌谱与前两代产品基本相似,对于甲硝唑的耐药菌株有较好的抗菌作用;不良反应发生率低且症状轻微,一般表现为头晕和胃肠不适。由于上述优点,奥硝唑逐渐取代了前两代产品。近年来,有奥硝唑诱发肝损害及生殖毒性的报道,临床应用时应注意。用法:成人500 mg/次,每天 2 次,连服 3 d 为一疗程。

(2)四环素类抗生素:此类药物为广谱抗生素,对 G^+ 菌、G^- 菌及螺旋体均有抑制其繁殖的作用。四环素类抗生素在体内分布广,可存在于多种组织、器官和体液中,尤其对骨组织亲和力强,在龈沟液中的浓度为血药浓度的 2～10 倍。牙周治疗中常用的四环素类抗生素为:四环素、多西环素(又名强力霉素)、米诺环素(又名二甲胺四环素)。

四环素类抗生素对多种牙周病可疑致病菌都有抑制作用,如牙龈卟啉单胞菌、具核梭形杆菌、二氧化碳嗜纤维菌及螺旋体等,特别是对伴放线放线杆菌(Aa)具有较强的抑制作用。文献报告:局限性青少年型牙周炎(现称侵袭性牙周炎)患者常有 Aa 侵入牙周袋壁,单靠刮治术难以完全消除;刮治后口服四环素可有效抑制组织内的细菌,取得较好的临床疗效,并有牙槽骨修复。

近年的研究表明:四环素类抗生素还能抑制胶原酶及其他基质金属蛋白酶的活性,抑制结缔组织的破坏,阻断骨的吸收,促进牙周组织再生。四环素类抗生素通过与胶原酶活化所必需的金属阳离子 Ca^{2+}、Zn^{2+} 螯合,抑制中性粒细胞和细菌所产生的胶原酶;由于四环素类抗生素本身为酸性,且具有金属螯合作用,使用这类药物处理根面还能使根面轻度脱矿,牙本质小管开放,使暴露的胶原刺激牙周膜细胞在根面上迁移,直接促进细胞附着与生长。此作用依赖局部药物浓度和作用持续时间,过高浓度、过长时间的接触反而会抑制成纤维细胞的生长。

四环素类抗生素抑制胶原酶的作用不依赖于其抗菌性能,去除了有效抗菌基团后的四环素,即化学改性的四环素仍能抑制胶原酶活性。

四环素类抗生素中,多西环素的抗胶原酶活性最强,用小剂量、长疗程的多西环素治疗牙周炎,取得良好的临床疗效。戈卢布(Golub)等报道使用小剂量多西环素,每次 20 mg,每天一次,3 个月为一个疗程,停药 3 个月后,继续一个疗程;或口服米诺环素每次 40～80 mg,每天一次,2 周为一疗程。糖尿病患者胶原酶活性明显增高,采用四环素与洁治术及根面平整术联合治疗伴糖尿病的牙周炎患者,疗效很好。多西环素因其抗胶原酶活性最强,且不经过肾脏代谢,更适用于糖尿病患者。

四环素类抗生素的广谱抗菌作用、抑制胶原酶活性及对骨组织的高亲和力等特点,有利于牙周病的治疗。该类抗生素的主要缺点是:长期服用会产生耐药菌株或导致菌群失调,造成叠加感染。在我国,由于滥用抗生素的现象较普遍,造成耐药菌株的产生,使四环素类抗生素的疗效受到影响。四环素类抗生素的不良反应有:胃肠道反应,肝、肾功能损害,牙齿着色,等等。孕妇及 6～7 岁以前的儿童禁用。米诺环素是半合成的四环素类抗生素,抑菌谱广且抑菌活性强,可抑制慢性牙周炎患者的螺旋体和能动菌,药效能保持 3 个月。多西环素的抑菌效果与米诺环素相近,其在胃肠道的吸收不受钙离子或抗酸剂的影响,优于其他四环素类抗生素。

用法:四环素口服剂量为每次 250 mg,每天 4 次,连续服用 2 周为一个疗程。米诺环素每天 2 次,每次 100 mg,连续服用 1 周。多西环素的服法是首日 100 mg,服用 2 次,以后每次 50 mg,每天 2 次,共服一周。若作为小剂量抗胶原酶使用则可每次口服 20 mg,每天 2 次。

(3)青霉素类药物:该类药物属于 β-内酰胺类抗生素。牙周治疗中最常用的青霉素类药物为阿莫西林,又名羟氨苄青霉素、阿莫仙,是半合成的广谱青霉素,对 G^+ 菌及部分 G^- 菌有强力杀菌作用。该药与甲硝唑联合使用治疗侵袭性牙周炎,可增强疗效。阿莫西林对一些能产生 β-内酰胺酶的细菌(如中间普氏菌、具核梭形杆菌等)无效,但与克拉维酸(安灭菌)联合使用就有效,因为克拉维酸能降解 β-内酰胺酶,使阿莫西林发挥杀菌作用。本药不良反应少,偶有胃肠道反应、皮疹和变态反应。对青霉素过敏者禁用。

用法:阿莫西林口服剂量为每次 500 mg,每天 3 次,连续服用 7 d 为一个疗程。阿莫西林克拉维酸钾片每次口服 750 mg,每天 3 次。

(4)大环内酯类药物:用于牙周病治疗的大环内酯类药物主要是螺旋霉素。该药对 G^+ 菌抑制力强,对 G^- 菌也有一定的抑制作用,它能有效地抑制黏性放线菌、产黑色素类杆菌群及螺旋体等。螺旋霉素进入体内后,可分布到龈沟液、唾液、牙龈和颌骨中,且在这些部位的浓度较高,龈沟液中的浓度为血清浓度的 10 倍,在唾液腺及骨组织中储存的时间为 3~4 周,缓慢释放,非常有利于牙周病的治疗。该药毒性小,不良反应少,偶有胃肠道不适反应。

用法:每次口服 200 mg,每天 4 次,连续服用 5~7 d 为一个疗程。与抗厌氧菌药物联合使用,具有协同作用。红霉素、罗红霉素也是大环内酯类抗生素,其作用与螺旋霉素相似。此外,两者还对衣原体和支原体有效。

4.全身用抗菌药物的疗效

(1)近期疗效:上述各类抗菌药物,如能合理使用,并与清除菌斑的机械方法相结合,可产生良好的临床疗效,可使探诊出血的部位减少、牙周探诊深度变浅及牙周附着增加等。牙周袋内微生物的组成也发生变化,如牙龈卟啉单胞菌、伴放线放线杆菌、螺旋体、能动菌等牙周可疑致病菌明显减少或消失,G^+ 菌增加,表明牙周袋内微生态环境向着健康的方向转变。值得强调的是,单纯的洁治术和根面平整术也能达到良好的治疗效果,故抗菌药物不应常规应用于牙周炎,而只是牙周系统治疗计划中必要的补充。

(2)远期疗效:合理地应用抗菌药物,可使病变区牙槽骨密度和高度增加,促进牙周组织再生;减少和延迟复发,减少需要拔除的牙数或需要用牙周手术治疗的牙数。远期疗效的保持主要依靠定期复查和必要的支持治疗,药物的作用基本上是短期的。

5.影响疗效的因素

抗菌药物在体内发挥效能,取决于其药物代谢动力学和局部环境因素,体外药敏试验的结果不能完全反映体内的药物效能。影响疗效的因素包括以下几点。

(1)药物对组织的吸附:不同的药物对组织的吸附能力不同,有的药物对某些组织有较强的吸附力,如四环素可吸附于牙根面,然后缓慢释放于牙周袋内,延长药物的作用时间。

(2)感染的类型:在 G^+ 菌与 G^- 菌、兼性厌氧菌与专性厌氧菌混合感染的牙周袋内,微生态环境复杂,多种致病菌、非致病菌共同存在于其中,非致病菌通过结合、降解、消耗、失活抗菌药物等机制,降低龈沟液中药物的浓度,致使主要致病菌不能被消除。例如,粪链球菌通过使甲硝唑失活,保护脆弱拟杆菌等。

(3)耐药菌株:多种牙周可疑致病菌对牙周治疗中常用的抗生素(四环素、阿莫西林等)都可产生耐药性。如牙龈卟啉单胞菌、中间普氏菌、具核梭形杆菌、弯曲杆菌、侵蚀艾肯菌、链球菌等多种细菌都可产生β-内酰胺酶而使青霉素类药物失去活性。耐药菌株的产生,使抗菌药物的效能下降。

(4)牙菌斑生物膜:牙菌斑生物膜是一个多种微生物聚集的生态群体,细菌凭借生物膜这一独特的结构,黏附在一起生长,细胞外基质中的多糖蛋白复合物及其他物质,使抗菌药物不易渗入和作用于致病微生物,生物膜内的某些细菌可破坏抗菌药物的活性结构,为其他细菌提供保护作用。

(5)药物代谢动力学:根据药物代谢动力学,抗菌药物可分为三类。第一类为浓度依赖性,如甲硝唑。该类药物具有首次接触效应,药物浓度是决定药效的关键,而与药物作用时间无关,故应采用大剂量、间断给药的方式,以提高药效。第二类为时间依赖性,如青霉素类药物。只要血药浓度高于最小抑菌浓度(MIC),就能有效杀菌,进一步升高浓度并不增加杀菌能力,其疗效与药物作用时间长短有关,故这类药物的使用原则是尽量长时间地维持有效的血药浓度。第三类是具有抗菌后效应的抑菌剂,如四环素等。抗菌后效应是指血药浓度降至最小抑菌浓度后的一段时间内,仍具有抑菌作用,故给药的间隔时间宜长。

(6)药物的配伍:牙周病是多种细菌的混合感染,临床上可采取两种抗菌药物的联合应用。联合用药时,应考虑药物之间的相互作用,配伍得当,可使药物间的协同作用得以发挥,有利于提高疗效。应注意避免产生药物间的拮抗作用。杀菌剂(如青霉素)与抑菌剂(如四环素)同时应用会产生拮抗作用,因为杀菌剂只能作用于分裂期细菌,而抑菌剂抑制了细菌的分裂。但如果采用序列治疗,先用多西环素抑菌,再用甲硝唑杀菌,即可避免药物拮抗作用。

(二)调节宿主防御反应的药物治疗

已有的研究表明,在牙周炎症过程中,组织的破坏与宿主反应有着密切的关系,由此提出了各种调节宿主防御功能的治疗方法(HMT),以阻断牙周组织的破坏。现有的资料主要集中于:①对宿主免疫和炎症反应的调节;②对过度产生的基质金属蛋白酶的调节;③对花生四烯酸代谢产物的调节;④对骨代谢的调节。但这些调节大都还处于体外研究或动物实验阶段,尚需要严密设计的临床研究加以验证。

1.对宿主免疫和炎症反应的调节

细胞因子受体拮抗剂能有效地减轻组织的炎症。动物实验已证实 IL-1 和 TNF 受体拮抗剂能抑制牙槽骨的吸收和牙周附着丧失,对减缓疾病的进展有一定的作用;给予一氧化氮(NO)抑制剂也能使骨吸收减少。其他一些抗炎的细胞因子用于调节宿主免疫以阻断牙周病的进展,如重组 IL-11,能抑制TNF-α、IL-1 和 NO 产生,在牙周炎的动物实验中也显示出能减缓疾病的进展,但应用于临床尚需要进一步的研究。此外,接种疫苗产生保护性的抗体,不失为一种成功预防牙周病的方法,但由于牙周病病原因素的多样性和菌斑生物膜中微生物的复杂性,要成功地构建牙周炎的疫苗是非常困难的。

2.小剂量多西环素的全身应用

四环素类抗生素,因其具有抑制胶原酶和其他基质金属蛋白酶活性的作用,故作为调节宿主免疫功能的治疗方法之一,近年来受到学者的关注。美国食品和药物管理局(Food and Drug Administration,FDA)的一项多中心双盲随机化同期对照研究结果表明:口服小剂量(10 mg qd、20 mg qd、20 mg qd)多西环素辅助洁治术和刮治术与根面平整术,在9～12个月的观察期中,与安慰剂对照组相比,可使慢性牙周炎患者的探诊深度减少,临床附着获得增加,这一作用与其抗菌作用无关。越来越多的资料支持使用小剂量四环素类抗生素,调节宿主基质金属蛋白酶的产生而治疗牙周炎,但其安全性及长期有效性尚需要进一步证实。

3.非甾体抗炎药物的全身应用

牙槽骨吸收是牙周炎的重要病理改变,前列腺素是牙槽骨吸收最有力的刺激因子,在牙周炎病变进展过程中起着重要作用。在花生四烯酸代谢为前列腺素的过程中,需要环氧化酶的催化,而此酶的活性可被消炎镇痛类药物所阻断。在此基础上,戈德哈伯(Goldhaber)等提出用非甾体抗炎药物(NSAID)抑制前列腺素的合成,以阻止牙周炎时牙槽骨的吸收。后来的研究者根据这个假设进行动物实验,并有少量人类牙周炎的治疗试验,取得了一定的治疗效果。

(1)非甾体抗炎药物治疗牙周炎可能的机制:①抑制环氧化酶和脂氧化酶的活性,降低花生四烯酸的代谢,减少前列腺素和白三烯等的产生,从而抑制炎症过程,减轻牙槽骨的吸收;②抑制炎症细胞释放前列腺素,减轻炎症反应和骨吸收;③减弱 IL-1、TNF-α 等细胞因子对前列腺素合成的诱导作用,减少前列腺素的合成,减少骨吸收。

(2)用于治疗牙周炎的非甾体抗炎药物:近年来,国内外报告用于牙周炎治疗的 NSAIDs 较多,主要有氟比洛芬、吲哚美辛、布洛芬等。关于 NSAIDs 用于治疗牙周病的大样本的临床对照研究尚少,因此这类药物的不良反应不容忽视。尽管 NSAIDs 被认为是一类具有潜力的调节宿主反应的药物,但还应进一步进行大样本长期的临床观察,确切评估其疗效和不良反应。

4.预防骨质疏松的药物

已有的研究表明,牙周炎的牙齿丧失与骨质疏松有关,预防和控制骨质疏松可能对牙周骨质丧失起到抑制作用。已有一些新的预防骨质疏松的药物主要是一些双膦酸盐类(BPs),在牙周炎动物模型上显示出具有抑制骨丧失的作用。先期的临床研究也显示阿仑膦酸盐能减缓与牙周炎相关的牙槽骨吸收,但近期有研究表明双膦酸盐产品择泰(Zometa)和二钠盐阿可达(Aredia)可导致颌骨坏死。所以,此类药物可否应用于临床牙周炎的治疗还有待进一步的研究证实。

5.中药的全身应用

根据中医的理论,肾虚则齿衰,肾固则齿坚。用于治疗牙周病的中药主要由补肾、滋阴、凉血等成分组成,研究较多的中药主要有:以古方六味地黄丸为基础的固齿丸、固齿膏等。据报道,固齿丸治疗牙周炎(尤其是侵袭性牙周炎)有较好的临床疗效,可减缓牙槽骨的吸收,延迟复发;中药作为牙周病治疗中调节宿主免疫反应的一个辅助方法,有待进一步的研究和发掘。其有效性尚需大样本、多中心的随机化对照的临床研究结果进一步证实。

四、牙周病的局部药物治疗

局部用药是牙周病药物治疗的重要方面,其主要目的有两个:①作为牙周病的辅助治疗;②预防或减少牙菌斑的形成。局部药物治疗可避免全身用药的诸多不良反应,并具有较高浓度的药物直接作用于病变部位的优点。

牙周局部用药的方法很多,包括含漱、涂布、局部冲洗及牙周袋内缓释药物和控释药物的使用等。无论采用何种方式局部用药,其疗效都取决于:①药物能否到达病变区域,尤其是器械难以到达的部位;②到达病变部位的药物浓度是否足够高;③药物在病变部位作用的时间是否足够长。

(一)含漱药物

理想的含漱剂应能减少口腔内细菌的数量,消除或减少牙面、舌背、扁桃体及颊黏膜等处的微生物,并能抑制龈上菌斑的堆积,阻止致病菌重新在牙面和牙周袋内定植,防止牙龈炎症的复发。但含漱药物在口腔内停留时间短,且药物进入龈下的深度不超过 1 mm,故对牙周袋内的菌群没有直接影响。常用的含漱药物有以下几种。

(1)0.12 %～0.2 %氯己定溶液:氯己定又名洗必泰,是双胍类化合物,为广谱抗菌剂,对 G^+ 菌及 G^- 菌和真菌都有较强的抗菌作用,是目前已知效果最确切的抗菌斑药物。自 20 世纪 70 年代洛(Loe)等报道了氯己定强有力的抗菌及抑制菌斑形成的作用以来,众多学者对其作为含漱药或其他局部方式应用于口腔疾病的预防和治疗进行了广泛深入的研究,通过多中心、大样本的临床试验,充分证实了它的安全性和有效性,现已普遍应用于临床。用 10 mL 的 0.2 %氯己定含漱后约有 30 %的药物能吸附于口腔黏膜上皮和牙面,并以活化方式缓慢释放 8～12 h。该药长期使用安全,不易产生耐药菌株。不良反应小,其主要不良反应为味苦及长时间使用可使牙齿及舌背黏膜着色,有的患者含漱后有一过性的味觉改变,故宜在饭后或睡前使用,少数人可有口腔黏膜烧灼感,停药后均能自行消失。也有报道称,长期使用氯己定可使牙石增多。使用 0.12 %氯己定浓度 15 mL 可减少不良反应的发生,且保持同样疗效。

使用 0.2 %氯己定每天含漱 2 次,每次 10 mL,含漱 1 min,能明显减少菌斑的形成,并能阻止实验性龈炎的发生;牙周手术后含漱可减少菌斑形成,有利于组织愈合;对因某些原因暂时不能行使口腔卫生措施者,采用氯己定含漱能有效控制菌斑。

(2)3 %过氧化氢溶液:过氧化氢是一种氧化剂,对厌氧菌有良好的抑制作用,在进行超声波洁治前嘱患者先用 3 %过氧化氢溶液或 0.2 %氯己定鼓漱 1 min,可大大减少洁治时喷雾中的细菌数,减少对诊室环境的污染。

(3)西吡氯铵:是一种阳离子季铵化合物,可与细菌细胞壁上带负电荷的基团作用而杀灭细菌。有报道使用 0.05 %的西吡氯铵(CPC)溶液含漱,可使菌斑的量减少25 %～35 %。其抗菌作用不如氯己定强,而不良反应也比氯己定弱,不少市售的含漱液中均有此成分。

(4)三氯羟苯醚:是一种非离子性的广谱抗菌剂,过去数十年用于肥皂、除臭剂等,近年来作为含漱剂或加入牙膏中,具有抑制菌斑形成及抗炎的双重作用。但含漱后在口腔内停留时间短,抗菌斑作用不如在牙膏中明显。有报道用含 0.15 %的三氯羟苯醚含漱液含漱 4 周后,患者的菌斑指数较对照组明显降低。

(5)氟化亚锡溶液:长期以来,氟化物一直被用于龋病的防治。近年的研究表明,使用 0.05 %或 0.1 %的氟化亚锡溶液含漱,还可有效地抑制菌斑的聚集,起到减轻牙龈炎症的作用,可用于牙周疾病的预防和辅助治疗。但氟化亚锡不稳定,应使用新鲜配制的药液。

(二)涂布消炎收敛药物

20世纪前半期,在洁治术或刮治术和根面平整术后,常在牙周袋内涂布消炎收敛药物,如碘甘油、碘酚等。这类药物有较强的消毒防腐作用,有的可凝固蛋白质、腐蚀袋壁坏死组织,具有灭菌、除脓、止痛、收敛等作用。但其缺点是刺激性太强。大量研究已证实,彻底的洁治术、刮治术和根面平整术已能使炎症消退,牙周袋变浅。故目前洁治和刮治术后已不需要涂药,除非炎症很重,有肉芽增生或急性脓肿等,可适当涂药。

(1)聚维酮碘:是一种低毒、安全、刺激性小的消毒剂,可置于脓肿引流后的牙周袋内,有较好的消炎作用。

(2)碘甘油:为刺激性较小的药物,含碘化钾、碘、甘油等,具有一定的抑菌、消炎收敛作用。复方碘甘油含碘化锌、碘片及其甘油等,其收敛和杀菌作用比碘甘油强,需要由医师将药置入袋内。

(3)碘酚:含碘和酚,为腐蚀性较强的药物,有腐蚀坏死组织、消除溢脓、减少炎性渗出等作用。使用时应注意避免灼伤周围正常组织。现已少用。

(三)冲洗用药物

冲洗是使用水或抗菌药液对牙龈缘或牙周袋内进行冲洗,以清洁牙周,改善局部微生态环境的一种方法。它具有一定的机械清洁作用,但药物停留时间较短,也不容易达到较高的浓度,因而不论是龈上冲洗还是龈下冲洗,疗效均是短暂的。

1.冲洗方式

(1)龈上冲洗:单纯用水进行龈上冲洗,只能去除口腔内的食物残余,对牙菌斑无影响,使用抗菌药液进行龈上冲洗,也不能去除已形成的菌斑和减轻牙龈炎症,但可抑制和减缓新的菌斑的形成。在临床上,在洁治术后用药液进行龈上冲洗,具有去除已刮下的牙石碎片、稀释和减少残余细菌及毒素、清洁口腔、止血和减缓菌斑再附着的作用。总之,龈上冲洗不能替代刷牙的清除菌斑作用。

(2)龈下冲洗:使用抗菌药物进行龈下冲洗,一般用于治疗牙周急性炎症,也可作为刮治术和根面平整术后的辅助治疗,也可用于维护期患者的疗效巩固,但药物在袋内停留时间短,需要反复冲洗。龈下冲洗后可使牙周袋内的螺旋体、能动菌及厌氧菌等暂时减少,牙龈炎症略减轻,但效果短暂,1~8周之内微生物又反弹。有学者报告,由于龈沟液不断渗出,使药物在牙周袋内的半衰期只有数分钟。而菌斑生物膜的结构也使得冲洗的药物难以进入生物膜而起抑杀作用。

2.常用的冲洗器具及冲洗方法

(1)注射针筒加弯曲的钝针头:冲洗时针头进入龈下2~3 mm,一般能将药物送至牙周袋深度的70 %~90 %及根分叉区。冲洗时应避免产生过大压力,保持针孔的通畅,应由专业人员操作。

(2)家庭用电动加压冲洗器:近年来用于家庭个人口腔卫生保健的器具,由患者自行使用,该冲洗器工作头不能达到龈下,对龈下菌斑无影响。对口腔卫生较差者能起到清洁口腔、略减轻牙龈炎症的作用。本器具应在洁治术的基础上使用,对于菌斑指数已较低者并无辅助作用。

(3)带冲洗系统的超声洁牙机:近年来用于临床的一种超声洁牙系统。因自身带有冲洗装置,可在超声洁治和刮治的同时,给予抗菌药物冲洗,延长了冲洗药物的作用时间,并可通过超声工作头,将药物送到牙周袋底。其优越性还有待进一步的临床评估。

3.常用的冲洗药物

(1)3％过氧化氢溶液:过氧化氢一旦与组织、血液或脓液中的过氧化氢酶接触,立即释放出新生态氧,产生大量气泡,有清创、止血、灭菌、除臭等作用,并可改变牙周袋内的厌氧环境,抑制厌氧菌的生长。用于治疗急性牙周感染(如急性坏死溃疡性龈炎)有较好的疗效,洁治术及刮治术和根面平整术后辅助用过氧化氢冲洗,有助于清除袋内残余的牙石碎片及肉芽组织。

(2)0.12％～0.2％氯己定(洗必泰):氯己定是双胍类化合物,具有高效、广谱杀菌作用,它能吸附于细菌表面,改变细胞膜的结构,破坏其渗透平衡从而杀菌,是较常用的牙周冲洗药物。氯己定对 G^+ 菌、G^- 菌及真菌都有很强的杀菌作用,但在牙周袋内有脓血的情况下,其作用的发挥会受到一定影响。

(3)聚维酮碘:是一类碘与表面活性剂的结合物,对各种 G^+ 菌、G^- 菌、病毒、真菌、螺旋体等均有杀灭作用。刺激性小,着色轻。有报道 0.5％聚维酮碘用于牙周冲洗,可使龈下微生物组成向有益的方向转化,其效果与氯己定相似。聚维酮碘冲洗牙周袋,还可改善局部牙龈炎症的状况。

(四)缓释及控释抗菌药物

1.牙周缓释抗菌药物

缓释剂是指活性药物能缓慢、有控制地从制剂中释放出来,直接作用于病变组织,使病变局部能较长时间维持有效药物浓度的特定药物剂型。20 世纪 80 年代以来,国内外学者对缓释抗菌药物治疗牙周炎进行了大量研究,并已研制出多种疗效较好的牙周袋内缓释制剂。

(1)牙周缓释抗菌药物的优点:牙周袋内使用缓释抗菌药物与全身使用抗菌药物和局部使用非缓释型抗菌药物相,①牙周袋内药物浓度高;②药物作用时间延长;③显著减少用药剂量,避免或减少毒副作用;④减少给药频率,减少患者复诊次数;⑤由医师给药,依从性好。

(2)牙周缓释抗菌药物的缺点:①对已侵入牙周袋壁组织中的伴放线放线杆菌、螺旋体等病原微生物无效;②对舌背、扁桃体及颊黏膜等处的致病菌无作用;③如有多个患牙,需要逐一放置药物,较费时;④可能诱导袋内耐药菌株的产生。

(3)牙周缓释抗菌药物的适应证:①经龈下刮治后,仍有较深的牙周袋并探诊后出血的患牙;②顽固性牙周炎或复发性牙周炎;③急性牙周脓肿或牙龈脓肿引流后;④牙周瘘管;⑤冠周炎;⑥不宜全身用药的牙周炎患者。

(4)牙周缓释抗菌药物的类型。①根据载体的不同可分为:可吸收型,置入牙周袋后,遇龈沟液可缓慢降解,药物随之释放,被组织吸收,不需要医师取出;不可吸收型,载体不能降解和吸收,在置入袋内一定时间后,需要由医师取出。②根据药物在载体中的形态不同可分为:液态,如早期古德森(Goodson)应用的纤维微管型制剂,即是将药物溶液注入空心的管内,置入牙周袋,由于药物在短时间内即释出 95％,严格地说,它不属于缓释剂型,而只是载药装置;固态,如各种药膜、药条或实心纤维制剂,所用载体材料有羧甲基纤维素钠、乙基纤维素等;半固态,即凝胶或膏剂,也是目前使用较为广泛的剂型,其基质材料为单酸甘酯或甘油三酯,遇水后变硬呈高黏度凝胶状,不易从牙周袋脱落,基质材料能被脂酶分解而逐渐排出,在此过程中,药物成分亦缓慢释放。

(5)常用的牙周缓释抗菌制剂:①米诺环素,米诺环素的缓释剂型有可吸收的 2 ％米诺环素软膏和不可吸收的 5 ％米诺环素薄片,目前国内市场已有成品销售。2 ％米诺环素软膏商品名为"派丽奥",是一种可吸收型的软膏状缓释剂,药物贮存于特制的注射器内,通过纤细的针头可将软膏导入牙周袋的深部,软膏遇水变硬形成膜状,可在牙周袋内缓慢释放其药物成分,并在较长时间内保持局部较高的药物浓度。有研究报道,在牙周袋内注入 2 ％米诺环素软膏后,可维持有效抗菌浓度约 1 周,需要重复放置 4 次。同时,米诺环素还有抑制胶原酶活性的作用,辅助刮治术和根面平整术治疗牙周炎的临床疗效稍优于单独使用洁治术和根面平整术。对急性牙周脓肿也有一定效果。②甲硝唑,25 ％甲硝唑凝胶和甲硝唑药棒是常用的甲硝唑的缓释剂型。甲硝唑药棒是国内自行研制生产的一种牙周局部缓释制剂,商品名为"牙康",其载体是淀粉和羧甲基纤维素钠,已在牙周临床应用多年,对牙周脓肿和深牙周袋的治疗效果良好,但牙周袋内有效药物浓度维持时间较短,为 2～3 d。从严格意义上讲,甲硝唑药棒能否作为缓释剂尚存有争议。③其他抗菌缓释剂,四环素药线、四环素纤维、氯己定薄片、多西环素等,均是国外常用的牙周局部缓释抗菌药物,但目前国内市场尚无销售。

2.抗菌药物的控释系统

局部缓释抗菌药物虽能大大提高牙周袋内的药物浓度,但由于缓释剂中药物释放速度不稳定,通常在缓释剂置入袋内 2～3 d 释放出 80 ％～90 ％的药物,随后释放速度变慢,药物浓度明显下降,致使牙周袋内药物浓度波动较大,不利于感染的控制。为了使牙周袋内局部药物浓度始终稳定保持在有效浓度范围内,且维持更长的作用时间,控释给药的方式较为理想。

药物控释系统是指通过物理、化学等方法改变制剂结构,使药物在预定时间内自动按某一速度从剂型中恒速(零级速度)释放于特定的靶组织或器官,使药物浓度较长时间、恒定地维持在有效浓度范围内,其特点是药物以恒定速度释放。

目前,牙周袋内控释给药系统尚处于研制阶段,国内还未开发出理想的控释制剂,国外有一种不可降解的四环素控释系统,由 25 ％的盐酸四环素和 75 ％的乙烯-醋酸乙烯共聚物(EVA)组成,呈纤维状,直径约 0.5 mm,每 1 cm 含药 0.446 mg。这种控释纤维能以相对恒定的速度释放四环素达 9 d。临床试验证明,该纤维放入牙周袋内 10 d 后,龈沟液中四环素浓度仍较高。该纤维状制剂需要由医师放置,从袋底至袋口呈反复折叠状紧贴牙根面,填塞于牙周袋内,操作十分费时,且此纤维不可吸收,10 d 后再由医师取出。近年来,国外上市的 10 ％多西环素凝胶则为可吸收型的控释制剂。

上述各种局部制剂已有大量的临床疗效报告,主要是作为洁治术、刮治术和根面平整术的辅助治疗,或在维护期复查中发现有炎症的牙周袋内施用。总的来说,局部用药比不用药的对照组能有略好的效果(牙周探诊变浅和附着增加的程度优于对照组),但差别的幅度不大(大多在 1 mm 以内)。因此,牙周局部缓释及控释制剂的应用价值还需要进一步长期观察。

第八章　根尖周病

第一节　根尖周炎

一、根尖周炎的病因

根尖周组织是牙根尖周围的牙周膜和牙槽骨,都是结缔组织。牙髓组织通过一个或数个窄小的根尖孔与根尖周组织密切联系,若牙髓炎不及时治疗时,牙髓组织大部分或全部坏死,根管内的感染物质通过根尖孔作用于根尖组织,引起局部组织发炎,叫根尖周炎。感染是引起根尖周炎的最常见的原因。当患有深龋时,龋洞内的细菌可致使牙髓发炎。牙髓炎若不及时治疗,可波及根尖周围组织,引起发炎。另外,创伤、化学刺激、免疫学因素也可引起根尖周炎。

乳牙和年轻恒牙患牙髓炎时,由于患牙根尖孔粗大,牙髓组织血运丰富,感染较易扩散,所以在牙髓炎症早期,便可成为急性根尖周炎,急性根尖周炎在一定条件下可以变成慢性根尖周炎,而慢性根尖周炎在机体抵抗力减弱时,又可急性发作。

二、根尖周炎的分类及临床表现

根据根尖周病的发展进程,可将其分为急性根尖周炎、急性根尖周脓肿、慢性根尖周炎。

(一)急性根尖周炎的临床表现

多数急性根尖周炎的牙齿患有深龋,但也有无龋齿或其他牙体损害者。炎症的早期,根炎周膜充血、水肿,患牙出现咬合痛,随炎症的加剧,大量的炎症分泌物局限于牙根尖周围,患牙有浮出和伸长感。同时,由于牙周间隙内的压力增高,出现自发性、持续性疼痛,疼痛因牙周膜神经受到炎症刺激而引起,疼痛范围局限于患牙根部,也不放散到邻牙或对颌牙齿,患者能明确指出患牙,用手指扣压根尖区黏膜时,有压痛。

(二)急性根尖周脓肿的临床表现

急性根尖周炎没有得到治疗,炎症继续发展,炎症渗出物及坏死细胞液化后形成脓液,集中在根部,向骨壁薄弱的一侧穿通,形成骨膜下脓肿。脓液达到一定压力时,穿通骨膜达牙龈黏膜下,有时可自行破溃,脓液排出。

急性根尖周脓肿可引起患牙区剧烈持续性跳痛,牙齿明显浮出伸长,不能咀嚼,扣压时疼痛,邻近的牙齿也被波及引起疼痛。一般都有全身反应,如发热、白细胞计数增高等,同时炎症常波及面部的软组织,使颜面肿胀,皮肤发红、发热,开口受限,同侧颌下淋巴结肿大。当已发生骨膜下脓肿,应当在麻醉下及时切开脓肿,排出脓液,放入纱布或橡皮引流条引流。在治疗患牙的同时,也应给予全身抗感染治疗,使炎症得到及时控制和缓解。

(三)慢性根尖周炎的临床表现

慢性根尖周炎一般没有明显的自觉症状,常常因为咀嚼不适或牙龈起脓包而就诊,慢性根尖周炎系由牙髓炎或急性根尖周炎发展而来,患牙常有牙髓病史、反复肿胀史或牙髓治疗史。

患牙常存在深的龋洞或充填后或其他的牙体硬组织疾患。牙冠变色,失去光泽,深洞内探诊无反应,牙髓活力测验无反应,当根尖部炎症通过骨质扩散到牙龈时,可在患牙的牙龈处看见瘘管的开口,叩诊患牙可出现不适感或无反应,X片可见根尖部有密度减低区,这是由根尖牙槽骨被破坏所致。

三、根尖周炎的常用治疗方法

根尖周炎同牙髓治疗一样,消除炎症,尽量保存患牙,恢复其咀嚼功能,所不同的是患根尖周炎时,牙髓已坏死,同时炎症波及根尖周组织,所以治疗时不能采用保存活髓的方法或干髓术,只能采用牙髓塑化治疗和根管治疗的方法,必要时拔除患牙。

当急性根尖周炎发作时,要开髓治疗,开通牙腔引流通道穿通根尖孔,使根尖渗出物及脓液通过根管得以引流,以缓解根尖部的压力,使疼痛减轻,开髓后,牙腔内放入一个棉球,引流2～3 d,待急性炎症消退后,再做常规治疗。

当急性根尖周炎发展至骨膜下脓肿或黏膜下脓肿时,应在局麻下切开排脓,并在切口内放入橡皮引流条一根,每天更换,直至无脓为止。对于根管外伤和化学药物刺激引起的根尖周炎,应去除刺激物,反复冲洗根管,重新封药,或封无菌棉捻。如果根管充填超充引起根尖周炎,经用药治疗,观察效果不佳者,应去除充填物,封药安抚,以后重新充填。根尖周炎的治疗一般要给予抗生素或止痛药,也可以局部封闭、理疗及针灸止痛。

(一)根管治疗

根管治疗是治疗牙髓病和根尖周病最常见的方法。根管治疗就是将炎症或坏死的牙髓完全除去,用根管扩大针把根管壁上的感染变软的牙本质去除干净,并扩大根管,即医学上称为根管预备。经封药消炎,使根管内无菌化后,严密充填。根管充填后,可防止根管内的感染物质继续向根尖扩散,也可使病变的根尖周组织恢复正常。根管治疗特别适用于前牙,当后牙牙冠缺损多时,也应选择一个较粗大的根管做根管充填,以便桩冠修复。

当牙髓或根尖有炎症时,首先要在牙上钻洞开髓,抽出炎症牙髓,上药安抚,2～3 d后,进行根管预备,封药根管消毒。当根尖无叩痛或叩诊无不适感,根管清洁无渗出物,棉尖干燥、无色无臭,自觉咀嚼功能恢复正常时,即可进行根管充填,但当根管内分泌物多时,常常需增加封药次数。

根管治疗适合于各种牙髓病、慢性根尖周炎。根管治疗操作复杂,费时费力,常常选择单根管牙和多根管的年轻恒牙。目前,随着理论的逐渐完善,器械、材料的改进及其他治疗方法的发展,选择做根管治疗牙病的范围越来越广,如成人后牙常规做一个根管的根管治疗,以备牙冠缺损严重时打桩做修复治疗,患者有严重的系统性疾病不能拔牙时,可将残根做根管治疗后,再做覆盖义齿,当根尖周炎伴牙周炎时,牙槽骨吸收,牙齿松动,过去须拔除,而现在通过根管治疗和牙周联合治疗仍可保存患牙,根尖周炎引起牙龈瘘管时,做根管治疗术是众所周知的。目前,对根尖周炎引起的牙龈瘘管,采取根管治疗术同样有效。

牙髓的不可逆性炎症发生时,细菌经由各种感染渠道进入牙髓系统,组织的炎症从局部的浆液性炎症发展成全部的化脓性炎症坏死,细菌通过根尖孔扩散,导致根尖周围组织的炎症渗出、水肿和破坏,这一病理过程由于根管治疗术的介入而被中断。从病因学的角度分析,根管治疗失败的诸多原因可归纳为两大类:第一类是微生物性病因。当根管治疗没能有效阻止细菌的扩散,或者短期内出现了再污染时,病程从中断的地方继续发展,那就标志着治疗失败了。由此也可解释为什么感染的根管治疗成功率要低于非感染的根管治疗成功率。第二类是非微生物性病因。主要存在于高质量的根管治疗之后仍然发生失败的病例。本部分的目的是从第一类因素入手,讨论如何通过改善根管治疗的各个环节,尤其详细分析了治疗操作过程的环节,来改善治疗质量,提高根管治疗成功率,其中有一部分涉及质量评定的标准。第二类因素的分析不包括在本部分论述之列。对于根管治疗术,不论是传统观念中的三大步骤——根管预备、根管消毒和根管充填,还是现代观念中所提倡的大锥度、侧方加压或垂直加压等,单从治疗操作过程来说,实际上是一个外科清创的过程。因此,根管系统彻底地被清洁非常关键,应该被视为整个治疗过程的基础。在此之后的根管治疗术中,在用充填材料封闭根管系统时,封闭的严密性又是一个关键。任何影响到这两个关键步骤的操作,都将很大程度地关系到根管治疗的质量。根管治疗的长期疗效同样依赖根管的非感染状态,所以某些导致根管再污染的原因会增加失败风险。每一次根管治疗都是一次临床操作的手术过程,在这个过程中的每一个细节都会对手术的质量有着或大或小的影响,从而影响治疗的成功率。

1.直接影响彻底清洁的因素

清洁的目的是彻底清除根管内容物,包括残髓组织、牙本质碎屑、感染松解的牙本质表层及可能有的唾液、龋腐残屑、暂封物碎屑等。清洁最主要是依靠化学药物的荡洗。此外,器械的进出、切割和提拉也起到一定的机械辅助作用。在这一过程中,直接影响彻底清洁的因素有以下这些。

(1)工作长度不准确。很显然一个短于实际长度的工作长度必定会导致根管不能被完全清洁。对于怎样确定工作长度,传统的方法是通过测量 X 线片显示的根尖段长度减去 1 mm 来得到,现代的手段是借助根管长度电测仪来寻找和确认牙本质牙骨质界。在实际操作中,不能仅仅依靠某一种方法,而是主张将 X 线片和电测仪结合起来,以得到最准确的数值。

(2)器械预备根管成形不到位。根管的形状对清洁的效率和效果有着关键的作用。成形的目的是去除牙腔侧壁和根管口的阻力,建立到达根管的直通道;将根管冠中 2/3 部分用扩锉增粗到足够锥度,并且锥度变化均匀一致,建立进入根尖部位的直通道。显然,一个有着粗大开口并且直线进出的根管,比一个细小弯曲的根管更有利于冲洗液的分布和回流。从理论上讲,根管越粗,开口越大,锥度越大,越能达到我们希望的目的,但是无限制地扩大增粗是十分错误和危险的,会损害根壁的抗折断力和牙根强度。保持平衡才是成功之道。对于在器械预备成形中发生的一些不测,如断针、穿孔、台阶和根尖拉开等,如果没有影响原始根管系统的清洁和成形,就不会直接导致治疗失败;如果妨碍了对原始根管的清洁和成形,甚至使之变成不可能,尤其是发生在一个牙髓坏死的感染根管内,就会大大增加失败的概率。

(3)选择的冲洗药物未能达到预期效果。冲洗的药物应有较强消毒杀菌功能且流动性较好。3 %～5 %的次氯酸钠有很强的溶解有机物的能力,是很好的选择。有实验证明:5.25 %的次氯酸钠溶液,能在20～30 min内完全溶解一个完整的新鲜牙髓,加温到 60 ℃时,溶解力显著增强。但是,次氯酸钠溶液因为缺少抑制根管内厌氧菌的作用,所以建议要配合使用 5 %的氯己定溶液交替冲洗,作为弥补。此外,氯亚明和 3 %过氧化氢溶液都是不错的选择,若选用生理盐水则无法达预期的目的。

(4)冲洗的方法和工具不利。对于冲洗的工具，除常用的冲洗器外，超声根管锉的效果也非常好。超声根管锉最开始是作为根管预备的工具被广泛推广使用。但根据笔者的使用经验，此器械不宜用于根管预备，倒是其独特的机械震荡清洁功能，在临床使用中效果显著。在实际工作中，如果受条件所限，则应尽量选择较细针头的冲洗器，反复大量冲洗。通过增加冲洗量和冲洗次数，并辅助以手用根管锉或棉捻、纸捻进行根管荡洗，以期做到尽可能彻底的清洁。

2.直接影响严密充填的因素

(1)根管预备的好坏决定了根充的好坏。如果根管成形不到位，器械预备后根管没有具备良好的形态，会直接妨碍充填材料的加压致密，根管清洁不到位，尤其是根充前若未能有效地去除根管壁上的牙本质玷污层，会大大影响根充材料与根管壁的密切结合，直接减弱根充的封闭性。

(2)选择合适的根充材料。国内已经有条件使用进口成品糊剂的，使用前要根据说明书，充分了解产品主要成分、添加成分、性能、硬固时间、允许工作时间，以及与刺激性、安全性有关的信息。有些仍然在使用传统的氧化锌丁香油酚印模糊剂的，则应当注意氧化锌丁香油酚印模糊剂不要过于稀薄，那样会强度不够，体积收缩过大，并且充填时容易卷入空气，形成空隙。此外，碘仿糊剂已经被证明其中的碘会被吸收，留下空隙，影响封闭，建议不要再继续使用。

(3)准确的工作长度。准确的工作长度对完善的根管预备必不可少，同样对高质量根管充填也有着至关重要的作用。因为欠填和超充都会大大降低根管治疗的成功率。欠填的发生主要是由于工作长度不够，或者由于根管预备的成形和清洁不良，根尖区牙本质泥未被完全清除。超充最直接的原因是预备根尖区时过度切割，根尖狭窄部被破坏，失去了足够的根尖抵抗。

(4)选择适宜的根充方法。关于选择哪一种根充方法，从理论上讲，没有单纯的侧方加压或垂直加压，根充时施加的任何一次压力都被分解为垂直向分力和水平向分力，同时起到垂直加压和侧方加压的效果，所以无论选择哪一种方法都能够完成一例完美的、高质量的根管充填。施术者需要熟知每种方法的适应证，熟练掌握操作技术，明白何种情况下应该选择何种相应的根充方法。

3.根管再感染问题

在导致根管治疗失败的诸多因素中，根管再感染是一项很重要的因素，并且容易被临床医师所忽视。从打开牙髓，开始牙腔预备到完成根管充填，再进行牙体修复，施术者应该始终具备防止根管感染和再感染的意识及相应的措施。

首先，使用橡皮障是很重要的手段。它能有效避免在手术过程中，口腔环境对根管系统的再污染。当然，使用橡皮障的好处远远不止这一点，还可预防器械落入口腔甚至误吞、误吸，保护邻近软组织，避免被不慎划伤或被药物灼伤，在此不做赘述。如果受条件所限，不能做到每一次根管治疗都在橡皮障的保护下进行。那么，也许把注意力放在力所能及的事情上会更有实际意义。在开始根管治疗时，前期要做的是彻底去除所有龋腐质。这样的要求有两个含义：第一，在接触到根管口之前，牙冠上的任何地方都不能还有龋腐质存在，哪怕是与开髓孔没有直接关系的很远的地方；第二，做根管治疗，同时保留原有的充填体或全冠修复体，这种做法不应当受到鼓励。

其次,通常认为根尖 4 mm 的充填封闭是根管治疗术的关键。但这并不是说可以忽略对根管上段的严密充填。根管上段充填物内部有空隙,或根充物与根管壁不密和,或由于根管桩修复体破坏了封闭,很容易发生根管再污染。同时,牙冠充填物或暂封物的封闭性不佳也会导致根管的再污染。牙齿长期处于口腔唾液环境中,目前任何材料任何技术都不可能从根本上避免修复体微渗漏问题,根管时刻受着再污染的威胁。施术者在根管治疗后牙体修复设计时,必须充分考虑选择适宜的修复时机、修复材料和修复技术,有效地防范,减少发生根管再感染的概率。

4.影响根管治疗成功率的其他间接因素

根管治疗术可以说是一次手工操作过程,手术实施者和接受者的心理状态、情绪和精神状态无疑是影响技术发挥的关键。手术不是由一个人单独完成,从术前准备到术中的配合,以及相关的医辅条件,其中的任何一个细节都能通过对医者心智形成干扰,从而影响治疗水平。这些细节包括医护配合的协调性,四手操作能达到何种程度,X 线根尖片的技术水平,患者做拍片检查是否便捷,患者术前是否有足够的心理准备,时间和经济方面能不能全力配合,甚至诊室的布局格调,设备器械的摆放是不是方便取用,等等。这类细节若处理不好,造成的后果可能会很严重,在决策的时候,都不要认为这些是无关紧要的,往往大的失误就来自看似无关紧要的细节。

长期以来我们在评估根管治疗术的质量时,主要看最后根管充填的结果。就是说,根据对根充恰填、欠填或超填的判断,来确定根管治疗的质量。现在看来,这种评估的标准和方法过于片面和简单。首先,恰填、欠填或超填的描述反映的是根充的深度,根管充填的质量除了对根充深度的评估,还应包括对根管粗度、锥度、预备后形态等方面的评估;其次,根管治疗术只是根管治疗术中的一个小环节,除此之外的每一个环节和细节都会对治疗的结果产生影响,对根管治疗的质量评估,应该着眼于对整个治疗过程做全面衡量。对此笔者已经在 3 年前,总结出一套比较全面科学且非常实用的根管治疗术后即刻评估标准,不仅作为专业评估标准应用于临床,并且成为医院医疗质量监控的一部分。用科学的评估标准判定根管充填的质量是第一步,更多的是要注意治疗过程中所应用的器械、设备、材料和药物是否科学有效,所选择的术式、方法是否恰当,以及所有与临床操作有关系的各个细节的设置,至少不要有碍于医者医疗水平的发挥,这样才能对一次根管治疗的质量做全面、科学且准确的评价。

在长期的临床实践中,笔者切身体会到,要想提高根管治疗成功率,应该把握以下要点:①得到准确的工作长度;②根管预备达到一定的形态标准;③使用有效的工具和方法,选择适当的药物,彻底清洁根管系统;④选择适当的根充方法和材料,达到尽可能严密的封闭;⑤根管治疗之后及时制作优良修复体进行牙体修复;⑥使用橡皮障有助于提高治疗成功率;⑦注意与诊疗工作相关的一切细节,涉及医师和患者、设备和材料等各个方面,这些都会直接或间接影响到临床治疗的质量。

(二)寻找根管口的方法

临床上,多根管牙若因某些原因,寻找根管口有困难时,除了应用牙腔解剖形态的知识,还可结合使用下列方法来帮助寻找根管口。

(1)多根管牙常因增龄性变化或修复性牙本质的沉积,或髓石,或牙腔钙化,或根管形态变异等情况,而使根管口不易查找时,可借助于牙齿的三维立体解剖形态,从各个方向和位置来理解和看牙腔的解剖形态;并采用多种角度投照法所拍摄的 X 线片来了解和指出牙根和根管的数目、形状、位置、方向和弯曲情况;牙根对牙冠的关系;牙根及根管解剖形态的各种可能的变异情况;等等。

(2)除去磨牙腔内牙颈部位的遮拦根管口的牙本质领圈,以便充分暴露髓室底的根管口。

(3)采用能溶解和除去牙腔内坏死组织的根管冲洗剂,彻底清理髓室后,根管口就很可能被找到。

(4)探测根管口时,应注意选择在髓室底较暗处的覆盖在牙骨质上方的牙本质和修复性牙本质上做彻底探查。并且还应注意按照根管的方向进行探查。

(5)髓室底有几条发育沟,都与根管的开口方向有关,即沿髓室底的发育沟移行到根管口。所以应用非常锐利的根管探针沿着发育沟搔刮,可望打开较紧的根管口。

(6)当已经指出一个根管时,可估计其余根管的可能位置,必要时可用小球钻在其根管可能或预期所在的发育沟部位除去少量牙本质,然后使用锐利探针试图刺穿任何钙化区,以指出根管口,除去牙颈部的牙本质领圈以暴露根管口的位置。注意钻磨发育沟时不要过分加深或磨平发育沟,以免失去这些自然标志而向侧方磨削或穿刺根分叉区。

(7)在髓室底涂碘酊,然后用稍干的酒精棉球擦过髓底以去碘,着色较深的地方常为根管口或发育沟。

(8)透照法:使用光导纤维诊断仪的光源透照颊舌侧牙冠部之硬组织,光线通过釉质和牙本质进入牙腔,可以看到根管口是个黑点;而将光源从软组织靠近牙根突出处进行透照,光线通过软组织、牙骨质和牙本质进入牙腔,则显示出根管口比附近之髓底部要亮些。

(三)牙髓塑化治疗

牙髓塑化治疗是指将根管内部分牙髓抽出,不必进行扩大根管等复杂的操作步骤,将配制好的塑化液注入根管内,与牙髓组织聚合一体,达到消除病源刺激物的作用。

牙髓塑化是利用处于液态尚未聚合的塑料,将其注入根管内,当其聚合前,可渗透到残存的牙髓组织及根管的感染物质中,和这些物质一起聚合。残存的牙髓组织及感染物质塑化后,在一定时间内,成为对人体无害的物质,对防止和治疗根尖周病起了一定的作用。它与传统的根管治疗不同点在于根管治疗是采用彻底取出病原刺激物的方式,而牙髓塑化治疗则不需彻底取出,将这些有害物质固定,包埋于根管中而达到消除病原刺激的目的。

牙髓塑化治疗不需要做根管预备及根管换药,复诊次数要比根管治疗少得多。在一般情况下,牙髓炎患者初诊时封入"杀神经"药物,复诊时就可揭髓顶,拔除部分根髓后,向根管内导入塑化液,完成牙髓塑化治疗。根尖周炎患者首诊时,一般就可揭髓顶,拔除部分根髓,窝洞内放入药物棉球开放2~3 d后,冲洗根管,封入另一种根管消毒的药物,复诊时即可做牙髓塑化治疗。

牙髓塑化治疗同根管治疗一样,是用于治疗牙髓病和根尖病的重要方法,便于使用的塑化剂的理化性能,使其选择原适应证有自己的范围。成年人根尖孔已完全形成的恒磨牙,若患有牙髓病和根尖病时,可考虑牙髓塑化治疗,尤其是根管细小弯曲的患牙及根管器械意外折断于根管内时,采用牙髓塑化治疗可以显示出根管治疗所不及的优势。但有些牙病,如根尖狭窄部已破坏的牙,完全钙化不通的根管,准备进行桩冠修复的患牙或根管就不能做牙髓塑化治疗。

牙髓塑化治疗成功条件:①塑化液应具有强大的杀菌作用;②塑化液能够渗透到感染的根管组织中;③塑化液与感染组织共聚形成无害物质;④固化后的塑化剂封闭根管系统。

教科书上介绍的塑化液处方中的主要成分包括甲醛和间苯二酚。鉴于这两种成分的强蛋白凝固作用和半抗原性,对正常组织的刺激作用显而易见。笔者认为下述可能产生负面作用的问题也有必要弄清:①塑化的聚合反应严格局限于根管内;②塑化反应应该是完全的,即聚合后根管系统不应有剩余单体(甲醛或间苯二酚)或剩余单体在已知的安全范围;③塑化物质对任何细胞、组织和器官无害,且无潜在的免疫原性和致癌作用、致畸作用。

四、牙髓外科包括哪些内容

当前,根管治疗的适应证逐渐扩大,许多过去不能治疗的患牙,现在大部分可以保留了。但还有一部分病例仅用根管治疗术难以治愈,必须辅以外科手术,这种由两种方法结合起来的保存患牙的治疗技术,就是牙髓外科。通过牙髓外科手术,大大提高了保存患牙的成功率,缩短了疗程。主要包括以下方面。

(1)建立外科引流通道。如根尖切除术和切开引流术。

(2)根尖手术。如根尖刮治术、根尖切除术、根尖倒充术。

(3)牙根外科手术,如截根术、牙根刮治术、半切牙术等。

(4)根管内折断器械取出术。

(5)牙腔修补术。

(6)根管-骨内植桩术。

(7)牙齿再植术。

(8)根尖外露修补术。

五、牙瘘的形成与治疗

有的人牙龈上有一个小瘘管,经常溢脓,称为牙龈瘘管,俗称牙瘘。一般是由根尖周炎引起的。当患根尖周炎时,牙髓坏死,根尖周组织化脓,牙槽骨破坏,脓液沿破坏牙槽骨流至牙龈处,使牙龈破坏即成瘘管。有的牙瘘是由牙周脓肿发展来的,它多在靠近牙颈部的牙龈上;有的是由颌创伤性根尖周炎和医源性牙病引起的。

由慢性根尖周炎引起的牙瘘,可只做牙髓治疗,有效去除病因,牙瘘即可痊愈,而牙髓牙周联合病变的患牙,因病因复杂,除进行牙髓治疗外,还要进行牙周治疗,对牙周袋及瘘管进行搔刮、冲洗、上药,必要时可进行手术治疗,切除患病根尖及所形成的瘘管,去除病因,促进愈合,由颌创伤引起的要进行适当调颌消除致病因子。

六、抗生素在治疗根尖周炎中的应用

根尖周炎大多是由龋洞发展成牙髓炎,继而牙髓坏死,炎症波及根尖周组织,产生剧烈疼痛。在治疗过程中,使用抗生素是非常必要的,但仅使用抗生素是不行的,抗生素只能消除炎症而不能去除牙腔内的病灶,且疗效缓慢。牙根位于牙槽骨中,当根尖有炎症时,炎性分泌物不易排出,刺激牙周膜神经产生剧烈疼痛。只有开髓后去除坏死的牙髓,通畅根管,建立引流,才能缓解症状,同时全身应用抗生素,根管内局部换药,才能达到消除根尖周炎症的目的。

根管治疗时要经过根管预备、消毒、充填等许多步骤。炎症坏死的牙髓有大量细菌,而医

师的操作有时不能达到完全无菌,所以当进行根管预备时,器械不慎超出根尖孔或根管冲洗时将坏死物质推出根尖孔,可造成根尖的炎症反应及牙龈肿胀,在根管预备及充填后应口服抗生素,以预防和控制炎症。

在根管换药过程中,常用的药物有醛、酚和抗生素,用于根管消毒的抗生素有金霉素、多西环素、土霉素、甲硝唑等,用盐水、丁香油酚等拌成糊剂应用,可有效杀灭根管内细菌,达到消炎消毒的作用。

七、牙髓炎与根尖周炎的区别

牙髓炎大多由龋病引起,发展到一定程度时,可变为根尖周炎,二者有密切的联系。一般来说,牙髓炎疼痛发作时为自发性疼痛、阵发性疼痛,并且疼痛常常向头部放射,患者常不能指明患牙。根尖周炎则表现为持续性痛,以咬合痛为主,牙齿有明显的浮出和伸长感,能指明患牙,牙髓炎时牙髓有活力,冷、热刺激能引起疼痛或疼痛加重,而患根尖周炎时牙髓神经大多已坏死,对冷、热刺激无反应。医师做检查时,用探针探入患牙髓炎的龋洞时,一般会感到疼痛或敏感,而根尖周炎的患牙探诊时常无感觉。当叩击患牙时,牙髓炎的患牙出现轻度叩痛或无反应,而根尖周炎叩痛明显。在 X 线片上,根尖周炎的根尖周围有密度减低区,而牙髓炎的根尖周围无明显异常表现。

八、有效清除和控制感染是治愈牙髓及根尖周病的关键

有效清除与控制根管系统的感染物质是牙髓与根尖周病得以治愈的关键,不同的时期,不同的地区,人们曾尝试过多种不同的治疗方法,但所遵循的原则都基于上述认识,即清除感染物质或使感染物质无害化。

(一)微生物是牙髓与根尖周病的病原

牙髓的原发性感染物质主要来自龋损中的微生物感染,牙周组织的感染也可以通过根尖孔或其他牙髓牙周交通支感染牙髓,但所占比例很小。口腔中的微生物还可以通过其他途径如外伤导致的牙硬组织破损、裂纹感染牙髓,或通过各种原因暴露的牙本质小管感染牙髓。另外,微生物也可能通过血运感染牙髓。

(二)清除感染源

由于根管系统的复杂性和同时要考虑对机体的保护,清理根管系统感染的工作是一项十分细致和复杂的工作,在根管治疗过程中占有举足轻重的位置。清除感染即清创,在根管治疗的步骤中又称为根管预备。根管预备实际上包括根管清洗和根管成形两部分。两个部分的核心是最大限度地有效去除感染物质,为有效地封闭根管系统做准备,同时要最大限度地限制感染物质的扩散、保护正常的组织。

(三)无害化的理念

牙髓治疗中考虑对感染物质的无害化处理时,不能忽略的是对无害化处理的效果和可能持续的时间进行评价,尤其不能忽略对残留物质和药物可能的远期危害进行评价。在理论上,利用药物在体内达到长期控制感染物质的目的是不可取的。一种药物很难同时具备有效的抗感染作用和机体生物相容性,完全不对机体产生负面影响。由此看来,有效地、最大限度地清除感染物质加上有效地封闭根管系统的无效腔,是目前理想的治疗牙髓及根尖周病的方法。

要达到完好的根管充填,需要使材料进入所有的根管空隙。良好的根管预备是完善根管

充填的前提。同时,根充材料的流动性、稳定性、生物相容性必须符合相关的要求。目前,最常用的根充材料仍然是牙胶。如果采用加温加压的方法,会使材料更容易进入根管空隙,更好地与根管组织贴合,达到更好的封闭效果。

(四)牙髓治疗过程中的感染控制

鉴于牙髓根尖周病的病原学特征,在牙髓治疗中,应该尽可能做到以下几点。

(1)不使根管系统现有的微生物感染扩散,包括不将感染物质推出根尖狭窄部。

(2)不增加新的感染,包括不增加根管内细菌感染的类型。

(3)清理和消除已有的感染物质。

(4)封闭清理过的根管系统,防止再感染或感染复发。

(5)及时有效地修复已经进行了牙髓治疗的患牙,防止冠部微生物的渗漏。

对上述五条的全面理解是决定治疗成功的重要前提。目前,存在于我国牙髓病临床实践中的许多问题均来自对这些问题不够理解和重视。

九、细而弯曲根管预备技巧

(一)术前、术中、术后拍摄清晰不同角度的牙片(推荐数字化牙片)

从根尖片可观察堵塞部位、深度、可能的根管弯曲方向等。术中、术后的根尖片可以用于检查是否侧穿或可能形成侧穿,可以不断调整预备的方向。当然,数字化牙片主要优势是方便,可以进行调整图像明暗等操作,普通的胶片在大多数情况下还是比数字片清晰的。胶片多次拍片成本比较高,而且洗片耗费时间较长(即使现在自动洗片系统也要 5 min 以上)。由于 X 线片仅能反映二维重叠图像,当切削方向向颊侧或舌侧偏移时则不易判断,以不同角度的拍片可以帮助解决此类问题。有报道说手术显微镜可以解决这个问题。

(二)根管口预备要充分

用 15# 锉、20# 锉,对于钙化细小堵塞根管,用 08# 锉、10# 锉,还有根管探针,在 15# 锉找不到或者不确定的时候是有帮助的。

开髓孔预备要充分,开髓之前一定去净龋坏组织、无基釉和松动的充填体等,尽可能形成根尖 1/3 的直线通路,避免器械进入根管时的冠部障碍,这点非常重要。可先采用逐步深入根管锉预备法进行根管上端的预备,使 K 锉能尽可能直地进入堵塞部位。另外,用 GG 钻拉开根管口和牙腔侧壁以形成"直线通路"是很好的办法。这样向下预备的时候 K 锉的工作部分就不是堵塞部上方的根管侧壁或者开髓孔侧壁。对于细小的弯曲根管来说,"直线通路"是很有意义的(另外"直线通路"对于发现下切牙的唇舌向双根管,以及根管充填都是很有帮助)。

(三)好的、完备的扩大器械

一定要有好的手用扩大锉。"好的"就是质量好,比较新的,设计得合理,适合自己的手感,号码要齐全。对于细小弯曲或者堵塞根管,小号器械特别重要,要备有 15# 锉以下器械。最好 6# 锉、8# 锉、10# ~140# 锉都有。还要注意器械会折旧,金属疲劳,要检查器械有无折断、解螺纹等,对损坏、陈旧的器械及时更换。

堵塞细小的根管,可以反复使用小号的锉通畅根管。15# 锉无法扩通的根管,试着使用 10# 锉或者 8# 锉,你会发现其中相当一部分可以扩通。完备的器械对细小弯曲的根管预备作用太大了。在使用根管锉的时候,了解各种根管锉的正确使用方法也是很重要的,哪些器械用作提拉,哪些用作旋转,限制旋转多少度,根管锉上蘸多少根管润滑剂,等等。另外,注意使用中的一些问题。例如:根管锉再次进入根管前应清洁;根管锉不可跳号使用;反复使用小号的根管锉通畅根管,根管锉不可过度旋转或用力;预备根管一定要在湿润的条件下进行;等等。

(四)扩大锉的预弯

小号扩大锉＋尖端3～4 mm一定的预弯,这点对预备弯曲根管很有帮助,预弯10#锉或8#锉或扩大锉通过堵塞处,K锉尖端3～4 mm弯成30°～45°角的样子,直的扩大锉可能与根管的解剖方向不一致,或者较大号(15#锉,或者更大号)的器械已经在侧壁预备出一个小台阶,有时会发现有卡住的感觉,这样一般是很有希望的。预弯小号锉能通过堵塞部,可以以2～3 mm的小距离提拉把弯曲(可能是肩台)处扩顺畅,然后就采用逐步深入根管锉预备法,15#锉能进去一般就没问题了。锉的尖端蘸上含EDTA的根管润滑剂有明显帮助。镍钛锉弹性很好,可以不用预弯。

第二节　根管治疗

一、原理

根管治疗(RCT)是一种治疗牙髓病、根尖周病的有效方法,其核心是去除感染源,杜绝再感染的途径。它是通过机械和化学的方法进行根管预备,将牙腔内已发生不可复性损害的牙髓组织和根尖周病的病源刺激物全部清除,以消除感染源;在清洁根管的同时,将根管预备成一定形状,以方便大量冲洗牙腔和充填根管,通过严密堵塞空腔从而达到防止再感染的目的。根管治疗可防止根尖周炎的发生或促进原有根尖周病的愈合,最终使患牙被保存下来,维护牙列的完整和咀嚼器官的功能。

二、适应证

(1)各型牙髓炎、牙髓坏死和各型根尖周炎。

(2)外伤牙:牙根已发育完成,牙冠折断,牙髓暴露者;或牙冠折断虽未露髓,但修复设计需要进行全冠或桩核冠修复者;或根折患牙断根尚可保留用于修复者。

(3)某些非龋牙体硬组织疾病:①重度的釉质发育不全、氟牙症、四环素牙等牙发育异常患牙需要行全冠或桩核冠修复者;②重度磨损患牙出现严重的牙本质敏感症状又无法用脱敏治疗缓解者;③微裂牙需要行全冠修复者;④牙根纵裂患牙需要行截根手术的非裂根管。

(4)牙髓牙周联合病变患牙。

(5)因义齿修复需要,如错位、扭转或过长而无其他牙体牙髓病损的牙齿,或牙冠大面积缺损、残根而需行全冠、桩核冠修复的患牙。

(6)因颌面外科需要,如某些颌骨手术所涉及的牙齿。

(7)移植牙、再植牙。

三、根管治疗的基本器械

(一)光滑髓针

光滑髓针由柄和探针两部分组成。柄分长、短两种。短柄适用于后牙,长柄者用于前部牙齿。探针细长,横断面为圆形或三角形,用于探查根管情况、卷面捻擦干根管或根管封药,也可用于充填根管糊剂(图 8-1)。

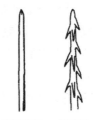

光滑髓针　拔髓针

图 8-1　光滑髓针和拔髓针

(二)拔髓针

拔髓针的大小和形状与光滑髓针相似,但针侧有许多倒刺,用于拔除牙髓组织及取出根管内棉捻和纸尖。

光滑髓针或拔髓针按直径由粗到细的顺序分型为 0 号、00 号和 000 号。

(三)髓针柄

髓针柄是用于安放光滑髓针和拔髓针的杆状金属手柄,一端有螺旋帽和三瓣簧以夹持髓针,便于操作。

(四)根管扩大器和根管锉

ISO 标准的根管扩大器和根管锉均由柄和工作端构成。工作端为不锈钢制成,其标准长度有21 mm、25 mm、28 mm 和 31 mm 四种。工作端的刃部长度均为 16 mm(图 8-2),锥度为恒定的 0.02,即从工作刃尖端向柄部每移动 1 mm,其横断面的直径增大 0.02 mm。因此,其刃尖端横断面直径(D_1)与刃末端横断面直径(D_2)的差值是恒定的($D_2 - D_1 = 0.32$ mm)。主要用于根管的机械预备。器械工作端带有一个小的橡皮止动片,为标记工作长度所用(图 8-3)。

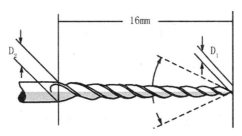

图 8-2　标准规格的根管扩大器

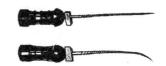

图 8-3　装有橡皮止动片的根管锉

根管扩大器刃端为螺旋状,每 1 mm 有 1/2~1 个螺纹,横断面为三角形。当根管扩大器在根管内顺时针方向旋动时,有穿透缝隙和切割侧壁的能力,弹性较大,带出腐屑的能力较差。

根管锉的刃端有三种形状:K 型根管锉、H 型根管锉和鼠尾根管锉(图 8-4)。K 型根管锉刃端是由横断面为三角形、四方形或菱形的不锈钢丝拧制而成,为螺旋状,螺纹密,菱形截面的锉针拧制出的螺刃呈高低交错。根管锉侧壁切割能力强,能使根管壁光滑,且带出碎屑能力强,但穿透能力较差。粗的 K 型根管锉和 H 型根管锉的切割刃为切削旋制所成,非拧制而成。H 型根管锉的横断面为逗号形,在根管壁上提拉时,侧壁切割能力强,但旋转穿透力不强,且易折断。鼠尾根管锉刃端如倒钩髓针,每一圆周有 8 个尖刺,用以侧壁切割效率高,带腐屑能力甚强,但根管壁光滑度较差。

根管扩大器和根管锉的国际标准型号按器械刃端横断面直径的大小分型,并以固定的颜色在器械的塑料柄上标定。

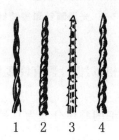

1.根管扩大器;2.K 型根管锉;3.鼠尾根管锉;4.H 型根管锉

图 8-4　根管扩大器和各型锉

(五)扩孔钻

扩孔钻种类很多,其柄端同钻针类似,分为手用与机用两种。颈部细长,刃部为棱锥形、枣核形,其尖可进入根管口,刃可切割根管口的外缘与侧壁,随着尖刃的探入,根管可逐渐变大成为漏斗状(图 8-5)。

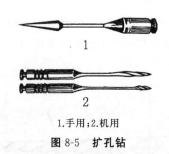

1.手用;2.机用

图 8-5　扩孔钻

(六)螺旋充填器

螺旋充填器的柄同钻针类,可安装在慢速弯机头上使用。工作端为富有弹性的螺旋状不锈钢丝制成(图 8-6)。顺时针方向旋转时,可将根管糊剂推入根管。

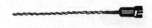

图 8-6　螺旋充填器

(七)根管充填加压器

根管充填加压器有侧方加压器和垂直加压器两种(图 8-7),又分别含指持和手持两类。长柄手持器械结构和形状与手用充填器相似,但其工作端细长;短柄指持器械结构、形状、型号大小和柄颜色与根管锉相似。侧方加压器的工作端长而尖细,尖端直径与 ISO 标准的根管锉相符,并以相同颜色标记器械柄,锥度也为 0.02。在根管冷侧压充填时,用于扩展牙胶尖与根管侧壁间的缝隙,以利牙胶尖成为根管中充填物的主体,并达到三维致密充实的状态。垂直加压器的工作端长而细,前端平,用于垂直向压紧根管内的牙胶。

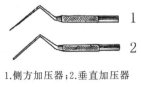

1.侧方加压器;2.垂直加压器
图 8-7　根管充填加压器

(八)测量根管工作长度的标尺

为一段 4～5 cm 长的不锈钢制的米突尺,便于消毒(图 8-8)。

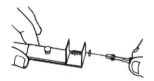

图 8-8　测量根管工作长度的标尺

四、临床操作

根管治疗由根管预备、根管消毒和根管充填三大步骤组成,现代的观念更强调将根管清理、成形、消毒合为一体,强调机械预备和化学冲洗在实现去除感染目标中的作用;通过严密堵塞根管杜绝再感染。高质量地完成根管预备和根管充填是根管治疗成功的关键,而不合格的根管充填往往是由于根管预备不合格。

根管治疗的临床操作应该严格遵循无痛和无菌的原则。

(一)牙腔进入和初预备

牙腔进入是根管治疗的首要步骤,其目的是获得无阻力进入根管根尖部的、流畅的直线通道,以利对根管进行彻底的清洁和成形。牙腔进入和初预备包含两层含义:一是由牙冠外部进入髓室,要求能够直接到达、进入根管口;二是牙腔的冠部预备,通过对髓室的初步预备、改形,使清洁、成形根管的器械能够顺畅进入根管。牙腔的冠部预备又称为初预备。

牙腔进入和冠部预备的关键是入口洞形的设计和便易形的制备。入口洞形的设计依据是牙腔的解剖形态,不同的牙齿应设计不同的入口洞形。洞形轮廓是牙腔外形在冠面的投影,确定各髓角或各根管口在拟进入的牙冠表面(通常是前牙舌面、后牙咬合面)的投影位置,其圆滑的连线即为进入洞口的外形。便易形是使所有根管口能够直接暴露在直视的入口视野中,根管器械能够无阻挡直线进入根管深部而设计的牙腔入路形态。进入根管的直线通路是指当器械进入根管时,只有根管壁与器械相接触,入路的其他部分(如髓室侧壁、入口洞缘)均不应阻碍器械的进入。因此,应将洞口敞开,将髓室侧壁修整改形,去除根管口的不规则钙化物,使冠部洞口和根管口形成漏斗形状,入路应预备成自洞口至根管口乃至根管冠段的连续、平滑、流畅的锥体形态,以引导器械顺利进入根管。在制备便易形的过程中,有时需要切割掉一些健康的牙体组织,此时一定要兼顾剩余牙体组织的抗力强度,努力使丧失的牙体组织量达到最小。

1.各组牙齿入口洞形和便易形的操作要点

(1)上前牙组:一般只有一个根管,牙腔与根管分界不明显,根管较粗大。除侧切牙根尖部向远中或舌侧弯曲外,其余根管大多无明显弯曲。髓角包含在发育叶内。根管的横断面为钝三角形,牙腔膨大部分在牙颈部近舌隆凸处。操作时,从舌面窝中央近舌隆突处,垂直于舌面的方向钻入,穿通牙腔后,改成平行于牙长轴方向扩展。

入口洞形:①形态。切牙为底朝切缘、尖朝牙颈部的圆三角形,尖牙为椭圆形。②部位。舌面窝中央,近远中边缘嵴之间(图8-9)。

便易形:直线进入的阻挡在舌隆突和切缘,操作时可于局部洞缘切槽以适应直线进入。必须仔细去净所有牙腔内容物,包括冠髓、着色牙本质和预备残渣,否则会引起牙齿变色。髓角处组织不能去净是最常见的问题。

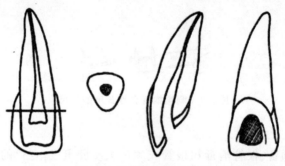

图 8-9　上前牙牙腔进入图

(2)下前牙组:冠根形状同上前牙组,但体积小,牙齿直立在牙槽窝内,多为单根管,少数下前牙有两个根管。牙颈部的根管横断面近远中径非常窄。操作时,用700号细裂钻从舌面中央平行于牙长轴方向钻入,切勿近远中向偏斜,以免牙颈部侧穿。

入口洞形:①形态。椭圆形。②部位。舌面窝正中(图8-10)。

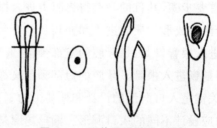

图 8-10　下前牙牙腔进入图

便易形:牙腔直线入路的投影穿过切缘,有时甚至投影在切缘的唇侧。所以,入口的唇舌向需有足够的扩展,以形成直线入路,预备时对切缘局部的损伤,可用牙色材料给予修复。

(3)上前磨牙组:牙冠的近远中径于颈部缩窄,牙根颈部横断面呈椭圆形,颊舌径明显大于近远中径。牙根为扁根。上第一前磨牙多为颊舌二根,根分叉位置接近根尖部。上第二前磨牙为一个扁根管。操作时,用细裂钻(700号)从𬌗面中央钻入,达牙本质后沿颊舌方向移动,从一侧髓角穿入牙腔,再扩向另一侧,注意钻针方向与牙长轴一致。

入口洞形:①形态。长椭圆形。②部位。颊舌三角嵴中点之间,咬合面近远中向的中1/3

（图 8-11）。

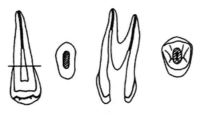

图 8-11 上前磨牙牙腔进入图

便易形：牙腔扁长，入口的颊舌方向注意开够。牙冠颈部缩窄，近远中向宽度仅为牙冠接触区处宽度的 2/3，尤其是近中颈部牙本质壁较薄，应警惕该部位的穿孔。髓顶应去净，不要将 2 个髓角处的穿髓孔误认为根管口。

（4）下前磨牙组：下前磨牙的牙冠向舌侧倾斜，多为 1 个根管，少部分牙有 2 个根管。操作时，从𬌗面中央窝偏颊侧处钻入，以平行于牙长轴的方向颊舌向扩展。

入口洞形：①形态。颊舌径略长的椭圆形或卵圆形。②部位。咬合面颊尖至中央沟（图 8-12）。

便易形：注意钻针钻入的位置要偏颊侧，避免从舌侧穿孔。

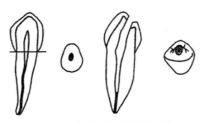

图 8-12 下前磨牙牙腔进入图

（5）上磨牙组：上磨牙略向近中倾斜，牙冠颈部的近、远中径缩窄，尤其是远中面向颈部收缩更为明显。有 3 个根，一般在每个牙根中有 1 个根管，但近中颊根较扁，有时出现 2 个根管。颊侧根管较细弯，腭侧根管较粗直。从牙颈部的横断面可见 3～4 个根管口，排列成三角形或斜方形。操作时，由中央窝钻入，到牙本质后，钻针向颊侧和近中舌尖方向移动，从近中舌髓角进入牙腔，沿各髓角扩展。注意钻针勿向近远中方向倾斜，避免牙颈部侧穿。

入口洞形：①形态。钝圆的三角形。②部位。顶位于腭侧，底边位于颊侧，一腰在斜嵴的近中侧，与斜嵴平行，另一腰在近中边缘嵴内侧，与近中边缘嵴平行（图 8-13）。

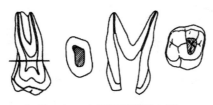

图 8-13 上磨牙牙腔进入图

便易形：去除髓室内的颈部牙本质凸起，形成直线到达各根管口的入路是该组牙初预备的重点。定位近中颊根的第二根管口（MB2）是该组牙入路预备的一个难点，MB2 根管口通常位于近中颊根管口(MB)舌侧1.82 mm处,可将圆三角形顶增宽呈梯形入口使器械更易于查找、发现MB2根管口。定位MB2的方法:在MB和腭根管口(P)的连线上,由远中颊根管口(DB)向MB-P连线引一条垂线,两线交点的近中即为MB2根管口的位置区域(图8-14)。

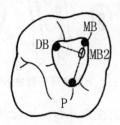

图8-14 上颌磨牙MB2定位

(6)下磨牙组:下磨牙牙冠向舌侧倾斜,牙腔却偏向颊侧。一般有2个根,即近中根与远中根。近中根较扁,往往含有颊、舌2个根管。远中根较粗,多只有一个粗大的根管,少数病例也有2个根管。下第二磨牙牙根有时在颊侧融合,根管在融合处也彼此通连,在颈部横断面根管呈"C"字形。操作时,由𬌗面中央偏颊侧钻入,沿近远中和颊舌方向扩展,从一侧髓角进入牙腔,沿各髓角扩展。注意钻入的位置不要偏舌侧,避免发生舌侧颈部穿孔。

入口洞形:①形态。近远中径长,颊舌径短的钝圆角的梯形,其中近中边稍长,远中边稍短,舌侧洞缘在中央沟处。②部位。咬合面近远中向中1/3,偏颊侧(图8-15)。

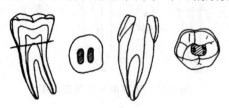

图8-15 下磨牙牙腔进入图

便易形:去除髓室内的颈部牙本质凸起,形成直线到达各根管口的入路是该组牙初预备的重点。在初始入口完成后,应根据根管口的位置再做便易形的修整。如远中有2个根管,常易遗漏DB,DB位于远中根管口(D)的颊侧偏近中。定位远中根管口时,可在近中两根管的连线中点向远中做垂线或顺着髓室底表面近远中向的暗线向远中探寻,若远中根管口恰好位于垂线之上或暗线的尽头,多数为一个远中根管;若远中根管口偏于垂线或暗线的一侧(多为舌侧),则还应在其对侧(颊侧)找到DB(图8-16)。

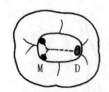
下颌磨牙远中1个根管口

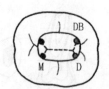
下颌磨牙远中2个根管口

图8-16 下颌磨牙远中根管口的定位

2.牙腔进入和初预备的操作步骤

(1)确定患牙冠、根、牙腔的解剖位置:通过观察牙冠与牙槽骨的关系及两者相交的角度,确定牙齿的位置。在附着龈上进行扣诊有助于确定牙根的走行。仔细研读术前 X 线片,可估计牙腔的位置、大小、钙化的程度,根管的大概长度和近远中向的弯曲度。施术者通过对上述信息的了解和掌握,用以决定操作时钻针进入的长轴方向和深度。

(2)去除龋坏组织和修复体。

(3)设计入口洞形,穿通牙腔,揭净髓室顶:预备牙本质深洞,一般情况下最好选择在高耸的髓角处穿髓;若遇髓室较小、顶底相近甚至相接,可考虑从对应于最粗的根管口处穿入。穿通牙腔后,可沿各髓角相连的髓室顶线角将髓室顶完整揭除。操作要领是应用钻针侧刃向外提拉式切割牙本质,而非向根尖方向钻磨。揭除髓室顶的同时可去除冠髓。

(4)修整髓室侧壁,形成便易形:前牙主要是去除入口切缘和舌隆突处的阻挡,后牙主要是去除髓室侧壁牙颈部的牙本质凸起,又称牙本质领圈。髓室内牙颈部的牙本质凸起常常会遮挡住根管口的位置,也妨碍根管器械进入根管。颈部牙本质凸起的大小、厚度通常不会超过 4# 圆钻(直径 1.4 mm)的大小。操作仍为向外提拉式动作。

(5)定位根管口:可循着髓室底色素标志查找根管口,也可寻找髓室底颜色有改变或牙本质不规则的迹象,根据这些线索在髓室底根管口的解剖部位稍用力探查能卡住 DG-16 探针针尖的位点,以此确定根管口的位置和分布,通过观察探针进入的角度了解根管的走行方向。当牙腔钙化较重时,定位根管口发生困难时,应加强照明,辅助放大系统,如使用光纤照射仪、放大镜和显微镜,也可通过亚甲蓝染色髓室底,以发现那些未完全钙化的缝隙。

(6)去除根髓:选择与根管粗细相适应的拔髓针,斜插拔髓针至近根尖区(离根尖狭窄部 2～3 mm处),做 90°旋转,完整地拔除成形牙髓。如果冠髓已经坏死,先将 1 ％～5.25 ％次氯酸钠溶液或 2.5 ％氯亚明置入牙腔,然后再拔髓,从根管口开始分段渐进地除净牙髓,不要一次到达根尖区。根管较细较弯曲时,拔髓针难以到达根尖 1/3 区,可用根管锉插入根管,轻微旋转搅碎牙髓,然后冲洗,反复数次可去净牙髓。

(7)探查、通畅根管,建立根管通路:选用小号 K 型根管锉(8#、10#、15#)在距锉针尖端 2～3 mm 处预弯,在冲洗液的伴随下自根管口向根管内以 90°～180°轻微往返旋转进入,不要向根尖方向施压,预弯的器械尖端在不断往返转动进入的过程中可以绕过或避开根管壁上的不规则钙化物及台阶,顺利到达根尖部,建立起根管的通路,为根管预备做好准备。这种用于探查根管的小号 K 型根管锉又称作根管通畅锉。在建立根管通路的操作期间,可伴随使用 EDTA 凝胶或溶液,还要以大量的冲洗液冲洗、充盈牙腔,冲洗液推荐用次氯酸钠溶液。

(二)根管预备

根管预备是采用机械和化学的方法尽可能清除根管系统内的感染物质,包括牙腔内所有的残髓、微生物及其产物,以及感染的管壁牙本质,达到清理、成形根管的目的。

对牙髓已遭受不可复性损害的活髓患牙进行根管治疗又称为牙髓摘除术。由于该类患牙的根管深部尚未被感染,预备根管的主要任务是去除根管内的牙髓组织并成形根管,以利根管充填。因此,在临床操作过程中应特别注意避免医源性地将感染带入根管深部。

根尖周病患牙的牙髓多已坏死,根管存在着严重的感染。对这类死髓患牙进行根管治疗,不仅要去除坏死牙髓的残渣,更重要的任务是要去净根管内的感染刺激源,即细菌及其毒性产物。彻底清洁根管系统后,再对根管进行严密的充填,将根管内已减少到很微量的残余细菌封闭在无营养来源的根管中,使之丧失生长繁殖的条件,杜绝发生再感染,从而为血运丰富的根尖周组织行使其修复再生功能提供有利条件,最终达到防治根尖周病的目的。

1.根管预备的原则和标准

(1)应在无痛、无菌的条件下操作,避免医源性的根管内感染或将感染推出根尖孔。

(2)根管预备应局限在根尖狭窄部(牙本质牙骨质界)以内的根管空间,所有操作必须在准确掌握工作长度(WL)的基础上进行,工作长度是指根管器械进入根管后从牙冠部的参考标志点到达根尖狭窄处的距离。

(3)机械预备前,一定要让化学冲洗液先行进入根管;在机械预备过程中,必须伴有大量、频繁的化学冲洗液浸泡、冲洗,同时辅助以化学螯合剂的润滑;机械预备结束后的末次根管冲洗液量应多于 2 mL。

(4)根管清理、成形的标准:①根管管径扩大,根管内及根管壁的绝大部分感染物被机械刮除或化学溶解、冲出,去除根管壁上的玷污层。②根管形成从根管口至根尖狭窄部由粗到细的具有一定锥度的形态。根管的冠 1/3 部分应充分扩大,以提供足够的空间,利于根管冲洗和牙胶的加压充填。③保持根管原有的解剖位置和走行,避免出现根管改道偏移、过度切割和侧壁穿孔等并发症。④保留根尖狭窄部的完整形态,在牙本质牙骨质界的牙本质侧形成根尖挡,以利根管充填时将主牙胶尖的尖端固位并提供一个在根管内压紧充实根充材料的底托,限制超填。

2.根管预备的操作步骤

根管机械预备的主要技术有步退法、步进法和冠下法,三者对根管分段预备的顺序有所不同,但为了有效地实现根管预备的目标,避免预备并发症和器械断离等操作意外的发生,现代的观念更强调将髓室和根管冠部充分预敞,在完全消除来自冠方对器械的阻力后,再行根管根尖部的预备。因此,在临床实际操作中上述各方法的运用也不是截然分开的。

在实施操作前必须拍摄 X 线片,用以辅助诊断和了解根管解剖情况,还作为估计根管工作长度的依据。在完成牙腔进入并初预备到位后,开始进行根管的预备。

(1)确定根管工作长度(图 8-17)测量术前 X 线片上该牙齿的长度(由切端、牙尖或后牙窝洞边缘的某一点至根尖端),将此值减 1 mm 作为估计工作长度。然后将 10# 根管锉或 15# 根管锉或扩大器插入根管内,用电阻抗型根尖定位仪测定工作长度时,需保持根管内处于潮湿状态,一边向根尖方向推进器械,一边读取仪器指示盘上的显示,当指示到达根尖狭窄区时,用橡皮止动片标记进入器械在牙冠标志点处的位置。从根管中取出器械,量取器械尖端到止动片的距离,并记录为工作长度(WL)。还可在根管内插入按估计工作长度标记的诊断丝(X 线阻射的金属根管器械或牙胶尖)拍摄 X 线片,通过测量诊断丝尖端到患牙根尖顶端的距离(d)来确定根管的工作长度;如果距离(d)不大于 0.5 mm,又无根管的 X 线透射影像即诊断丝尖端达根尖狭窄部,则该估计工作长度就是确定的工作长度;如诊断丝尖端未达根尖狭窄部,则确定的工作长度=估计工作长度+d−1.0 mm;如诊断丝超出根尖孔,则确定的工作长度=估计工作长度−d−1.0 mm;如 X 线片显示患牙根尖硬组织有明显吸收,则工作长度=估计工作长度−0.5~1.0 mm。根尖定位仪测定法和根管内插诊断丝拍 X 线片均可定为常规步骤,以确保后续各步顺利进行。在一些特殊情况下,可用手感法补充其他方法的不足,有经验的医师在器械无阻力进入根管的条件下,凭手指的感觉可判定器械达根尖狭窄区,器械再进一步深入则出现突破感,若手感法测得的长度与估计工作长度的数值相符,则取该数值为工作长度,如两者差异大于1.5 mm,则需拍诊断丝 X 线片。手感法往往是不准确的,不能作为常规步骤。

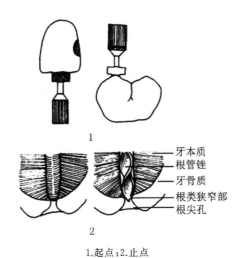

1.起点；2.止点

图 8-17　测量工作长度的起止点图

（2）步退法根管预备（图 8-18）

形成根尖挡：①根据根管粗细选择第一支根管锉或称初锉（IAF）或扩大器的型号，即能从根管口顺利插至根尖狭窄部而又不能穿透根尖孔的最大型号的根管器械（如 10# 或 15#）。②向根管内滴入冲洗液（如 5.25 ％次氯酸钠），将初锉插入根管，遇有阻力时，往返小于 90°旋转推进，到器械上的工作长度标记为止，顺时针方向沿根管壁周缘扩锉以除去根管内淤积的腐物和平整根管壁，然后将器械贴紧一侧管壁向外拉（此为扩锉的过程），沿管壁四周不断变换位置，重复上述动作。当感觉器械在根管内较松弛后，即根管锉或扩大器进出无阻力时，按顺序换大一号根管锉，按上述动作要领继续扩锉，每次均要求到达 WL，即止于根尖狭窄部，直至较初锉的型号大 3 个型号为止，形成宽于根尖狭窄直径的底托状根尖挡。最后那支全 WL 预备的锉被定为主锉（MAF），根管充填时的主牙胶的型号即按 MAF 的大小来选定。③扩大过程中，每换一个型号的器械，都必须用前一号锉或初锉进行全工作长度的回锉，并用大量冲洗液冲洗根管，以去除扩锉下来的牙本质碎屑，疏通根管，避免形成牙本质泥堵塞或穿出根尖。例如，用 15# 根管锉为初锉（IAF），根管预备时则应依次按 15#→20#→15#→25#→20#/15#→30#→25#/15# 全 WL 预备，每换一号锉均做冲洗，30# 锉为主锉（MAF），主牙胶尖也应选择 30# 根管锉。冲洗时，冲洗针头应尽量插入根管深部，但不要卡紧，以提插动作轻柔推入冲洗液，同时让出液体反流的空间。冲洗液可用 2.5 ％氯亚明，若用次氯酸钠溶液则必须用橡皮障防护。也可用超声波仪清洗根'

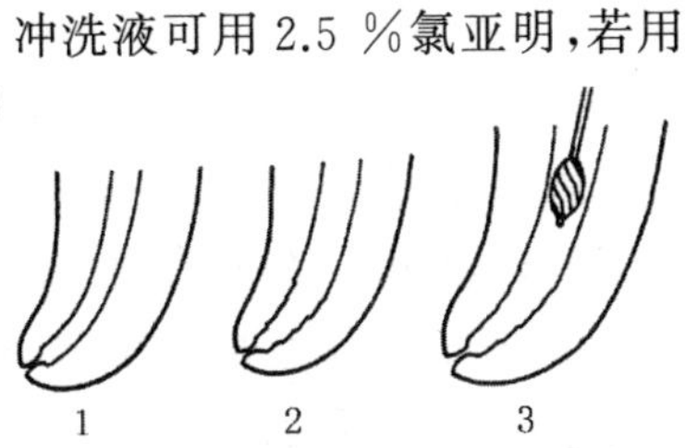

1.第一步形成根尖挡；2.第二步退预备根管；3.第三步根管冠 2/3 部预备

图 8-18　步退法根管预备的操作步骤图

步退预备：主锉预备完成后，每加大一个型号时，WL 减少 1 mm，以形成根管根尖部的较大锥度。按这一方法再扩锉 3～4 个型号，即步退 3～4 mm。每增加一号扩锉后，仍用主锉全

WL回锉,以保持根管通畅和使根管壁光滑。

根管冠部的预备:用比根管管径小的扩孔钻开敞根管冠部,只适用于弯曲根管的冠方直线部分的预备。较常使用 2#～4# GG 钻,以慢速、轻巧的提拉方式将根管口和根管的冠 2/3 敞开呈漏斗状。先用 2# GG 钻插入根管,深度不超过 2/3WL;再用 3# GG 钻少进入 2～3 mm,最后用 4# GG 钻做根管口的成形。

(3)弯曲根管的预备:根据 X 线片所示牙根的弯曲程度对所选不锈钢初锉(IAF)进行预弯,并将止动片上的标识调整到弯曲内侧位置以指示根管弯曲的方向。根管冠部要做充分的预展,可采用逐步深入的方法,尽量将弯曲拐点冠方的根管预备成直线通路;弯曲下段的扩锉的手法推荐使用反弯锉动法,即根管内的器械向弯曲的相反方向贴壁施力提拉锉动,最好不要旋转器械切割根管壁,避免造成根尖拉开和形成肘部(图 8-19)。根尖拉开指在预备弯曲根管时,根管锉在根尖处旋转操作,根管根尖 1/3 处的弯曲被拉直,根尖孔变成泪滴状或椭圆形,造成根尖部根管偏移或根管壁穿孔;肘部是指在根尖拉开的冠方人为造成的根管最窄处,根充时充填材料在此终止,导致根尖部拉开区形成空腔。用不锈钢锉预备超过 25°的弯曲根管,根尖部只扩大到 25# 即可(MAF 为 25#)。

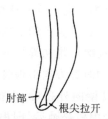

肘部—— ——根尖拉开

图 8-19　根管预备缺陷:根尖拉开和肘部

(4)旋转机用镍钛器械预备根管:旋转机用镍钛器械由于其高柔韧性、高切割效率和良好的生物相容性被越来越多的临床医师所接受。它被设计为从 ISO 标准锥度 0.02 至 0.12 的大锥度,其操作方法是冠下法根管预备技术的最佳体现:由大锥度锉针先行,在顺序减小锥度的过程中使锉针逐步深入根管,直至到达根尖狭窄部。例如,先用 30# 0.06 锥度锉针进入根管,操作长度为 WL−5 mm,预备根管冠 1/2 部分;再用 30# 0.04 锥度锉针预备根管中下部,操作长度为 WL−2 mm;最后用 30# 0.02 锥度锉针预备根管根尖部,操作长度为全 WL。目前,常见的旋转机用镍钛锉有以下系列:Protaper、HERO、K3 等。施术者使用时应按照各系列生产厂家的使用说明进行操作。

旋转机用镍钛器械操作要领如下:①必须先用手用器械通畅根管,至少要预备到 15# 根管锉;②限定马达的扭矩,保持恒定的低速旋转(300～600 r);③切勿用力向根尖施压,保持外拉手力;④遇阻力停转不要松脚闸,反转取出锉针,勿硬性拔出;⑤勿在同一根管深度停留时间过长或反复操作;⑥以手用器械探查、回锉根管,建立根尖挡;⑦频繁、大量冲洗根管;⑧锉针使用前、后必须仔细检查,一旦发现可疑损伤,应立即丢弃、更换;用后应清洁、高温高压消毒,勿超限次使用。

(三)根管消毒

在对活髓牙进行根管治疗时,一般不需要做根管封药,提倡根管预备和根管充填一次完成。

由于大多数感染根管的管壁牙本质小管深处已有细菌侵入,单纯的根管预备有时难以达到彻底清创的效果。因此,有必要在根管中封入有效的抑菌药物,以进一步减少主根管和牙本质小管内的细菌数量。在临床上,当根管预备质量较高时,也可对感染根管即刻进行充填,但是在有严重的肿痛症状或活动性渗出时,则应经过根管封药减轻症状后再行根管充填。

根管封药所用药物必须具备确定的抑菌或杀菌效果。否则,在封药期间,根管预备后留存在根管内的残余细菌可大量增殖,再加之洞口暂封材料微渗漏所造成的口腔细菌再度感染根管,使根管内的细菌数量甚至可超过封药前的水平。目前,更提倡使用杀菌力强的糊剂,如氢氧化钙糊剂、以抗生素和皮质类固醇为主要成分的糊剂、碘仿糊剂等。根管封药一般为7～14 d。

(四)根管充填

根管充填是根管治疗术的最后一步,也是直接关系到根管治疗成功与否的关键步骤。其最终目标是以生物相容性良好的材料严密充填根管,消除无效腔,封闭根尖孔,为防止根尖周病变的发生和促使根尖周病变的愈合创造一个有利的生物学环境。

严密充填根管的目的:一是防止细菌再度进入已完成预备的清洁根管;二是防止根管内的残余细菌穿过根尖孔进入根尖周组织;三是防止根尖周组织的组织液渗入根管内未充填严密的空隙。渗入根管内的组织液可作为根管少量残余细菌的良好培养基,细菌由此获得营养后大量增殖,构成新的感染源,危害根尖周组织。

根管充填的时机:①患牙无自觉症状;②检查患牙无叩痛、肿胀等阳性体征;③根管内干净,管壁光滑,无渗出,无异味。

临床应用的根管充填方法有许多,目前采用较多的是冷侧压技术。近年新发展了各种热牙胶充填技术,如热牙胶垂直加压充填技术、热塑牙胶充填技术、热牙胶根管充填技术等。

下面介绍冷侧压技术的操作步骤。

(1)用消毒的纸捻或棉捻擦干根管。

(2)按根管预备的情况,选择与主锉相同号数或小一号数的消毒侧压器,在WL-1 mm的位置上用止动片标记,插入空根管时感觉较为宽松,侧压器与根管壁之间有一定的空间。

(3)选择一根与主锉相同号数的 ISO 标准锥度牙胶尖作为主尖,标记工作长度,在根管内试主牙胶尖,插入主牙胶尖到达 WL 后有回拉阻力,即回抽主牙胶尖时有尖部被嘬住的感觉(图 8-20)。选择数根与侧压器相同号数或小一号数的牙胶尖作为辅尖,用 75 %酒精消毒备用。

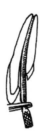

图 8-20　在根管内测量主牙胶尖

(4)在根管充填的器械上(光滑髓针、纸捻或根管螺旋充填器)标记 WL,将其蘸根管封闭剂或自调的半流动状态的氧化锌丁香油酚印模糊剂后插入根管,向根尖部顺时针快速旋转推进至 WL,然后轻贴一侧根管壁退出根管,再蘸糊剂按上述动作要领重复 2～3 次。

(5)将主牙胶尖标记以后蘸糊剂插入根管至 WL。

(6)沿主牙胶尖一侧插入侧压器至标记的深度,并将主牙胶尖侧压向根管一侧,保持 15 s

后左右捻转,同时离开主牙胶尖贴其对侧根管壁取出侧压器。

(7)在侧压器形成的间隙内插入一根蘸有少许糊剂的辅尖,再行侧压并插入辅尖,直至侧压器只能进入根管口 2～3 mm 不能继续插入辅尖为止。

(8)用烤热的充填器在根管口下方约 1 mm 处切断牙胶尖,再向根方垂直压实根管内的牙胶。

(9)窝洞封以暂封剂。

(10)拍摄 X 线片,检查根管充填的情况。

五、根管充填的标准判断

根管充填后,常规拍摄 X 线片判断根管充填的情况,有以下 3 种表现(图 8-21)。

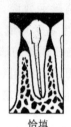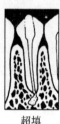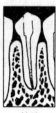

恰填　　　　超填　　　　差填

图 8-21　根管充填的标准判断

(一)恰填

根管内充填物恰好严密填满根尖狭窄部以上的空间。X 线片见充填物距根尖端 0.5～2 mm,根尖部根管无任何 X 线透射影像。这是所有患牙根管充填应该达到的标准。

(二)超填

X 线片显示根管内充填物不仅致密充盈了上述应该填满的根管,而且超出了根尖孔,充填物进入根尖牙周膜间隙或根尖周病损区,即所谓的致密超填。一般来说,超填可以引起根管治疗术后的并发症,严重者发生急性牙槽脓肿,而且延缓根尖周病变组织的愈合。超填的充填物不能再以非手术的方法由根管取出。但对于仅有少量糊剂的超填,临床是可以接受的。

(三)差填或欠填

X 线片显示根管内充填物距根尖端 2 mm 以上,根尖部根管仍遗留有 X 线透射区。还有一种更糟糕的情况是超充差填,即根管内(尤其是根尖处)充填不致密,有气泡或缝隙,同时又有根充物超填进入根尖周组织。上述根管充填结果均不符合要求,应该取出充填物,重新做根管的预备和充填。

六、注意事项

(一)根管预备前

应检查根管治疗器械有无易折断的迹象,如工作刃螺纹松解或旋紧、90°角的弯痕、局部闪点、锈蚀等,如有则不能使用。注意器械的消毒。

(二)根管预备时

患者体位应根据牙位调整适宜。操作时应使用橡皮障隔离装置。无条件用橡皮障的初学者,在使用根管器械时必须拴安全丝,根管器械在根管内时,施术者的手指切勿离开器械柄,以防器械脱出而误吞、误吸。

(三)较大的根尖周囊肿

拟做根尖手术的患牙,可于术前即刻行根管预备及根管充填;如囊液过多难以完善根管充填,可于手术过程中做根管充填。

七、术中或术后并发症及其处理

(1)根管锉或扩大器滑脱:每次使用根管器械时,施术者首先要时刻提其防滑脱和误吞。当器械滑脱于口腔中时,施术者不要慌张,将手指放入患者口中,务必不要让患者闭嘴,用镊子安全取出即可。如果滑脱在舌体人字缝前后,应立即使患者的头低垂,同时施术者的工作手指绝不要离开患者的口腔,用示指轻压患者舌根以利器械自行掉出口外。

(2)根管器械误吸、误吞:器械如掉入呼吸道,患者会感到憋气难忍,应立即送耳鼻喉科急诊,用气管镜取出异物。器械误入消化道时,患者无明显不适,应立即送放射科透视,以确定器械位于消化道内的部位,并住院密切观察。记录患者既往消化道疾病史,查大便潜血,同时大量进食多纤维的蔬菜和滑润食物,如韭菜、芹菜、木耳、海带等,禁忌使用泻剂。每日透视一次,追踪器械在消化道的移动去向。如有大便应仔细查找,必须在粪便中找到误吞的器械并请患者看。应用橡皮障隔离法可预防其发生。

(3)根管内器械断离:一旦发现器械折断,首先应拍摄 X 线片,确定断离器械停留的部位。如断离器械在根管内,未超出根尖孔,且能用较细的根管器械绕过断离器械,形成旁路,根管仍然通畅,可继续完成根管治疗,定期复查;如断离器械卡在根管内并堵塞住根管,可转诊到牙髓专科使用显微超声技术试行掏取;如断离器械位于弯曲根管的根尖部甚至超出根尖孔,很难取出,但若此时根管已经清创较为干净,则可继续于断离器械的冠方完成根管治疗,术后予以观察,必要时可考虑做根尖手术;如折断器械较长而根管又不通畅,根尖无病变者可用氢氧离子或碘离子导入后做牙髓塑化治疗,定期观察;根尖有病变者可行倒充填术;个别根管手术如有困难,则可做截根术或半根切除术。

(4)牙腔或根管壁侧穿:穿孔部位于龈下时,可在显微镜下用三氧化矿物聚合物(MTA)修补穿孔。前牙也可在根管治疗完成后做翻瓣手术,选用 MTA、氧化锌丁香油酚基质的材料(如 IRM、super EBA)、复合树脂或银汞合金等材料修补穿孔。后牙根分叉处穿孔时,如穿孔直径小于 2 mm 又不与龈袋相通,也可选用 MTA 修补,或由牙腔内放氢氧化钙制剂后用玻璃离子水门汀封闭穿孔;如穿孔过大,结合牙冠龋坏情况做截根术或半切除术。如在根管中、下部侧穿,则在急性炎症控制后做常规根管充填即可。

(5)根管充填后疼痛:结合病史和 X 线片所见,仔细分析引起疼痛的可能原因,加以不同处理。①若根管充填后有较轻疼痛和叩痛,可不做处理,待其自行恢复;②外伤冠折患牙、根尖完好而有疼痛者,可做理疗;③感染根管或同时有根尖病变,患牙根管充填完善或超填者,如出现疼痛,不必取出根管内充填物,可做理疗,同时服用消炎药和止痛药;④个别的超填患牙有较长时期疼痛,上述各种处理后不见缓解者,可考虑做根尖搔刮术。

(6)根管清创充填均完善而远期疗效不良者,应追查全身疾病背景,检查𬌗关系。必要时考虑根尖手术;如预后不佳,手术有困难时则应拔除患牙。

八、术后组织反应与疗效判断

拔除活髓时,根髓多在根尖狭窄附近撕断,组织断面出血并有血凝块形成,开始有炎症反应,白细胞渗出并以吞噬活动清除撕裂面上的坏死组织。3～4 d 后,创面的渗出停止,来自周围组织的成纤维细胞和其他细胞移入血块,血块机化变成肉芽组织,再转化为纤维结缔组织,分化出成牙骨质细胞,在根面沉积牙骨质,最终封闭根尖孔。有时纤维组织也可变为瘢痕组织,称为瘢痕愈合。

慢性根尖周炎时,在根尖周形成炎性肉芽组织,但经过完善的根管治疗后,根管内感染已消除,病变区便可以恢复。先是炎症成分被吞噬细胞移去,肉芽组织逐渐纤维化。纤维成分逐渐增加,细胞和血管逐渐减少,并在近牙骨质面分化出成牙骨质细胞,在根面逐渐沉积牙骨质;而在近骨面则分化出成骨细胞,在接近破坏的骨面形成骨质,逐渐将破坏区的骨质修复并形成硬骨板,此为理想的愈合。有时,增宽的牙周膜间隙中为瘢痕结缔组织,这也是根尖周病变愈合的一种形式。

慢性根尖周炎病变区的愈合需要数月至数年之久:年轻人修复能力强,可在数月中见到骨质新生;中年人则需要较长的时间,有时需要2~5年才能完全由骨质修复根尖病变的破坏区。

根管治疗后两年复查病例,如患牙无自觉症状,功能良好,临床检查正常,原窦道闭合,X线片见根尖周组织正常,原病变区消失或是根尖牙周膜间隙增宽,硬骨板白线清楚,均为治疗成功的病例。如果要观察病损愈合的动态变化,可分别于术后3个月、6个月、1年、2年复查病例,观察上述各项指标。

第三节　活髓保存治疗

一、间接盖髓术

(一)原理

间接盖髓术的原理是用具有保护和治疗作用的药物、材料(盖髓剂),使因深龋或其他牙体疾病所致的牙髓充血(可复性牙髓炎)恢复正常。

(二)适应证

(1)深龋或其他牙体疾病伴有牙髓充血(可复性牙髓炎)的患牙。

(2)深龋和其他牙体缺损,在备洞时洞底近髓或大面积牙体预备后且患牙感觉极敏感者。

(3)牙冠折断在牙本质深层而未露髓的患牙。

(三)操作步骤

(1)按常规去净腐质,预备窝洞,温水冲洗。

(2)隔离唾液,棉球擦干窝洞。

(3)放置盖髓剂:深龋伴牙髓充血的窝洞,用氧化锌丁香油酚印模糊剂密封即可。如果窝洞或折断面近髓,在最近髓处放置少量氢氧化钙制剂,再以氧化锌丁香油酚印模糊剂封闭窝洞,或用聚羧酸锌水门汀涂覆断面。

(4)10 d到2周后复诊,如无症状,换永久充填。无牙髓症状的近髓龋洞也可在盖髓剂上方直接垫底,做永久充填。

(四)注意事项

(1)窝洞近髓或有可疑穿髓点的部位,切勿探入和加压。

(2)2周内如出现自发痛则做进一步的牙髓治疗。2周后症状减轻,但仍有遇冷不适者可继续观察2周,如症状不改善或加重,则做进一步的牙髓治疗。

(3)深龋与慢性闭锁性牙髓炎鉴别诊断不明确时,也可用氧化锌丁香油酚印模糊剂暂封,根据症状改变的动向辅助诊断。

(五)术后组织变化和疗效判断

成功的间接盖髓术后,充血状态的牙髓恢复正常,洞底近髓处成牙本质细胞增生并开始形成修复性牙本质(约在术后30 d),100 d后形成修复性牙本质的厚度可达0.12 mm。如果牙髓的充血状态不能恢复正常,则会发展为慢性牙髓炎或发生急性牙髓炎,均为失败的病例。

治疗后6个月和一年复查,患牙无自觉症状,功能良好。临床检查无异常所见,牙髓活力正常(与对照牙比较),X线片示根尖周组织正常,则为成功病例。

二、直接盖髓术

(一)原理

直接盖髓术的原理是在严密消毒的条件下,用药物覆盖牙髓的意外露髓孔,以防止感染,保存牙髓活力;还可能诱导或促进牙本质桥形成,封闭露髓孔。

(二)适应证

(1)治疗牙体疾病预备窝洞时的意外穿髓,窝洞为𬌗面洞或龈壁有足够宽度的复面洞,穿髓孔直径在1 mm以内者。

(2)年轻恒牙外伤露髓者。

(三)操作步骤

(1)去净腐质,隔离唾液。

(2)用75 %酒精或2.5 %氯亚明消毒窝洞,棉球擦干。

(3)穿髓孔处放置少量新配制的氢氧化钙糊剂,其上方以氧化锌丁香油酚印模糊剂密封。牙冠折断的露髓牙需要先做带环,以利盖髓剂固位。

(4)2周后如无症状,牙髓活力正常,则保留紧贴洞底的暂封物,上方以磷酸锌水门汀垫底,然后做永久性充填(图8-22)。

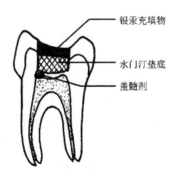

图8-22　直接盖髓术

银汞充填物
水门汀垫底
盖髓剂

(四)注意事项

(1)治疗中注意无菌操作,应用橡皮障隔离。尽量减少对牙腔的压力和温度刺激。

(2)术后可酌情使用全身消炎药物。

(3)术前、术后和定期复查时均应测试并记录牙髓活力,如发生牙髓炎或牙髓坏死则及时做进一步的牙髓治疗。

(4)重度磨损或老年人的患牙,意外穿髓时不宜做直接盖髓术。

(五)术后组织变化和疗效判断

意外露髓的牙髓组织,因治疗前无炎症,修复愈合较好。首先在露髓处有血块形成,之后血块机化,下方成牙本质细胞形成牙本质基质,矿化后形成牙本质桥将穿髓孔封闭。这种矿化组织一般在术后 100 d 左右形成,其下方牙髓组织正常。如果盖髓剂为氢氧化钙糊剂,则在其下方出现一层凝固坏死层,下方牙髓组织中成牙本质细胞新生。3～6 个月后,可有牙本质桥封闭穿髓孔,其余部分牙髓组织正常。这些均为成功病例的修复情况。

但是,牙本质桥的出现并不代表牙髓组织完全正常。部分病例中经过直接盖髓治疗后的牙髓,无论术前是否有炎症,都可以发展为慢性牙髓炎;有的可能变为肉芽组织,并可引起牙内吸收;也有的引起牙髓退行性变、钙变,甚至发生渐进性坏死。这些都是治疗失败的病例。

术后一年复查,如果患牙无自觉症状,功能良好,临床检查无异常表现,牙髓活力正常(与对照牙比较),X 线片见根尖周组织正常,穿髓孔处有或无,或有部分牙本质桥形成,均可列为治疗成功的病例。

三、活髓切断术

(一)原理

活髓切断术的原理是在严密消毒条件下,切除有局限病变的冠髓,断髓创面用盖髓剂覆盖以防止根髓感染;并诱导或促进牙本质桥形成,封闭根管口,以保存根髓的活力和功能,使患病的年轻恒牙根尖继续发育形成。

(二)适应证

(1)外伤露髓而不宜做盖髓治疗的年轻恒牙。

(2)年轻恒牙早期或局部性牙髓炎。

(3)不具备盖髓条件的意外穿髓患牙。

(三)操作步骤

(1)局部麻醉:要求效果确实,必要时可辅以髓室内麻醉。

(2)去净腐质:常规预备窝洞并清洗,用 75 %酒精消毒窝洞。

(3)橡皮障或棉卷隔湿:用 2.5 %碘酊和 75 %酒精消毒牙面。

(4)用消毒裂钻扩大穿髓孔,揭除髓室顶。

(5)用锐利挖匙由根管口或低于根管口处切除冠髓,前牙在相当于牙颈部水平切除冠髓。

(6)用温热生理盐水冲洗牙腔,棉球吸干。如出血不止,用 0.1 %去甲肾上腺素棉球止血。

(7)将新鲜调制的盖髓剂放置于根髓断面,用氧化锌丁香油酚印模糊剂密封。

(8)2～4 周后复诊,无自觉症状,无叩痛,牙髓活力正常或略低于对照牙,则可去除大部分暂封剂,垫底后做永久充填;也可在断髓和盖髓后当时垫底和做永久充填(图 8-23)。

(9)年轻恒前牙:在术后 6 个月、1 年和 2 年复查时,如根尖部已形成,则改做根管充填。

(四)注意事项

(1)结合年龄和全身情况,严格选择适应证;年轻恒患牙可适当放宽选择。

(2)严格无菌操作,最好用橡皮障隔湿。

(3)去髓室顶和切断冠髓时,切忌压碎和撕裂根髓。

(4)术中避免温度刺激,严防加压。

(5)术后 3 d 仍有明显自发痛和叩痛,应改做根管治疗。

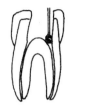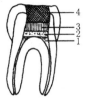

1.盖髓剂;2.氧化锌丁香油酚印模糊剂;3.垫底材料;4.永久充填材料

图 8-23　活髓切断术

(五)术后组织变化和疗效判断

成功的活髓切断术后,牙髓创面可出现暂时的炎症,盖髓剂(氢氧化钙糊剂)下方可有程度不同的凝固坏死层。2 周后炎症逐渐消退,断面血块机化形成肉芽组织和瘢痕组织;成牙本质细胞向创面聚集,可形成牙本质桥封闭根管口,根髓组织正常。

如果术后牙髓内有持续的轻度感染存在,日后根髓内可发生营养不良性矿化,甚至发生根管闭塞。如果根髓内发生了急性炎症、化脓、坏死或者长期慢性炎症,根髓成为充血性肉芽组织,出现根管侧壁牙本质吸收,均为治疗失败病例。

治疗后 6 个月、1 年和 2 年复查,患牙无自觉症状,功能良好;临床检查无异常所见,牙髓活力正常或迟钝;X 线片可见根管口处有牙本质桥形成,根管正常或闭塞而根尖周组织正常,则为成功病例。

第四节　牙髓塑化治疗

一、原理

牙髓塑化治疗是将处于液态未聚合的塑化剂导入已基本去除牙髓的根管内,塑化剂渗入侧副根管和根管壁的牙本质小管内,在形成酚醛树脂聚合物的过程中将根管系统内剩余的感染物质及残髓组织包埋,凝聚后变为无害物质并严密封闭根管系统,达到消除病源,防止根尖周炎发生或治愈根尖周病损的目的。

二、适应证

(1)成年人后牙不可复性牙髓炎、残髓炎、牙髓坏死。

(2)后牙急性根尖炎消除急性炎症后,有瘘型慢性根尖周炎或无瘘型慢性根尖周炎而根尖孔未吸收破坏的患牙。

(3)根管内器械断离,不能取出而又未出根尖孔的患牙。

(4)老年人已变色而根管又过分细窄的上述患病前牙。

三、塑化剂的配制与理化生物学性质

目前采用的塑化剂为甲醛配制的酚醛树脂。酚醛树脂聚合(凝固)反应的时间受以下因素影响:①酚和醛的体积比例,醛占比例过大,凝固时间延长;②氢氧化钠(催化剂)体积比例大则凝固快;③温度(室温)高则凝固快,故在小而深的、不易散热的容器中凝固较快,浅碟状易散热的容器中则凝固较慢;④与配制的总体积有关,体积大,凝固较快。

与牙髓塑化治疗原理有关的酚醛树脂的性质有以下几点。

(一)对组织的塑化作用

酚醛树脂可以渗透到生活组织、坏死组织及组织液中,与组织一起聚合,成为酚醛树脂与组织的整体聚合物。镜下见组织和细胞保持原来的形态,但分不出酚醛与组织的界线。组织液与酚醛树脂混合时,也能聚合,但塑化剂的体积必须超过被塑化物质的体积方能塑化。

(二)抑菌作用

酚醛树脂在凝聚前和凝聚后均有较强的抑菌作用,塑化后数月的牙髓也仍有抑菌作用。

(三)渗透作用

酚醛树脂在未聚合时,渗透性较强,可以渗透到残髓组织中、侧支根管和牙本质小管中(管壁1/3至全长)。

(四)体积改变

酚醛树脂凝固后在密封的环境中不发生体积改变。但若暴露于空气中则可逐渐失水,从树脂中心部出现裂缝,向根管壁方向收缩。

(五)刺激作用

酚醛树脂凝固前对组织有刺激作用,对软组织也有腐蚀性,因此在牙髓塑化治疗的操作过程中要防止塑化剂对黏膜的灼伤,避免将塑化剂压出根尖孔。

(六)无免疫源性

在临床条件下,酚醛树脂的应用不会引起系统性免疫反应。

(七)无致癌性

遗传毒理学三种短期致突变筛检试验的结果显示基因突变、DNA损伤和SOS反应均为阴性,初步预测酚醛树脂为非致突变、非致癌物。

四、操作步骤

(1)开髓、去髓室顶,尽量去除牙髓和根管内感染物。牙髓炎患牙可使用失活法,失活剂以金属砷封药两周为宜;也可在局麻下一次拔髓后完成下一步塑化操作,若拔髓后出血较多,应先予以止血或行牙腔封樟脑酚(CP)棉球,3～5 d后再次就诊完成塑化。

根尖周炎患牙,如叩诊疼痛,根尖部牙龈扪痛、红肿,或根管内渗出物较多,应先行应急处理,待急性症状消除后经牙腔封甲醛甲酚(FC)棉球再进行下一步塑化操作;慢性根尖周炎患牙也可在牙腔封甲醛甲酚(FC)棉球无症状后再行塑化。

(2)隔湿。在消毒液伴随下通畅根管,但不要扩大根管,对根管的要求仅为能用15#根管针或更小号根管器械通畅到达近根尖处。操作过程中尤忌扩通根尖孔。干燥牙腔,较粗大的根管应擦干根管。原龋洞位于远中邻面牙颈部,龈壁较低者,为了防止塑化剂流失灼伤软组织,应用较硬的氧化锌丁香油酚印模糊剂做出临时性的远中壁(假壁)。

(3)用镊子尖端夹取塑化剂送入牙腔,也可用光滑髓针或较细的根管扩大器蘸塑化剂直接送入根管内,伸入至根尖1/4～1/3处,沿管壁旋转和上下捣动,以利根管内的空气排出及塑化剂导入。然后用干棉球吸出牙腔内的塑化剂。重复上述导入过程,如此反复3～4次即可。最后一次不要再吸出塑化剂。

(4)以氧化锌丁香油酚印模糊剂封闭根管口,在糊剂上方擦去牙腔内剩余的塑化剂。擦干窝洞壁,用磷酸锌水门汀垫底,做永久充填。如需要观察或窝洞充填有困难,可于塑化当日用氧化锌丁香油酚印模糊剂暂封,过1～2周就诊,无症状后,除去大部分暂封剂,用磷酸锌水门汀垫底并做永久充填。

五、术中和术后并发症及其处理

(一)塑化剂烧伤

塑化剂流失到口腔软组织上或黏膜上,颜色改变、起皱,应即刻用干棉球擦去流失的塑化剂,并用甘油棉球涂敷患处。

(二)根尖周炎

因塑化剂少量出根尖孔引起的化学性根尖周炎常于塑化后近期发生。患者叙述该牙持续性痛,不严重,轻度咀嚼痛。检查有轻度叩痛,但牙龈不红,无扪痛。同时,还应检查充填物有无高点,适当地调𬌗观察而不做其他处理;如疼痛较重,可用小剂量超短波处理,同时口服消炎止痛药。

如因治疗时机选择不当,感染未除净或器械操作超出根尖孔导致急性根尖周炎,则疼痛较重,牙龈红肿、扪痛或已有脓肿形成,应按急性根尖周炎处理。同时应重新打开牙腔,检查各根管的情况,是否有遗漏未做处理或塑化不完善的根管等。待急性炎症消退后,分情况重做治疗。

(三)残髓炎

牙髓塑化治疗后近期或远期均可出现,多为活髓拔髓不充分或遗漏有残余活髓的根管未做处理或塑化不完善。应打开牙腔,仔细找出有痛觉的牙髓,拔髓后再做牙髓塑化治疗。

(四)远期出现慢性根尖周炎

X 线片出现根尖周 X 线透射区或原有病损区扩大,出现窦道或原有窦道未愈合。除因为遗漏根管未做处理或塑化不完善外,还可能因原根尖周炎症造成根尖孔有吸收、破坏,致使塑化剂流失,根尖部封闭不严密,感染不能控制。依根尖孔粗细决定再治疗方法:根尖孔粗大的患牙,改做根管治疗,必要时做根尖手术治疗。

六、术后组织反应与疗效判断

根管内残髓组织被塑化,以及塑化剂限制在根尖孔内时,与其邻近处的牙周膜内早期有轻度炎症细胞浸润,并有含酚醛树脂颗粒的吞噬细胞。3 个月后,炎症细胞逐渐消失,原炎症组织被正常的结缔组织代替,根尖孔附近有牙骨质沉积,组织修复过程与成功的根管充填后相似。但若未被塑化的残髓较多,或塑化剂未到根尖 1/3 部分,则可出现残髓炎或根尖周炎,导致治疗失败。

如果少量塑化剂超出根尖孔,根尖周部分组织被塑化,其外围组织出现局限性的化学性炎症反应。3～6 个月后炎症逐渐消退,9～12 个月后开始修复。延缓了根尖周组织的修复过程。

牙髓塑化治疗后 2 年复查,如果患牙无自觉症状,功能良好,临床检查正常,原有窦道消失;X 线片见根尖周组织正常,原根尖周病损消失,或仅有根尖周牙周膜间隙增宽,硬骨板清晰,根周牙槽骨正常,则为治疗成功病例。

如果要观察根尖周组织病损修复的动态过程,可在术后 3 个月、6 个月、1 年、2 年分别复查患牙。在术后 3～6 个月时,如果临床无明显症状,但 X 线片却发现根尖周病变较术前似有扩大,这不一定表明病变在发展,可能是根尖周组织对溢出根尖孔的塑化剂的反应。应该继续观察,部分病例的根尖周病损可能以后仍会逐渐缩小,直至消失。

第九章 龋 病

第一节 龋病病因

龋病是以细菌为主的多因素综合作用的结果,主要致病因素包括细菌和牙菌斑生物膜、食物和蔗糖、宿主对龋病的敏感性等。

1890年,著名的口腔微生物学家米勒(Miller)第一次提出龋病与细菌有关,即著名的化学细菌学说。该学说认为龋病发生是口腔细菌产酸引起牙体组织脱矿。口腔微生物通过合成代谢酶,分解口腔中碳水化合物,形成有机酸,造成牙体硬组织脱钙。在蛋白水解酶的作用下,牙齿中的有机物分解,牙体组织崩解,形成龋洞。化学细菌学说的基本观点认为,龋病发生先是牙体硬组织的脱矿溶解,再出现有机物的破坏崩解。米勒学说是现代龋病病因学研究的基础,阐明了口腔细菌利用碳水化合物产酸、溶解矿物质、分解蛋白质的生物化学过程。

米勒实验:

牙齿 ＋ 面包(碳水化合物)＋ 唾液——脱矿

牙齿 ＋ 脂肪(肉类)＋ 唾液——无脱矿

牙齿 ＋ 面包(碳水化合物)＋ 煮热唾液——无脱矿

米勒实验第一次清楚地说明,细菌是龋病发生的根本原因,细菌、食物、牙齿是龋病发生的共同因素。对细菌在口腔的存在形式没有说明,也未能分离出致龋菌。

1947年,戈特利布(Gottlieb)提出蛋白溶解学说。认为龋病的早期损害首先发生在有机物较多的牙体组织部位,如釉板、釉柱鞘、釉丛和牙本质小管,这些部位含有大量的有机物。牙齿表面微生物产生的蛋白水解酶使有机物分解和液化,晶体分离,结构崩解,形成细菌侵入的通道。细菌再利用环境中的碳水化合物产生有机酸,溶解牙体硬组织。龋病是牙组织中有机物先发生溶解性破坏,再出现细菌产酸溶解无机物脱矿的结果。该学说未证实哪些细菌能产生蛋白水解酶,动物实验未能证明蛋白水解酶的致龋作用。

1955年,沙茨(Schatz)提出了蛋白溶解螯合学说。认为龋病的早期是从牙面上的细菌和酶对釉质基质的蛋白溶解作用开始,通过蛋白溶解释放出各种螯合物质,包括酸根阴离子、氨基、氨基酸、肽和有机酸等,这些螯合剂通过配位键作用与牙体中的钙形成具有环状结构的可溶性螯合物,溶解牙体硬组织的羟基磷灰石,形成龋样损害。螯合过程在酸性、中性及碱性环境下都可以发生,该学说未证实引起病变的螯合物和蛋白水解酶。蛋白溶解学说和蛋白溶解螯合学说的一个共同问题是在自然情况下,釉质的有机质含量低于1％,如此少的有机质要使90％以上的矿物质溶解而引起龋病,该学说缺乏实验性证据。

米勒化学细菌学说和沙茨蛋白溶解螯合学说的支持者在随后的几十年里展开了激烈的争论,化学细菌学说在很长一段时间占据了主流地位。近六十年来,在龋病研究领域的相关基础和临床研究均主要围绕细菌产酸导致牙体硬组织脱矿而展开,龋病病因研究进入了"酸幕时代"。

随着近年来对牙菌斑生物膜致病机制的研究进展,特别是对牙周生物膜细菌引起的宿主固有免疫系统失衡进而引起牙周病发生的分子机制的深入研究,人们重新认识到蛋白溶解过程在龋病的发生发展过程中的重要作用。目前认为,细菌酸性代谢产物或环境其他酸性物质引起釉质的溶解后,通过刺激牙本质小管,在牙本质层引起类似炎症的宿主反应过程,继而引起牙本质崩解。值得注意的是,牙本质蛋白的溶解和牙本质结构的崩解并不是由"蛋白溶解学说"或"蛋白溶解螯合学说"中所提到的细菌蛋白酶造成的,而是由宿主自身的内源性基质金属蛋白酶(MMPs),如胶原酶所引起。这种观点认为龋病是系统炎症性疾病,龋病和机体其他部位的慢性感染性疾病具有一定的相似性,即龋病是由外源性刺激因素,如细菌的各种致龋毒力因子诱导宿主固有免疫系统失衡,造成组织破坏,牙体硬组织崩解。

随着现代科学技术的发展,大量的新研究方法、新技术和新设备用于口腔医学基础研究,证实龋病确是一种慢性细菌性疾病,在龋病发生的过程中,细菌、牙菌斑生物膜、食物、宿主及时间都起了十分重要的作用,即四联因素学说(图9-1)。该学说认为,龋病的发生必须是细菌、食物、宿主三因素在一定的时间和适当的空间、部位内共同作用的结果,龋病的发生要求有敏感的宿主、致病的细菌、适宜的食物及足够的时间。由于龋病是发生在牙体硬组织上,从细菌在牙齿表面的黏附,形成牙菌斑,到出现临床可见的龋齿,一般需要 6~12 个月的时间。特殊龋除外,如放射治疗后的猖獗龋。因此,时间因素在龋病病因中有着十分重要的意义,有足够的时间开展龋病的早期发现、早期治疗。四联因素学说对龋病的发生机制做了较全面的解释,被认为是龋病病因的现代学说,被全世界所公认。

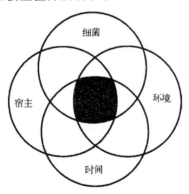

图 9-1　龋病发生的四联因素

一、细菌因素

龋病是一种细菌性疾病,细菌是龋病发生的最关键因素,大量的研究证明没有细菌就没有龋病。无菌动物实验发现,在无菌条件下饲养的动物不产生龋,使用抗生素能减少龋的发生。由龋损部位分离出的致病菌接种于动物,能引起动物龋或离体牙人工龋损。临床上也发现未萌出的牙不发生龋,一旦暴露在口腔中与细菌接触就可能发生龋。

口腔中的细菌约有 500 种,与龋病发生关系密切的细菌必须具备较强的产酸力、耐酸力,能利用糖类产生细胞内外多糖,对牙齿表面有强的黏附能力,能合成蛋白溶解酶等生物学特性,目前认为变异链球菌、乳酸杆菌、放线菌等与人龋病发生有着密切的关系。

细菌致龋的首要条件是必须定植在牙齿表面,克服机械、化学、物理、免疫的排异作用,细菌产生的有机酸需对抗口腔中强大的缓冲系统,常难以使牙体组织脱矿。只有在牙菌斑生物膜特定微环境条件下,细菌产生有机酸聚积,造成牙齿表面 pH 下降,矿物质重新分布,出现牙体硬组织脱矿,产生龋。因此,牙菌斑生物膜是龋病发生的重要因素。

二、牙菌斑生物膜

20 世纪 70 年代以后,随着科学技术的发展,人们对细菌致病有了新的认识。1978 年美国学者比尔·科斯特顿(Bill Costerton)率先进行了细菌生物膜的研究,并提出了生物膜理论。随后细菌生物膜真正作为一门独立学科而发展起来,其研究涉及微生物学、免疫学、分子生物学、材料学和数学等多学科。20 世纪 90 年代后,美国微生物学者确立了"细菌生物膜"这个名词,将其定义为附着于有生命和无生命物体表面被细菌胞外大分子包裹的有组织的细菌群体。这一概念认为在自然界、工业生产环境(如发酵工业和废水处理)及人和动物体内外,绝大多数细菌是附着在有生命或无生命物体的表面,以细菌生物膜的方式生长,而不是以浮游的方式生长。细菌生物膜是细菌在各种物体表面形成的高度组织化的多细胞结构,细菌在生物膜状态下的生物表型与其在浮游状态下的生物表型具有显著差异。

人类第一次借助显微镜观察到的细菌生物膜就是人牙菌斑生物膜。通过激光扫描共聚焦显微镜(CSLM)结合各种荧光染色技术对牙菌斑生物膜进行了深入研究,证明牙菌斑生物膜是口腔微生物的天然生物膜。口腔为其提供营养、氧、适宜的温度、湿度和 pH。牙菌斑生物膜是黏附在牙齿表面以微生物为主体的微生态环境,微生物在其中生长、代谢、繁殖、衰亡,细菌的代谢产物,如酸和脂多糖等,对牙齿和牙周组织产生破坏。牙菌斑生物膜主要由细菌和基质组成,基质中的有机物主要有不可溶性多糖、蛋白质、脂肪等,无机物包含钙、磷、氟等。

牙菌斑生物膜的基本结构包括基底层获得性膜、中间层获得胜膜和表层获得胜膜(图 9-2)。唾液中的糖蛋白选择性地吸附在牙齿表面形成获得性膜,为细菌黏附与定植提供结合位点。细菌黏附定植到牙菌斑生物膜表面形成成熟的生物膜一般需要 5~7 d 时间。对牙菌斑生物膜的结构研究发现,菌斑成熟的重要标志是在牙菌斑生物膜的中间层形成丝状菌成束排列,球菌和短杆菌黏附其表面的栅栏状结构,在表层形成以丝状菌为中心,球菌或短杆菌黏附表面的谷穗状结构(图 9-3)。

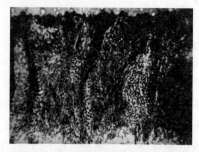

图 9-2　牙菌斑生物膜的基本结构

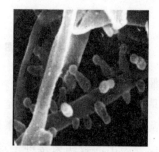

图 9-3　谷穗状结构

牙菌斑生物膜一经形成,紧密附着于牙齿表面,常用的口腔卫生措施如刷牙并不能有效消除牙菌斑生物膜。紧靠牙齿表面的牙菌斑生物膜的深层由于处于缺氧状态,非常有利于厌氧菌的生长代谢,细菌利用糖类进行无氧代谢,产生大量的有机酸,堆积在牙菌斑生物膜与牙齿表面之间的界面,使界面 pH 下降,出现脱矿,导致龋病。牙菌斑生物膜是龋病发生的必要条件,没有菌斑就没有龋病。动物实验和流行病学调查研究表明,控制菌斑能有效减少龋病发生。

关于牙菌斑生物膜的致龋机制有三种主流学说。

(一)非特异性菌斑学说

非特异性菌斑学说认为,龋病不是由口腔或牙菌斑生物膜中特殊微生物所致,而是牙菌斑生物膜中细菌共同作用的结果,细菌所产生的致病性产物超过了机体的防卫能力,导致龋病。

(二)特异性菌斑学说

特异性菌斑学说认为,龋病是牙菌斑生物膜中的特殊细菌引起的,这些特殊细菌就是与龋病发生关系密切的致龋菌。研究已经证实,牙菌斑生物膜中与龋病发生关系密切的致龋菌都是口腔常驻微生物群,非致龋菌在条件适宜时也可以引起龋病。

(三)生态菌斑学说

生态菌斑学说是牙菌斑生物膜致龋的最新学说,认为牙菌斑生物膜内微生物之间、微生物与宿主之间处于动态的生态平衡时,不会发生疾病;一旦条件改变,如摄入大量的糖类食物、口腔内局部条件的改变、机体的抵抗力下降等,正常口腔微生态失调,正常口腔或牙菌斑生物膜细菌的生理性组合变为病理性组合,一些常驻菌成为条件致病菌,产生大量的致病物质,如酸性代谢产物,导致其他非耐酸细菌生长被抑制,产酸耐酸菌过度生长,最终引起牙体硬组织脱矿,发生龋病。根据生态菌斑学说的基本观点,龋病有效防治的重点应该是设法将口腔细菌的病理性组合恢复为生理性的生态平衡。

三、食物因素

食物是细菌致龋的重要物质基础。食物尤其是碳水化合物通过细菌代谢作用于牙表面,引起龋病。

碳水化合物是诱导龋病最重要的食物,尤其是蔗糖。糖进入牙菌斑生物膜后,被细菌利用产生细胞外多糖,参与牙菌斑生物膜基质的构成,介导细菌对牙齿表面的黏附、定植。合成的细胞内多糖是细菌能量的储存形式,保持牙菌斑生物膜持续代谢。糖进入牙菌斑生物膜的外层,氧含量较高,糖进行有氧氧化,产生能量供细菌生长、代谢。牙菌斑生物膜的深层紧贴牙齿表面,缺氧或需氧菌的耗氧,使糖无氧酵解,产生大量的有机酸并堆积在牙齿与牙菌斑生物膜之间的界面内,不易被唾液稀释,菌斑 pH 下降,脱矿致龋。

细菌产生的有机酸有乳酸、甲酸、丁酸、琥珀酸,其中乳酸量最多。糖的致龋作用与糖的种类、糖的化学结构与黏度、进糖时间、频率等有十分密切的关系。葡萄糖、麦芽糖、果糖、蔗糖可以使菌斑 pH 下降到 4.0 或更低;乳糖、半乳糖使菌斑 pH 下降到 5.0;糖醇类,如山梨糖醇、甘露醇不被细菌利用代谢产酸,不降低菌斑 pH。淀粉因相对分子质量大,不易扩散进入生物膜结构中,不易被细菌利用。含蔗糖的淀粉食物则使菌斑 pH 下降更低,且持续更长的时间。糖的致龋性能大致可以排列为:蔗糖>葡萄糖>麦芽糖=乳糖=果糖>山梨糖醇>木糖醇。蔗糖的致龋力与其分子结构中单糖部分共价键的高度水解性有关。

龋病"系统炎症性学说"认为,碳水化合物除了为产酸细菌提供代谢底物产酸及介导细菌生物膜的黏附,其致龋的另一个重要机制是抑制下丘脑对腮腺内分泌系统的控制信号。腮腺除了具有外分泌功能(唾液的分泌),还具有内分泌功能,可控制牙本质小管内液体的流动方向。在正常情况下,在下丘脑-垂体门脉系统的精密控制下,牙本质小管内液体由牙腔向釉质表面流动,有利于牙体硬组织营养成分的供给和牙齿表面堆积的酸性物质的清除。研究发现,高浓度碳水化合物可能通过升高血液中氧自由基的量,抑制下丘脑对腮腺内分泌功能的调节。腮腺内分泌功能的抑制将导致牙本质小管内液体流动停滞甚至逆转,进而使牙体组织更容易受到细菌产酸的破坏。由于牙本质小管液体的流动还与牙本质发育密切相关,对于牙本质尚未发育完成的年轻人群,高浓度碳水化合物对牙本质小管液体流动方向的影响还可能直接影响其牙本质的发育和矿化,该理论一定程度上科学地解释了10岁以下年龄组常处于龋病高发年龄段这一流行病学调查结果。

食物中的营养成分有助于牙发育。牙齿萌出前,蛋白质能影响牙齿形态、矿化程度,提高牙齿自身的抗龋能力。纤维性食物如蔬菜、水果等不易黏附在牙齿表面,有一定的清洁作用,能减少龋病的发生。根据"系统炎症性学说",龋病的发生与细菌代谢产物刺激产生的大量氧自由基与机体内源性抗氧自由基失衡,进而导致牙体组织的炎性破坏有关。因此,通过进食水果、蔬菜可获取外源性抗氧化剂中和氧自由基的促炎作用,对维持牙体硬组织的健康具有潜在作用。

四、宿主因素

不同个体对龋病的敏感性是不同的,宿主对龋的敏感性包括唾液成分、唾液流量、牙齿形态结构及机体的全身状况等。

(一)牙齿

牙齿的形态、结构、排列和组成受到遗传、环境等因素的影响。牙体硬组织的矿化程度、化学组成、微量元素等直接关系到牙齿的抗龋力。牙齿点隙窝沟是龋病的好发部位,牙齿排列不整齐、拥挤、重叠等易造成食物嵌塞,产生龋病。

(二)唾液

唾液在龋病发生中起着十分重要的作用。唾液是牙齿的外环境,影响牙发育。唾液又是口腔微生物的天然培养基,影响细菌的黏附、定植、牙菌斑生物膜的形成。唾液的质和量、缓冲能力、抗菌能力及免疫能力与龋病的发生有密切关系,唾液的物理、化学、生物特性的个体差异也是龋病发生个体差异的原因之一。

唾液中的钙、磷酸盐及钾、钠、氟等无机离子参与牙齿生物矿化,维持牙体硬组织的完整性,促进萌出后牙体硬组织的成熟,也可促进脱矿组织的再矿化。重碳酸盐是唾液重要的缓冲物质,能稀释和缓冲细菌产生的有机酸,有明显的抗龋效应。唾液缓冲能力的大小取决于重碳酸盐的浓度。

唾液中的蛋白质在龋病的发生中起重要的作用。唾液黏蛋白是特殊类型的糖蛋白,吸附在口腔黏膜表面形成一种保护膜,阻止有害物质侵入体内。黏蛋白能凝集细菌,减少对牙齿表面的黏附。唾液糖蛋白能选择性地吸附在牙齿表面形成获得性膜,为细菌黏附提供了有利条件,是牙菌斑生物膜形成的第一步,获得性膜又称为牙菌斑生物膜的基底层,也可以阻止细菌有机酸对牙齿的破坏。富脯蛋白、富酪蛋白、多肽等能与羟基磷灰石结合,在维护牙完整性、获得性膜的形成、细菌的黏附定植中起重要的作用,唾液免疫球蛋白还能阻止细菌在牙齿表面的黏附。

(三)遗传因素

遗传因素对宿主龋易感性也具有一定的影响。早在 20 世纪 30 年代就有学者对龋病发生与宿主遗传因素的关联进行了调查研究分析。直到近年来随着全基因组关联分析(GWAS)在人类慢性疾病研究领域的盛行,学者逐渐开始试图通过基因多形性分析定位与人类龋病发生相关的基因位点。已发现个别与唾液分泌、淋巴组织增生、釉质发育等相关基因位点的突变与宿主龋病易感性相关,由于龋病的发生还受到细菌生化反应及众多不可预知环境变量因素的影响,关于龋病全基因组关联分析研究的数量还较少,目前尚不能对宿主基因层面的遗传因素和龋病易感性的相关性做出明确的结论。作为困扰人类健康最重要的口腔慢性疾病,宿主与口腔微生物间的相互作用和进化关系,将导致宿主遗传因素在龋病发生的过程中起到重要的作用。

五、时间因素

龋病是发生在牙体硬组织的慢性破坏性疾病,在龋病发生的每一个阶段都需要一定的时间才能完成。从唾液糖蛋白选择性吸附在牙齿表面形成获得性膜、细菌黏附定植到牙菌斑生物膜的形成,从糖类食物进入口腔被细菌利用产生有机酸到牙齿脱矿等均需要时间。从牙菌斑生物膜的形成到龋病的发生一般需要 6~12 个月的时间。在此期间,对龋病的早期诊断、早期干预和早期预防能有效地降低龋病的发生。因此,时间因素在龋病发生、发展过程和龋病的预防工作领域具有十分重要的意义。

值得注意的是,四联因素必须在特定的环境中才易导致龋病,这个特定的环境往往是牙上的点隙裂沟和邻面触点龈方非自洁区。这些部位是龋病的好发区,而在光滑牙面上很难发生龋病。在龋病的好发区,牙菌斑生物膜容易长期停留,为细菌的生长繁殖、致病创造了条件。同时,这些好发区多为一个半封闭的生态环境,在这样一个环境内,营养物、细菌等容易进入,使环境内产生的有害物质不易被清除,好发区的氧化还原电势相对较低,有利于厌氧菌及兼性厌氧菌的生长和糖酵解产酸代谢的发生,细菌酸性代谢产物在牙菌斑生物膜内堆积,将抑制非耐酸细菌的生长,导致产酸耐酸菌的过度生长,最终导致牙菌斑生物膜生态失衡,形成龋病。

六、与龋病发生相关的其他环境因素

流行病学研究显示,环境因素,如宿主的行为习惯、饮食习惯等与龋病的发生显著相关。对自身健康状态的关注度和认知度,日常生活方式、饮食结构及获取口腔医疗的难易程度密切相关。上述各种因素结合在一起,在龋病发生和发展过程中扮演了重要地位。进一步研究发现,刷牙的频率对于龋病的发生和发展程度有显著的影响,宿主居住环境的饮用水是否含氟对龋病的发生也有一定的影响。家庭成员的多少与龋病的发生也有密切关系,流行病学调查显示,来自具有较多家庭成员家庭的宿主往往具有较高的龋失补牙(DMFT)指数。

第二节　龋病临床表现

龋病的破坏过程是牙体组织内脱矿与再矿化交替进行的过程,当脱矿速度大于再矿化速度,则发生龋病。随着牙体组织的无机成分溶解脱矿,有机组织崩解,病损扩大,从釉质进展到牙本质。在这个病变过程中,牙体组织出现色、质、形的改变。

一、牙齿光泽与颜色改变

龋病硬组织首先累及釉质、釉柱和柱间羟基磷灰石微晶体脱矿溶解,牙体组织的折光率发生变化。病变区失去半透明而成为无光泽的白垩色;脱矿的釉质表层孔隙增大,易于吸附外来食物色素,患区即可能呈现棕色、褐色斑。龋坏牙本质也出现颜色改变,呈现灰白色、黄褐色甚至棕黑色。龋洞暴露时间越长,进展越慢,颜色越深。外来色素、细菌代谢色素产物,牙本质蛋白质的分解变色物质,共同造成了龋坏区的变色。

二、牙体组织缺损

龋病由于不断地脱矿和溶解而逐步发展,随时间的推移,出现由表及里的组织缺损。早期龋在釉质表现为微小表层损害,逐步沿釉柱方向推进,并在锐兹线上横向扩展,形成锥状病变区。由于釉柱排列的方向,在光滑牙面呈放射状,在点隙裂沟区呈聚合状,光滑牙面上锥形龋损的顶部位于深层,点隙裂沟内锥形龋损的顶部位于表层(图9-4)。

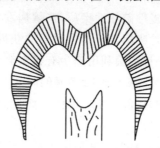

图 9-4　龋损的锥形病变

牙本质内矿物质含量较少,龋病侵入牙本质后,破坏速度加快,并易沿釉质牙本质界及向深层扩展,牙本质发生龋损时,顺着釉质牙本质界扩展,可以使部分釉质失去正常牙本质支持成为无基釉。无基釉性脆,咀嚼过程中不能承受咬合力时,会碎裂、破损,最终形成龋洞。

三、牙齿光滑度和硬度改变

釉质、牙骨质或牙本质脱矿后都会出现硬度下降。临床上使用探针检查龋坏变色区有粗糙感,失去原有的光滑度。龋坏使牙体组织脱矿溶解后,硬度下降更为明显,呈质地软化的龋坏组织用手工器械即可除去。

四、进行性破坏

牙齿一旦罹患龋病,就会不断地、逐渐地被破坏,由浅入深,由小而大,牙体组织被腐蚀,成为残冠、残根。牙体组织破坏的同时,牙髓组织受到侵犯,引起牙髓炎症,甚至牙髓坏死,引起根尖周病变。这一过程可能因机体反应的不同,持续时间的长短有所差异。牙体硬组织一旦出现缺损,若不经过治疗,或龋病发生部位的环境不变,病变过程将不断发展,难以自动停止,缺失的牙体硬组织不能自行修复愈合。

五、好发部位

龋病的发生,必然要在坚硬的牙齿表面上出现一处因脱矿而破坏了完整性的突破点,这个突破点位于牙菌斑生物膜——牙齿表面的界面处。如果牙菌斑生物膜存在一个短时期就被清除,如咀嚼或刷洗,脱矿作用中断,已出现的脱矿区可由于口腔环境的再矿化作用得以修复。

牙齿表面一些细菌易于藏匿而不易被清除的隐蔽区就成为牙菌斑生物膜能长期存留而引起龋病的好发部位。临床上将这些部位称为牙齿表面滞留区,常见的有点隙裂沟的凹部、两牙邻接面触点的区域、颊(唇)面近牙龈的颈部(图9-5)。牙面自洁区指咀嚼运动中,借助于颊(唇)肌和舌部运动、纤维类食物的摩擦及唾液易于清洗的牙齿表面。在这些部位细菌不易定居,故不易形成牙菌斑生物膜,龋病也就不易发生。自洁区是牙尖、牙嵴、牙面轴角和光滑面部位。

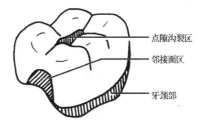

点隙沟裂区
邻接面区
牙颈部

图9-5 牙齿表面滞留区

(一)好发牙

由于不同牙的解剖形态及其生长部位的特点有别,龋病在不同牙的发生率也不同。流行病学调查资料表明,乳牙列中以下颌第二乳磨牙患龋最多,顺次为上颌第二乳磨牙、第一乳磨牙、乳上前牙,患龋最少的是乳下前牙(图9-6)。在恒牙列中,患龋最多的是下颌第一磨牙,顺次为下颌第二磨牙、上颌第一磨牙、上颌第二磨牙、前磨牙、第三磨牙、上前牙,最少患龋的为下前牙(图9-7)。

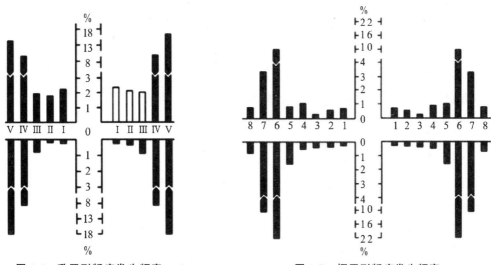

图9-6 乳牙列龋病发生频率　　　　　　**图9-7 恒牙列龋病发生频率**

从不同牙的患龋率情况来看,牙面滞留区多的牙,如点隙沟最多的下颌第一磨牙和形态酷似它的第二乳磨牙,其患龋率最高;牙面滞留区最少的下前牙,龋病发生最少。下颌前牙舌侧因有下颌下腺和舌下腺在口底的开口,唾液的清洗作用使其不易患龋病。

(二)好发牙面

同一个牙上龋病发病最多的部位是咬合面,顺次是邻面、颊(唇)面,最后是舌(腭)面。

咬合面是点隙裂沟滞留区最多的牙面,其患龋也最多,特别是青少年。邻面触点区在接触紧密,龈乳突正常时,龋病不易发生。但随着年龄增长,触点磨损,牙龈乳突萎缩或牙周疾患导致邻面间隙暴露,形成的滞留区中食物碎屑和细菌均易于堆积隐藏,难于自洁,也不易人工刷洗,龋病发生频率增加。

唇颊面是牙齿的光滑面,有一定的自洁作用,也易于牙刷清洁,后牙的颊沟,近牙龈的颈部是滞留区,龋病易发生。在舌腭面既有舌部的摩擦清洁,滞留区又少,很少发生龋齿。在某些特殊情况下,如牙齿错位、扭转、阻生、排列拥挤时,可以在除邻面外的其他牙面形成滞留区,牙菌斑生物膜长期存留,发生龋病。

(三)牙面的好发部位

第一恒磨牙和第二恒磨牙龋病最先发生的部位以中央点隙为最多,顺次为𬌗面的远中沟、近中沟、颊沟和近中点隙。在点隙裂沟内,龋损最早发生于沟底部及沟的两侧壁,随着病变扩展,才在沟裂底部融合。在牙的邻接面上,龋损最早发生的部位在触点的龈方。该部位的菌斑极易长期存留,而不易被清除(图 9-8)。

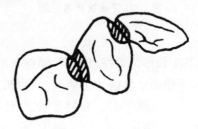

图 9-8　龋病好发部位

第三节　龋病临床分类

根据龋病的临床损害模式,在临床上,龋病可以根据破坏进展的速度,龋损发生在牙面的解剖学部位,以及龋损破坏的深度进行分类。

一、按龋损破坏的进展速度分类

(一)急性龋

急性龋多见于儿童或青年人。病变进展速度较快,病变组织颜色较浅,呈浅棕色,质地较软且湿润,很容易用挖器剔除,又称湿性龋。急性龋病变进展较快,修复性牙本质尚未形成,或者形成较少,容易波及牙髓组织,产生牙髓病变。

(二)猖獗龋

猖獗龋是一种特殊龋病,破坏速度快,多数牙在短期内同时患龋,常见于颌面部及颈部接受放射治疗的患者,又称放射性龋。舍格伦综合征患者,一些有严重全身性疾病的患者中,由于唾液缺乏或未注意口腔卫生,亦可能发生猖獗龋。

冰毒(甲基苯丙胺)吸食者口腔也常见猖獗龋,俗称"冰毒嘴",可能与冰毒在体内产生大量氧自由基,破坏下丘脑细胞线粒体功能,抑制下丘脑-垂体门脉系统对牙本质小管液体正常流动速度和方向的调控相关。

(三)慢性龋

慢性龋临床上多见,牙体组织破坏速度慢,龋坏组织染色深,呈黑褐色,病变组织较干硬,又称干性龋。

(四)静止龋

静止龋是由于在龋病发展过程中环境发生变化,隐蔽部位变得开放,原有致病条件发生了变化,龋病不再继续进行,但损害仍保持原状,处于停止状态。邻面龋损由于相邻牙被拔除,受损的表面容易清洁,牙齿容易受到唾液缓冲作用和冲洗力的影响,龋病病变进程自行停止,咬合面的龋损害,由于咀嚼作用,可能将龋病损害部分磨平,牙菌斑不易堆积,病变因而停止,成为静止龋。

二、按龋损发生在牙面上的解剖部位分类

根据牙齿的解剖形态,龋病可以分为两类:一是窝沟龋;二是光滑面龋,包括邻面和近颈缘或近龈缘的牙面。

(一)窝沟龋

牙齿的咬合面窝沟是釉质的深盲道,不同个体牙面上窝沟的形态差异较大。形态学上窝沟可以分为很多类型:V型,窝沟的顶部较宽,底部逐渐狭窄;U型,从顶部到底部窝沟的宽度相近;I型,窝沟呈一条非常狭窄的裂缝;IK型,窝沟呈狭窄裂缝带底部宽的间隙。关于牙发育过程中窝沟的形成及不同个体、不同牙齿、窝沟的形态差异是牙发育生物学研究的重要领域。

窝沟的形态和窝沟口牙斜面的夹角大小与龋病发病和进展速度密切相关。窝沟宽浅者较深窄者不易发生龋损,窝沟口斜面夹角小者比窝沟口斜面夹角大者易于产生龋损。在窝沟发生龋病时,损害从窝沟基底部位窝沟侧壁产生损害,最后扩散到基底,龋损沿着釉柱方向发展而加深,达到牙本质,沿釉质牙本质界扩散(图9-9)。

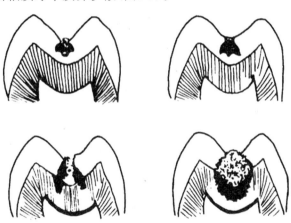

图 9-9　窝沟龋的发展过程

窝沟龋损可呈锥形破坏,锥形的底部朝牙本质,尖向釉质表面,狭而深的窝沟处损害更为严重,龋病早期釉质表面没有明显破坏,这类龋损又称潜行性龋。

(二)平滑面龋

平滑面龋是发生在点隙窝沟的龋损,分为邻面龋和颈部龋。邻面龋是发生于近远中触点处的损害,颈部龋则发生于牙颊面或舌面,靠近釉质牙骨质界处。釉质平滑面龋病损害呈三角形,其底朝釉质表面,尖向牙本质。当损害达到釉质牙本质界时,损害沿釉质牙本质界向侧方扩散,在正常釉质下方逐渐发生潜行性破坏。

(三)牙根面龋

由于牙颈部的暴露,龋病会在牙根面发生,可以从牙骨质或直接从牙本质表面形成牙根面龋。这种类型的龋病损害主要发生于牙龈退缩、根面外露的老年人牙列。由于牙骨质和牙本

质的有机成分多于釉质,龋损的破坏速度快。现代人群中的根面龋,最常发生于牙根的颊面和舌面。

(四)线形釉质龋

线形釉质龋是一种非典型性龋病损害,常见于拉丁美洲和亚洲的儿童乳牙列。这种损害主要发生于上颌前牙唇面的新生线处,更确切地说是新生带。新生带代表出生前和出生后形成的釉质的界线,是所有乳牙具有的组织学特征。乳上颌前牙釉质表面的新生带部位产生的龋病损害呈星月形,其后续牙对龋病的易感性也较强。

三、按龋损破坏的深度分类

根据病变深度龋病可以分为浅龋、中龋和深龋。这种分类方法在临床上最为常用。

(一)浅龋

浅龋指牙冠部釉质龋和牙根部牙骨质龋。龋损涉及釉质或牙骨质浅层,患者一般无症状,釉质出现黄褐色、黑棕色,没有形态和质地的改变。

(二)中龋

龋病从釉质发展到了牙本质浅层,称为中龋。牙本质的成分中矿物质含量明显少于釉质,结构上也因牙本质小管的存在,易于被细菌侵入,龋病横向沿釉质牙本质界迅速扩展,纵向顺牙本质小管深入,脱矿的牙本质变软变色,使龋坏部位上方形成无基釉,随着龋损不断扩展,无基釉不胜咀嚼负荷而折裂、崩塌,暴露出下方已龋坏的牙本质,形成龋洞。

患中龋时,牙本质受到病损破坏,细菌及其代谢产物和口腔内各种刺激,均作用于牙髓牙本质复合体,令暴露的牙本质部位产生死区和钙化区,相关的牙髓部位形成修复性牙本质,可起到一定减缓刺激及保护牙髓的作用。

(三)深龋

深龋系指牙本质深层龋。龋病在牙本质深层易于扩散而形成较深的开放龋洞。深龋牙本质暴露较多,深洞底仅剩余薄层牙本质,病变区已接近牙髓,外界刺激通过牙本质-牙髓复合体的传导和反应,可能出现牙髓组织的病变。

牙髓牙本质复合体反应与龋病类型有关。急性深龋的修复性反应较少,脱矿性破坏区较宽,再矿化牙本质修复区很窄,微生物一般存在于外层的腐败区,牙髓组织有明显的反应,修复性牙本质缺乏。反之,慢性深龋的修复性反应强,脱矿破坏区较窄,再矿化牙本质修复区较宽,但微生物有可能存在脱矿区或再矿化区内,牙髓组织轻度病变,有修复性牙本质形成。

四、按龋损发生与牙体修复治疗的关系分类

(一)原发龋

未经治疗的龋损称为原发龋。

(二)继发龋

龋病经充填治疗后,在充填区再度发生的龋损称为继发龋。常发生于充填物边缘或窝洞周围牙体组织上,也可因备洞时龋坏组织未除净,以后发展而成。继发龋又分为洞缘继发龋和洞壁继发龋,常需要重新充填。

（三）余留龋

余留龋是手术者在治疗深龋时，为防止穿通牙髓，于洞底有意保留下来的少量软龋，经过药物特殊处理，龋坏不再发展，这和继发龋有所不同。

五、其他龋病分类

临床上按照龋损破坏的牙面数可以分为单面龋；复面龋；多面龋系指一颗牙上有两个以上的牙面发生龋损，但不联结在一起；复杂龋指龋损累及 3 个及 3 个以上牙面。复面龋或复杂龋的各面损害可以相互连接，也可相互不连接。

第四节　龋病诊断

龋病是一种慢性进行性疾病、破坏性疾病。从细菌开始在牙齿表面的黏附与定植，形成牙菌斑生物膜，到引起临床上肉眼可见的龋损发生，一般需要 6～12 个月左右的时间。对龋病的早期诊断、早期治疗、早期预防有着十分重要的意义，它能有效地阻止龋病的进一步发展。一般情况下，用常规检查器械即可做出正确诊断，对某些疑难病例，可以采用 X 线照片或其他的特殊检查方法。

一、常规诊断方法

（一）视诊

对患者主诉区龋病好发部位的牙齿进行仔细检查，注意点隙裂沟区有无变色发黑，周围有无呈白垩色或灰褐色的釉质，有无龋洞形成；邻面边缘嵴区有无釉质下的墨渍变色，有无可见的龋洞。对牙冠颈缘区的观察应拉开颊部，充分暴露后牙颊面，以免漏诊。视诊应对龋损是否存在和损害涉及的范围程度得出初步印象。

（二）探诊

运用尖锐探针对龋损部位及可疑部位进行检查。检查时应注意针尖部能否插入点隙裂沟及横向加力能否钩挂在点隙中。如龋洞已经形成，则应探查洞的深度及范围，软龋质的硬度和量的多少。怀疑邻面龋洞存在又无法通过视诊发现时，主要利用探针检查邻面是否有明显的洞边缘存在，有无钩挂探针的现象。

探诊也可用作机械刺激，探查龋洞壁及釉质牙本质界和洞底，观察患者有无酸痛反应。深龋时，应用探针仔细检查龋洞底、髓角部位，有无明显探痛点及有无穿通牙腔，以判断牙髓状态及龋洞底与牙髓的关系。在进行深龋探察时，为了弄清病变范围，有时还必须做诊断性备洞。

（三）叩诊

无论是浅、中、深龋，叩诊都应呈阴性反应。就龋病本身而言，并不引起牙周组织和根尖周围组织的病变，故叩诊反应为阴性。若龋病牙出现叩痛，应考虑并发症出现。

二、特殊诊断方法

（一）温度诊法

龋病的温度诊主要用冷诊检查。采用氯乙烷棉球或细冰棍置于被检牙面，反应敏锐且定位准确,效果较好;也可用酒精棉球或冷水刺激检查患牙。以刺激是否迅速引起尖锐疼痛,刺激去除后,疼痛是立即消失还是持续存在一段时间来判断病情。

热诊则可用烤热的牙胶条进行。温度诊应用恰当,对龋病的诊断,尤其是深龋很有帮助。采用冰水或冷水刺激时,应注意水的流动性影响龋损的定位,并与牙颈部其他原因所致牙本质暴露过敏相鉴别。

(二)牙线检查

邻面触点区的龋坏或较小龋洞,不易直接视诊,探针判定有时也有困难,可用牙线从牙相邻面间隙穿入,在横过邻面可疑区时,仔细做水平向拉锯式运动,以体会有无粗糙感,有无龋洞边缘挂线感;牙线从牙颈部间隙拉出后,观察有无发毛、断裂痕等予以判断。注意应与牙石做鉴别。

(三)X线检查

隐蔽的龋损,在不能直接视诊,探诊也有困难时,可通过X线片检查辅助诊断,如邻面龋、潜行龋和充填物底壁及周缘的继发龋。龋损区因脱矿而在牙体硬组织显示出透射度增大的阴影,确定诊断。在临床上,邻面龋诊断很困难,必须通过拍片检查,如根尖片和咬翼片。

邻面龋应与牙颈部正常的三角形低密度区鉴别:龋损表现为形态不一、大小不定的低密度区;釉质向颈部移行逐渐变薄形成的三角形密度减低区形态较规则,相邻牙颈部的近远中面对称出现。

继发龋应与窝洞底低密度的垫底材料相区别:后者边缘锐利,与正常组织分界明显。此外,X线片还可以判断深龋洞底与牙腔的关系:可根据二者是否接近、髓角是否由尖锐变得低平模糊、根尖周骨硬板是否消失及有无透射区,间接了解牙髓炎症程度,与深龋鉴别。应当注意:X线片是立体物体的平面投影,存在影像重叠,变形失真。当早期龋损局限于釉质或范围很小时,照片难以表现,对龋髓关系的判断,必须结合临床检查。

(四)诊断性备洞

诊断性备洞是指在未麻醉的条件下,通过钻磨牙体,根据患者是否感到酸痛,来判断患牙是否有牙髓活力。诊断性备洞是判断牙髓活力最可靠的检查方法,但由于钻磨时要去除牙体组织或破坏修复体,该方法只有在其他方法都不能判定牙髓状况时才考虑使用。

三、诊断新技术

龋病是牙体组织的慢性进行性细菌性疾病,可发生于牙的任何部位,主要特征是牙齿色、形、质的改变,这种典型的病理改变对龋病的临床诊断有重要参考价值。目前,临床上主要靠临床检查和X线片检查来诊断龋病,但对隐匿区域发生的龋坏和早期龋的临床诊断比较困难,随着科学技术的高速发展,一些新的技术和方法被用于龋病的诊断,进而大大提高了龋病诊断的准确性和灵敏性。

(一)光导纤维透照技术

光导纤维透照技术(FOTI)是利用光导纤维透照系统对可疑龋坏组织进行诊断,其原理是基于龋坏组织对光的透照指数低于正常组织,因而显示为较周围正常组织色暗的影像。

FOTI的具体使用方法是在检查前让患者漱口以清除牙面的食物残渣,如有大块牙石也应清除,然后将光导纤维探针放在所要检查的牙邻面触点以下,颊、舌侧均可,通过𬌗面利用口镜的反光作用来观察牙面的透射情况。起初,FOTI 诊断灵敏性不高的原因是通过光导纤维所发散出来的光束过于分散,所显示牙面的每个细节都不那么清楚,而导致漏诊。最近使用的光导纤维透照系统是采用装有石英光圈灯的光源和一个变阻器,前者可发散出一定强度的光,后者则可使光的强度达到最大。检查时需要口镜、光导纤维探针,探针的直径在 0.5 mm 左右,以便能放入内宽外窄的牙间隙中并产生一道窄的透照光。

FOTI 诊断邻面牙本质龋具有重复性好,使用方便,无特殊技术要求,患者无不适感,对医患均无放射线污染、无重影、无伪影等优点,使之日益成为诊断邻面龋的好方法之一。FOTI 作为一项新的诊断邻面龋的技术,较 X 线片更为优越,随着研究的进一步深入,通过对光导纤维系统的改进,如光束强度、发散系数及探针的大小,一定会日臻完善。

(二)电阻抗技术

点隙裂沟是龋病最好发的部位之一,一般来说,临床上依其色、形、质的改变,凭借肉眼和探针是可以诊断的,对咬合面点隙裂沟潜行性龋,仅靠肉眼和探针易漏诊,电阻抗技术主要用于咬合面点隙裂沟龋的诊断,方法简单、灵敏、稳定。

电阻抗技术是利用电位差测定牙的电阻来诊断龋病的一种方法。该技术通过特制的探针测量牙的电阻,探针头可发出较小的电流,通过釉质、牙本质、牙腔后由手柄返回该仪器。研究表明,釉质的电阻最高,随着龋病的发展,电阻逐渐下降。操作者将探针尖放在所检查牙的某几个部位上,仪器上便可显示出数据来说明该部位是正常的或是脱矿及脱矿程度,同时做出永久性的数据记录。

(三)超声波技术

超声波技术是用超声波照射到牙齿表面,通过测量回音的强弱来判断是否有龋病及其损害程度的一种方法,目前常用的超声波是中心频率为 18 MHz 的超声波。

假设完整釉质的含矿率为 100 %,有一个恒定的超声回音,脱矿釉质或釉质牙本质界处的回音率则大不相同,它们回音率的大小与龋坏组织中含矿物质量的多少有着明显的关系,只要所含矿物质量有很小的变化,超声回音就将有很大的改变,进一步的研究还在进行中,超声波在龋病的诊断,特别是早期龋病的发现上将有很大的推进作用。

(四)弹性模具分离技术

弹性模具分离技术是从暂时牙分离技术发展起来的一种新的龋病诊断技术。主要原理是利用物体的楔力将紧密接触的相邻牙暂时分开,以达到诊断牙邻面龋并加以治疗的一种方法。

弹性分离模具主要由一个圆形的富有弹性的橡皮圈和一个带有鸟嘴的钳子组成。使用时将橡皮圈安装在钳子上,轻而缓慢地打开钳子,这时圆形的橡皮圈变成长椭圆形,将其下半部分缓缓放进牙齿之间的接触区内,然后取出钳子,让橡皮圈留在牙间隙内;一周以后,两颗原来紧密接触的牙间将出现 0.5～1.0 mm 大小的间隙,观察者即可从口内直接观察牙接触区域内的病变情况。观察或治疗完毕,取出模具,牙之间的间隙将在 48 h 内关闭。

弹性模具分离技术可用来诊断临床检查和 X 线片不能确诊的根部邻面龋;使预防性制剂直接作用于邻面;便于观察龋坏的发展和邻面龋的充填。该技术的优点:能明确判断邻面有无龋坏;提供一个从颊舌向进入邻面龋坏组织的新途径;无放射线污染;患者可耐受、迅速、有效、耗费低;广泛用于成人、儿童的前后牙邻面。对于邻面中龋洞形的制备,采用该方法后可不破坏边缘嵴,可避免充填物悬突的产生。该技术存在的主要问题是增加患者就诊次数;可出现咬合不适;如果弹性模具脱落,将导致诊断和治疗的失败;可能会给牙龈组织带来不必要的损伤;等等。

弹性模具分离技术给邻面龋的诊断和治疗带来了方便,它不但避免了 X 线片在诊断邻面龋时的重叠、伪影现象,减少了污染,而且使邻面龋的诊断更为直接、准确。

(五)染色技术

染色技术为使用染料对可疑龋坏组织染色,通过观察正常组织与病变组织不同的着色诊断龋病。通常用 1 %的碱性品红染色,有病变的组织着色,从而可助鉴别。

临床上将龋坏组织分为不可再矿化层和可再矿化层,这两层的化学组成不同,可通过它们对染料的染色特性来诊断龋病的有无及程度。

(六)定量激光荧光法

定量激光荧光法(QLF)是对釉质脱矿的定量分析,成为一种探察早期龋的非创伤性的常用方法。其原理是运用蓝绿范围的可见激光作为光源,激发牙产生激光,根据脱矿釉质与周围健康釉质荧光强度的差异来定量诊断早期龋。由氩离子激光器发出的蓝绿光激发荧光,用高透光的滤过镜观察釉质在黄色区域发出的荧光,可滤过牙的散射蓝光,脱矿的区域呈黑色。临床研究表明 QLF 能提高平滑面龋、沟裂龋早期诊断的准确性及敏感性,还能在一定时期内对龋损的氟化物治疗进行追踪观察了解病变的再矿化情况。QLF 对龋病的早期诊断、早期预防及早期治疗都有积极的意义。随着研究的不断深入,人们在寻求便捷的光源、适合的荧光染色剂、准确可靠的数据分析方法。相关的新技术有:染色增强激光荧光(DELF)、定量光导荧光、光散射、激光共聚焦扫描微镜等。

(七)其他新兴技术

增加视野的方法,如白光内镜技术、光性龋病监测器技术、紫外光诱导的荧光技术、龋坏组织碳化等放大技术、不可见光影像技术、数字根尖摄影技术、数字咬翼摄影技术、放射屏幕影像技术(RVG)等。

龋病诊断方法很多,传统的口镜探针检查法、X 线片检查法及各种新技术均有一定的价值,每种方法都有其优缺点,没有任何一种方法可以对所有牙位、牙面的龋坏做出明确诊断。FOTI 技术主要用于邻面龋的诊断,电阻抗技术多用于殆面沟裂龋的诊断,超声波技术主要用于早期龋的诊断,而弹性模具分离技术则主要用于邻接面隐匿龋的诊断,等等。因此尚需要研究和开发新的龋诊断技术和诊断设备,使之趋于完善和准确。

四、鉴别诊断

点隙裂沟浅龋因其部位独特,较易判断。光滑面浅龋,在早期牙体缺损不明显阶段,只有光泽和色斑状改变,与非龋性牙体硬组织疾病有相似之处。

(一)釉质钙化不全

牙发育期间,釉质在钙化阶段受到某些因素干扰,造成釉质钙化不全,表现为釉质局部呈现不规则的不透明、白垩色斑块,无牙体硬组织缺损。

(二)釉质发育不全

牙发育期间,釉质基质的形成阶段受到某些因素的影响造成釉质发育不全。表现为釉质表面有点状或带条状凹陷牙质缺损区,有白垩色、黄色或褐色的改变。

(三)氟斑牙

牙发育期间,摄取过多氟,造成慢性氟中毒,引起氟斑牙,又称斑釉症。依据摄氟的浓度、时间、影响釉质发育的阶段和程度,以及个体差异,而显现不同程度的釉质钙化不良,甚至合并釉质发育不全。釉质表现白垩色横线或斑状,多数显现黄褐色变,重症合并有牙体硬组织的凹陷缺损。

以上三种牙体硬组织疾病与龋病的主要鉴别诊断要点如下。

1.光泽度与光滑度

发育性釉质病虽有颜色改变,但一般仍有釉质光泽,且表面光滑坚硬。龋病系牙萌出后的脱矿病变,牙齿颜色出现白垩色、黄褐色,同时也失去釉质的光泽,探查有粗糙感。

2.病损的易发部位

发育性疾病遵循牙发育矿化规律,从牙尖开始向颈部推进,随障碍出现的时间不同,病变表现在不同的平面区带。龋病则在牙面上有其典型的好发部位,如点隙裂沟内、邻面区、唇(颊)舌(腭)面牙颈部,一般不发生在牙尖、牙嵴、光滑面的自洁区。

3.病变牙对称性的差别

发育性疾病绝大多数是全身性因素的影响,在同一时期发育的牙胚,均受连累,表现出左右同名牙病变程度和部位的严格对称性。龋病有对称性发生趋势,只是基于左右同名牙解剖形态相同,好发部位近似,就个体而言,其病变程度和部位,并不同时出现严格的对称性。

4.病变进展性的差别

发育性疾病是既成的发育障碍结果,牙齿萌出于口腔后,病变呈现静止状,不再继续进展,也不会消失。龋病则可持续发展,色泽由浅变深,质地由硬变软,牙体硬组织由完整到缺失,病损由小变大,由浅变深。若菌斑被除净,早期白斑状龋损也有可能因再矿化作用而消除。

中龋一般较易做出诊断,患者有对甜、酸类及过冷过热刺激出现酸痛感,刺激去除后痛感立即消失的症状;检查时患牙有中等深度的龋洞,探针检查洞壁有探痛,冷诊有敏感反应;必要时可照 X 线片予以确诊。中龋的症状源于龋洞内牙本质的暴露,与非龋性的牙本质暴露所表现的过敏症状是类似的。

牙本质过敏是指由非龋性原因,引起牙本质暴露于口腔环境所表现的症状和体征。多见于咬合面和牙颈部,由于咀嚼或刷牙的磨耗,失去釉质,暴露出光滑平整的牙本质。病变区的颜色、光泽和硬度,均与正常牙本质相似。用探针检查牙本质暴露区,患者有明显的酸痛感,这与中龋的缺损成洞,颜色变深,质地软化病变,易于区别。

第五节　龋病非手术治疗

龋病是一种进行性疾病,在一般情况下,不经过治疗不会停止其破坏过程,而治疗不当也易再次发病。龋病引起的牙体组织破坏所致组织缺损,不可能自行修复,必须用人工材料修复替代。由于牙体组织与牙髓组织关系十分密切,在治疗过程中,必须尽量少损伤正常牙体组织,以保护牙髓牙本质复合体。

龋病的治疗方法较多,不同程度的龋损,可以有所选择。早期釉质龋可采用非手术治疗以终止发展,或使龋损消失。出现牙体组织缺损的龋病,应采用手术治疗,即根管充填术治疗,是龋病治疗使用最多的方法。深龋近髓,应采取保护牙髓的措施,再进行牙体修复术。

龋病的非手术治疗是指用药物、渗透树脂或再矿化法进行的治疗,不采用牙钻或其他器械备洞。

一、适应证

早期釉质龋,尚未形成龋洞者,损害表面不承受咀嚼压力。邻面龋病变深度至釉质或牙本质的外 1/3 范围内,尚未形成龋洞者。静止龋,致龋的环境已经消失,如咬合面磨损,已将点隙磨掉;邻面龋由于邻接牙已被拔除,龋损面容易清洁,不再有菌斑堆积。

对于龋病已经造成实质性损害,且已破坏牙体形态的完整,此种牙在口腔内保留的时间不长,如将在一年内被恒牙替换的乳牙。患者同意或拔除患牙或做非手术治疗,暂留待其自然脱落。

二、常用方法

先用器械将损害面的菌斑去除,再用细砂石尖将病损牙面磨光,然后用药物处理牙齿表面。

(一)氟化物

75 %氟化钠甘油、8 %氟化亚锡溶液或单氟磷酸钠溶液等氟化物中的氟离子能取代羟基磷灰石中的羟基形成氟磷灰石,促进釉质脱矿区再矿化,增加牙体组织的抗酸能力,阻止细菌生长、抑制细菌代谢产酸的作用,减少菌斑形成。因此,可以终止病变,恢复矿化。氟化物对软组织无腐蚀刺激,不使牙变色,使用安全有效。

(二)硝酸银

10 %的硝酸银溶液或氨制硝酸银溶液均有很强的腐蚀、杀菌和收敛作用。使用时用丁香油或10 %甲醛溶液作为还原剂,生成黑色还原银,若用 2.5 %碘酊则生成灰白色碘化银。两者都有凝固蛋白质、杀灭细菌、渗透沉积并堵塞釉质孔隙和牙本质小管的作用,可封闭病变区,终止龋病发展。硝酸银对软组织有腐蚀凝固作用,并使牙体组织变黑,一般只用于乳牙或恒牙后牙,不得用于牙颈部病损。

釉质发育不良继发的大面积浅碟状龋可以适当磨除边缘脆弱釉质。光滑面浅龋也可视情况稍加磨除。

(三)渗透树脂

渗透树脂是具有较高渗透系数(PC)>100 cm/s 的低黏度光固化树脂,这种树脂在较短的作用时间内可以迅速渗透脱矿釉质的微孔中,经过固化以后可以阻止病变进展,并有效抵抗口腔环境的脱矿作用,增强树脂渗透病变区的强度。

通过低黏度光固化树脂取代邻面龋白垩色病变区的脱矿物质,并在病变体部形成屏障,从而终止病变进展,主要适用于邻面龋病变深度至釉质或牙本质的外 1/3 范围内,尚未形成龋洞者。

(四)再矿化治疗

对脱矿而硬度下降的早期釉质龋,用特配的再矿化液治疗使钙盐重新沉积,进行再矿化,恢复硬度,从而消除龋病。这是近年来治疗早期龋的新疗法,有一定的临床效果。

主要适用于位于光滑面(颊、舌、腭或邻面)的白垩色斑块。以青少年效果更佳,对龋病活跃的患者,也可起到预防作用。

再矿化液有单组分和复合组分两类。近期更趋向用复合组分,主要为氟盐、钙盐和磷酸盐类,以下介绍两种。

单组分:氟化钠 0.2 g;蒸馏水 1 000 mL。

复合组分:氯化钠 8.9 g;磷酸二氢钾 6.6 g;氯化钾 11.1 g;氟化钾 0.2 g;蒸馏水 1000 mL。

用作含漱剂,每日含漱。用作局部涂擦暴露釉质白斑区,清洗刮治干净、隔湿、干燥,用小棉球饱浸药液放置白斑处。药液对组织无损伤,患者也可自行使用。

第六节　龋病充填修复治疗

龋病充填治疗又称手术治疗,主要步骤是制备洞形,去除病变组织,按一定要求将洞制作成合理的形状,再将修复材料填入洞内,恢复牙的功能与外形,其性质与一般外科手术相似,称为牙体外科。

一、龋洞的分类

在临床中,根据龋病发生的部位和程度,对龋洞进行分类,常用的有根据部位的简单分类和广泛使用的 Black 分类法,随着牙体修复技术和材料的发展,出现了一些新的分类方法。

(一)根据部位分类

通常也把仅包括一个牙面的窝洞称为单面洞。如窝洞位于殆面者称为殆面洞,位于近中邻面者称为近中邻面洞,以此类推还有远中邻面洞、颊(舌)面洞等。若窝洞同时包括两个或两个以上牙面时,以所在牙面联合命名,如近中邻殆洞、远中邻殆洞、颊殆洞等,通常称为双面洞或复杂洞。为方便记录,通常使用英语字首简写,如 M 代表近中邻面,D 代表远中邻面,O 代表殆面,B 代表颊面,L 代表舌面,La(Labial)代表唇面。复杂洞记录时可将颊殆洞写作 BO,近远中邻殆洞写作 MOD,依此类推。

(二)Black 分类法

Black 分类法是根据龋洞发生的部位和破坏,对制备的窝洞进行分类,这种分类法在临床上广泛使用。

Ⅰ类洞:发生在所有牙齿表面发育点隙裂沟的龋损所备成的窝洞称为Ⅰ类洞。包括磨牙和前磨牙咬合面的点隙裂沟洞,下磨牙颊面和上磨牙腭面的沟、切牙舌面窝内的洞(图 9-10)。

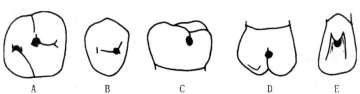

图 9-10　点隙裂沟龋洞、Ⅰ类洞形

Ⅱ类洞:发生在后牙邻面的龋损所备的窝洞称为Ⅱ类洞。包括磨牙和前磨牙的邻面洞、邻颊面洞、邻舌面洞和邻殆面洞。如邻面龋损破坏到咬合面,也属于Ⅱ类洞(图9-11)。

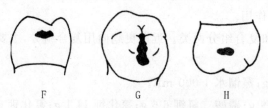

图9-11　后牙邻面龋、Ⅱ类洞形

Ⅲ类洞:前牙邻面未累及切角的龋损所备成的窝洞。包括切牙和尖牙的邻面洞、邻舌面和邻唇面洞。如果病变扩大到舌面或唇面,也属于此类洞。

Ⅳ类洞:前牙邻面累及切角的龋损所备成的窝洞称为Ⅳ类洞。

Ⅴ类洞:所有牙的颊(唇)舌面颈1/3处的龋损所备成的窝洞。包括前牙和后牙颊舌面的颈1/3洞,但未累及该面的点隙裂沟者,统称Ⅴ类洞。

由于龋损部位的多样化,Black分类法已不能满足临床的需要,有学者将前牙切嵴上或后牙牙尖上发生的龋洞制备的窝洞又列为一类,称为"Ⅵ类洞"。也有人将前磨牙和磨牙的近中面-殆面-远中面洞叫作"Ⅵ类洞"。

(三)根据龋病发生的部位和程度分类

随着黏接修复技术和含氟材料再矿化应用的发展,现代龋病治疗提倡最大限度地保留牙体硬组织,根据龋病发生的部位和程度,将龋洞分为以下类型。

1.龋洞发生的3个部位

(1)部位1:后牙殆面或其他光滑牙面点隙裂沟龋洞。

(2)部位2:邻面触点以下龋洞。

(3)部位3:牙冠颈部1/3龋洞或者牙龈退缩后根面暴露发生的龋洞。

2.龋洞的4种程度

(1)程度1:龋坏仅少量侵及牙本质浅层,但不可通过再矿化治疗恢复。

(2)程度2:龋坏侵及牙本质中层,洞形预备后余留釉质完整并有牙本质支持,承受正常咬合力时不会折裂,剩余牙体硬组织有足够的强度支持充填修复体。

(3)程度3:龋坏扩大并超过了牙本质中层,余留牙体硬组织支持力减弱,在正常殆力时可能导致牙尖或牙嵴折裂,洞形预备需要扩大使修复体能为余留牙体硬组织提供足够的支持和保护。

(4)程度4:龋坏已造成大量的牙体硬组织缺损。

这种洞形分类方法弥补了Black分类法的不足,如发生在邻面仅侵及牙本质浅层的龋洞(部位1,程度1,简写为1-1)。

二、洞形的基本结构

为了使充填修复术达到恢复牙齿外形和生理性功能,使充填修复体承受咀嚼压力并不脱落,必须将病变的龋洞制备成一定形状结构。

(1)洞壁:经过制备具特定形状的洞形,由洞内壁所构成。内壁又分为侧壁和髓壁。侧壁与牙齿表面相垂直的洞壁,平而直。在冠部由釉质壁和牙本质壁所组成,在根部由牙骨质壁和牙本质壁组成。髓壁为位于洞底,被覆于牙髓,与侧壁相垂直的洞壁。洞壁可以按其内壁相邻近的牙面命名,如一个殆面洞具有 4 个侧壁:颊壁、近中壁、舌壁、远中壁,位于洞底的髓壁,位于轴面洞底的为轴壁。牙轴面洞近牙颈的侧壁称为颈壁。

(2)洞角:内壁与内壁相交处,形成洞角。两个内壁相交成为线角,三个内壁相交成为点角,线角与点角都位于牙本质。

(3)洞缘角:洞侧壁与牙齿表面的交接线为洞缘角,又称洞面角。

(4)线角:是依其相交接的 2 个内壁而定。点角依其相交接的 3 内壁而定。以邻殆面洞的轴面洞为例,有颊轴线角、舌轴线角、龈轴线角。还有颊龈轴点角和舌龈轴点角。在洞底轴髓壁和殆髓壁的交接处,称轴髓线角。

三、抗力形

抗力形是使充填修复体和余留牙能够承受咬合力而不会破裂的特定形状,充填修复体承受咬合力后与余留牙体组织之间内应力的展现。如果应力集中,反复作用而达到相当程度时,充填修复材料或者牙体组织可能破裂会导致充填失败。抗力形的设计,应使应力得以均匀地分布于充填修复体和牙体组织上,减少应力的集中。抗力形的基本结构有以下三种。

(一)洞形深度

洞形达到一定深度时,充填修复体才能获得一定的厚度和强度,使充填体稳固在洞内。洞底必须建立在牙本质上,才能保证一定的深度,同时牙本质具有弹性可更好地传递应力。若将洞底建立在釉质上,深度不够,受力后充填修复体可能脆裂。

洞的深度随充填修复材料强度的改进,已有减少,后牙洞深以达到釉质牙本质界下 0.2～0.5 mm 为宜。前牙受力小,牙体组织薄,可达到釉质牙本质界的牙本质面。龋坏超过上述深度,制洞后以垫底材料恢复时,至少应留出上述深度的洞形,以容纳足够厚度的充填材料。

(二)箱状结构

箱状结构的特征是洞底平壁直,侧壁与洞底相垂直,各侧壁之间相互平行(图 9-12)。箱状结构不产生如龋损圆弧状洞底的应力集中,平坦的洞底与殆力方向垂直,内应力能均匀分布。箱状结构充填修复体的厚度基本一致,不会出现圆弧洞形逐渐减薄的边缘,薄缘常因强度不足,受力后易折断。厚度均匀一致的充填修复体,可以更好地显现材料抗压性能。箱状结构锋锐的点、线角,受力时会出现应力集中,洞底与侧壁的交角应明确而圆钝,使应力不集中,减少破裂。

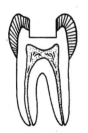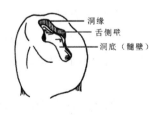

洞缘
舌侧壁
洞底（髓壁）

图 9-12　箱状结构

(三)梯形结构

双面洞的洞底应形成阶梯以均匀分担咬合力,梯形结构的组成包括龈壁、轴壁、髓壁、近远中侧壁(图 9-13)。其中,龈壁与髓壁平行,轴壁与近远中侧壁平行,各壁交接呈直角,点、线角圆钝,特别是洞底轴壁与髓壁相交的轴髓线角,不应锋锐。梯形设计可均匀分布𬌗力,主要由龈壁和髓壁承担。

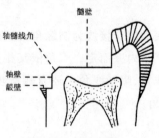

图 9-13 梯形结构

牙体硬组织的抗力设计。①去除无基釉:无基釉是缺乏牙本质支撑的釉质,侧壁的釉质壁,位于洞缘,如失去下方牙本质,承力后易出现崩裂,使充填修复体和牙齿的交接缘产生裂缝,导致充填失败。龋洞缘已有的无基釉应去除净,在洞形制备过程中也应避免产生新的无基釉。应运用牙体解剖组织学的知识,掌握牙齿各部位釉柱排列的方向,制备釉质壁时,与其方向顺应。②去除脆弱牙体组织:应尽量保留承力区的牙尖和牙嵴。组织被磨除越多,余留的牙体组织越少,承担咬合力的能力越低。龋坏过大,受到损伤而变得脆弱的牙尖和牙嵴,应修整以降低高度,减轻𬌗力负担,防止破裂和折断。③洞缘外形线要求为圆钝曲线,也含有使应力沿弧形向牙体分散均匀传递的作用。转折处若成锐角,则使向牙体的应力在锐角处集中,长期作用,牙体组织易于破裂。

抗力形的设计应结合充填修复体是否承受𬌗力和承受𬌗力的大小来考虑,如𬌗面洞、邻𬌗洞的抗力形制备应严格按要求进行,颊、唇面的Ⅴ类洞对抗力形要求不高。

四、固位形

固位形使充填修复体能保留于洞内,承受力后不移位、不脱落的特定形状,在充填修复材料与牙体硬组织间,不具有黏接性时,充填修复体留在洞内主要靠密合的摩擦力和洞口小于洞底的机械榫合力。

(一)侧壁固位

侧壁固位是相互平行并具一定深度的侧壁,借助洞壁和充填修复体的密合摩擦,有着固位作用。从固位的角度考虑,洞底也与抗力形一样要求建立在牙本质上,其弹性有利于固着充填修复体。盒状洞形的结构,包含相互平行并具一定深度的侧壁,可以避免洞底呈弧形时充填修复体在受力后出现的滑动松脱。可见盒状洞形既满足了抗力形的要求,也为固位形所需要。

(二)倒凹固位

倒凹固位是在侧髓线角区平洞底向侧壁做出的凹入小区,可使洞的底部有突出的部位,充填修复体获得洞底部略大于洞口部的形状而能固位。倒凹固位可以防止充填修复体从与洞底呈垂直方向的脱出(图 9-14)。

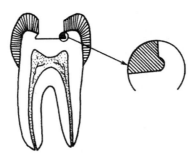

图 9-14　倒凹固位

倒凹固位可制备在牙尖的下方,牙尖为厚实坚固的部位,但其下方深层,正是牙髓髓角所在,故应留意洞的深度。洞底在釉质牙本质界 0.5 mm 以内者,可直接制备;洞底超过规定深度后,最好先垫铺基底再制备倒凹固位。

(三)鸠尾固位

鸠尾固位是用于复面洞的一种固位形,形似鸠的尾部,由鸠尾峡部和鸠尾构成(图9-15)。借助峡部缩窄的锁扣作用,可以防止充填修复体与洞底呈水平方向的脱出。后牙邻面龋累及咬合面边缘嵴,可在𬌗面制备鸠尾固位形,成为邻𬌗面洞。

鸠尾固位形的大小,与原发龋范围相适应,不宜过大或过小,深度应按规定要求,特别在峡部必须具有一定深度。鸠尾峡部的宽度设计很重要,过宽固位不良,过窄充填修复体易在峡部折断,后牙一般为颊舌牙尖间距的 1/3~1/2,有 2~3 mm 宽。峡部的位置应在洞底轴髓线角的靠中线侧,不应与其相重叠。鸠尾的宽度必须大于鸠尾峡部才能起到水平固位作用。

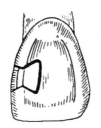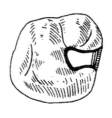

图 9-15　鸠尾固位

(四)梯形固位

梯形固位为复面洞所采用的固位形。邻𬌗面洞的邻面洞设计为颈侧大于𬌗侧的梯形,可防止充填修复体与梯形底呈垂直方向的脱出(图9-16)。梯形洞的大小依据龋损的范围再进行预防性扩展而确定。侧壁应扩大到接触区外的自洁区,并向中线倾斜,形成颈侧大于𬌗侧的外形。梯形洞的底为龈壁,宜平行于龈缘,龈壁与侧壁连接角处应圆钝。梯形洞的深度,居釉质牙本质界下 0.2~0.5 mm,同常规要求,龋损过深应于轴壁垫底。梯形洞的两侧壁在𬌗面边缘嵴中间部分与洞形的𬌗面部相连接。梯形固位还可用于邻颊(唇)面洞、邻舌(腭)面洞和磨牙的颊𬌗面洞和舌𬌗面洞的轴面部分。

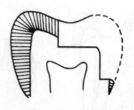

图 9-16　后牙邻

洞的梯形固位:固位形的设计与洞形涉及的牙面数有关。单面洞的充填修复体可能从一个方向脱出,即从与洞底呈垂直方向的脱出。复面洞的充填修复体则可能从洞底呈垂直方向或水平方向的两个方向脱出。包括邻面的三面洞充填修复体可从一个垂直方向脱出,如近中秴远中面洞充填修复体;也可能从垂直方向或水平方向两个方向脱出,如越过邻颊轴角的邻秴颊面洞充填修复体。在设计固位形时,应针对具体情况有所选择。

五、洞形设计与制备

洞的外形设计根据病变的范围来决定,基本原则是去除龋坏组织,保留更多的健康牙体组织,洞的外形可以根据龋损的大小、累及的牙面设计,有时因预防和临床操作需要,洞的外形需要扩展到健康的牙齿表面。洞的外形制备时应尽量保留牙尖、牙嵴,包括边缘嵴、横嵴、斜嵴、三角嵴等牙的自洁部位。

洞的外形线呈圆钝的曲线,圆钝的转角要尽量减少应力的集中(图 9-17)。

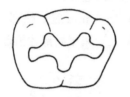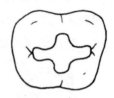

图 9-17　洞的外形曲线

(一)洞形制备的基本原则

在龋病治疗过程中,洞的制备(简称备洞)是非常重要的,直接关系到治疗的成败。洞形制备的基本原则如下。

1.局部与全身的关系

充分认识备洞是在生活的器官——牙上进行手术,与全身有密切的联系,即使无髓或死髓牙也是如此。如同外科性手术治疗,必须遵循一般的手术原则。切割或磨除牙体硬组织时,切割或磨除过程产生的机械、压力和热刺激,均可对牙体硬组织、牙髓甚至身体造成不良影响。这些影响,有的使牙或机体产生立即的反应,有的则产生延缓的反应。因此,主张在备洞时采用间断操作,必要时应用麻醉术辅助进行。

2.尽量去除病变组织

备洞时将所有病变组织去除干净,对治疗效果非常重要。如果遗留一点病变组织,将会继续发生龋病病变,而且这种继续发展的病变位于充填修复体下面,不易被察觉,危害更大。病变组织指的是坏死崩溃的和感染的牙体组织,不包括脱矿而无感染的牙本质,后者可以适当保留。

3.保护牙髓和牙周组织

备洞时术者应充分了解牙体硬组织、牙周组织的结构、性质、形态;组织的厚度、硬度、牙腔的形态、髓角的位置和高低;不同年龄时期产生的牙体生理性变化,如磨损、牙髓、继发性牙本质的形成、修复性牙本质的形成、牙腔形态的变化、牙髓组织的增龄性变化等特点。注意保护牙髓和牙周组织,不能对它们造成意外的损伤。

4.尽量保留健康牙体组织

在切割磨钻病变组织时,必须尽可能保留更多的健康组织,这对维持牙齿的坚硬度、恢复牙的功能有很重要的作用。牙体组织一经破坏不易恢复原来的性能。

洞形制作时,还应该注意患者的全身健康和精神神经状态,对患某些慢性病,如结核病、心血管疾病、神经衰弱等患者或女性患者、儿童及老年患者,手术时间不宜过长,动作更要敏捷轻柔。由于备洞是一种手术,所以现代口腔医学非常重视治疗环境的优化和手术器械的改进。

(二)洞形制备

1.打开洞口查清病变

这一点非常重要,只有查清病变情况才能拟定良好的治疗方案。龋洞洞口开放者,比较容易查清;龋洞洞口小或位于较隐蔽的牙面,则必须将洞口扩开,否则无法查清病变范围、洞的深浅等情况,位于𬌗面的点隙裂沟龋就属于这种情况。

临床上经常见邻面龋洞,如靠近龋洞的邻面边缘嵴和洞的颊、舌侧均完整,就必须将𬌗面邻近龋洞的边缘嵴钻掉一部分,才能使洞敞开,以便进一步查清病变范围和深度,以及有无牙腔穿通情况。从𬌗面去除一部分边缘嵴然后进入洞内比从颊面或舌面进入的效果好,这样可以保留更多的健康牙体组织。

后牙邻面牙颈部的洞,可以从颊面(下后牙)或腭侧(上后牙)进入洞内,不从咬合面进入。

前牙邻面洞从何方进入,可以根据洞靠近何方来定,靠近颊面者从颊方进入,靠近舌面者从舌方进入。

2.去除龋坏组织

只有将龋坏的组织去除干净才能查清病变范围和深度。原则上已经龋坏软化的牙本质应彻底去除,以免引起继发龋。侧壁的龋坏,应全部切削净,直至形成由健康釉质和牙本质组成的平直侧壁。髓壁和轴壁的龋坏组织,在中龋洞内,也应彻底去净,建立健康牙本质的洞底。

深龋洞内,在不穿通牙髓的前提下应将软龋去净,但若彻底去净有可能导致牙髓暴露时,应保留极近髓角或髓室区的少许软龋,并按余留龋先进行治疗(如抗生素、非腐蚀性消毒药等)几天后再继续治疗。通常用挖器剔挖病变组织最好,在剔挖病变组织时,应当注意将着力点从洞周围往中央剔挖,不能将着力点放在洞底中央。一般情况下,洞底中央是薄弱的部分,稍不注意就会将牙腔穿破;而且这里也容易将剔挖时所施的压力传递到牙腔,刺激牙髓组织,产生疼痛。

当无法判断龋坏组织是否去除干净时,可以用1‰碱性品红染色洞底,若还留有感染的病变组织,被染成红色,再用挖器去除,不能去尽,可用大一点的球形钻针在慢速转动下将病变组织轻轻钻掉。

牙本质龋去净的临床判断,可以根据洞内牙本质的硬度和颜色变化来确定。龋坏牙本质一般呈深褐色、质软、探针易刺入,去除净后,洞内牙本质应接近正常色泽,质地坚硬。慢性龋进展慢、修复性牙本质形成作用较强,龋坏的前锋区可以因细菌代谢产物作用而脱矿变色,随着再矿化修复,牙体硬组织重新变硬,这种再矿化的牙本质通常较正常牙本质颜色深。因此,慢性龋可允许洞底牙本质颜色略深,只要硬度已近正常,牙钻磨削时,牙本质呈粉状,可不必除去。

3.制备洞的外形

查清龋洞内的病变情况和去净病变组织,根据龋洞的形状设计制备洞的外形。将一切病变部分和可疑病变部分包括进去,一些邻近的可被探针插入的点隙沟虽未产生病变也应包括进去。保留牙体组织,特别是边缘嵴和牙尖,可保证牙的坚牢性,不致在修复后承受咀嚼压力时将牙体咬破。

外形的边缘必须建立在牙刷易清洁和唾液易于冲洗的表面。如邻面洞的颊侧和舌侧边缘必须设计在触点(面)以外的牙面上。在𬌗面,不能把洞的边缘做在点隙裂沟内。外形必须建立在有健康牙本质支撑的部位上,特别是承受咀嚼压力的部位。外形必须是圆缓的曲线,不能有狭窄的区域,否则不易充填或修复,即使充填或修复了,修复物也容易折裂。

4.制备抗力形和固位形

抗力形是指将洞形制备成可以承受咀嚼压力的形状,使充填修复材料或牙体硬组织不会在咀嚼食物时发生破裂、脱位或变形。固位形则是指这种形状可将充填修复体稳固地保留在洞内不致脱落。

制备抗力形时,应注意:洞底壁直,各壁互相平行,洞口略向外张开。箱状洞形中,洞底周围的线角要清楚,略微圆钝。洞底线角尖锐的修复物的锋锐边缘在咀嚼压力下会像刀刃一样切割洞壁,使洞壁破裂。

去尽洞口的无基釉,以免洞口的釉质在承受咀嚼压力时破裂,产生缝隙,产生继发龋。邻𬌗洞或邻舌(颊)洞,应在邻面洞与舌面洞或𬌗面洞交界处的洞底做梯形结构,这样可以保护牙髓,也对承受咀嚼压力有帮助。制备梯形结构时要使梯形两侧的髓壁和轴壁互相垂直,线角要圆钝。

邻𬌗洞邻面部分的龈壁,在后牙(前磨牙和磨牙)上应制备垂直于牙的长轴,也就是与轴壁互相交成直角,切忌做成斜向龈方的斜面。

邻𬌗洞或邻舌洞的鸠尾峡应做在𬌗面洞或舌面洞的上方,不能做在邻面洞内,否则充填修复体容易崩裂。制备鸠尾固位时鸠尾和邻面洞相连接的鸠尾峡应当比鸠尾窄一些,这样才能起到固位的作用。鸠尾峡不宜过宽也不宜过窄,对于准备用银汞合金充填的洞,应与鸠尾峡所在的颊、舌尖距离1/3,对于用复合树脂充填的洞则只要1/4就行了。

保留尽可能多的健康牙体组织,注意对𬌗牙的牙尖高度和锋锐度。如𬌗补牙的𬌗牙尖高而锋锐,则在咀嚼食物时易将修复牙上的修复体咬碎咬破。因此,在备洞时应将对𬌗牙上过高过尖的牙尖磨短磨圆一些,但不要破坏正常咬合关系。

制备固位形时,应注意洞必须具有一定深度,浅洞的固位力很小,稍一承受咀嚼压力,充填修复体就会脱落出来,或者松动。但也不能认为洞越深越好,洞太深会破坏更多的牙体组织并刺激牙髓,同时也减弱洞的抗力形。过去主张洞的深度应在中央窝下方釉质牙本质界下1 mm

左右。在临床上,洞的深度还要取决于原有病变的深度。

洞形备好后,用倒锥形钻针在近牙尖部的底端,向外轻轻钻一倒凹,将来填进去的修复物硬固后,就像倒钩一样把修复体固定在洞内,一个殆面洞一般只需要做四个倒凹。

倒凹一般做在牙尖的下面,牙尖的硬组织较厚,应当注意靠髓角很近的部位,倒凹做在牙尖下釉质牙本质界下面不要太深。较深的洞,可以不做倒凹,靠洞的深度来固位。采用黏接性强的修复材料修复时,也可以不做倒凹固位形。此外,用暂时性修复材料封洞时,也不必制作倒凹固位形。

洞壁与充填修复材料的密合也是一种固位形。在洞形制备上必须将洞壁制备得平滑,不要有过于狭窄的部分。洞周围与牙长轴平行的壁(对Ⅰ、Ⅱ类洞而言),要互相平行,这对修复材料与洞壁的密合也有帮助,不能将洞制备成底小口大的形状。

特殊情况下,为解决预备洞形时的困难,需要将洞壁扩大,以利于工具的使用、医师技术操作上的方便,这种洞形的改变称为便利形。上、下颌前磨牙及磨牙邻接面的窝洞,充填修复操作困难,为了便利操作,可将窝洞扩展至咬合面。洞形制作最初阶段首先将无基釉去除,以便于观察龋坏范围,确定洞缘最后位置等,也属于便利形范畴。

(三)清理洞形完成备洞

按照洞形设计原则,从生物学观点出发,对经过上述步骤制备的洞形,做全面复查,看洞形是否达到设计要求,有无制备的失误,以减少失败,提高成功率。

将洞清洗干净,用锐探针从洞缘到洞底探查,检查龋坏组织是否去净;可疑深窝沟是否已扩展而消除;外形线是否位于自洁区;盒状洞形是否标准,固位形是否合理;髓壁是否完整,有无小的穿髓孔;无基釉和脆弱牙尖是否已修整。龋洞经洞形制备后成为可以修复治疗的窝洞。窝洞的基本特征是没有龋坏组织,有一定的抗力形和固位形结构,修复治疗后既恢复牙的外形,又能承担一定的咬合力量。

根据患者对冷水喷洗时的敏感反应,探针检查洞壁洞底时的酸痛程度,结合制洞磨削过程的疼痛感,判断牙髓的状态,为已选定的治疗方法做最后的审定。经过洞的清洗、检查,一切合乎要求,制洞过程即告完成,进入下一步的治疗。

六、各类洞形的制备要点

(一)Ⅰ类洞

Ⅰ类洞多系单面洞,上磨牙腭沟和下磨牙颊沟内的龋洞,需要备成包括殆面在内的双面洞。在制备后牙殆面的Ⅰ类洞时,如果殆面具有两个点隙或沟发生龋病,相距较远,中间有较厚的健康牙体硬组织,宜备成两个小洞形;如两个龋洞相距较近,可将两个洞合并制备。

颊面洞未累及殆面时,可以备成颊面单面洞。不承受咀嚼压力,对抗力形的要求不高,以固位形为主,应做倒凹。一般把倒凹做在殆壁和颈壁的中央。如果颊沟内的病变已累及咬合面,需要制成双面洞,殆补面洞做成鸠尾形,洞底髓壁和轴壁交界处,做成梯形。上颌磨牙远中舌沟内的龋洞一般多已累及殆面,也应将它做成双面洞,将殆面部分做成鸠尾形。

在制备下颌第一前磨牙殆面的Ⅰ类洞时,由于此牙面向舌侧倾斜,洞底不能制成水平,必须与殆面一致,向舌侧倾斜,否则容易钻穿牙腔。

制备上颌前牙腭面龋洞时,洞底不能做平,同时切壁和颈壁都应与腭面部垂直,洞的外形呈圆形。

(二)Ⅱ类洞

Ⅱ类洞一般均备成双面洞。制备此类洞时,如靠近龋坏面上的边缘嵴尚好,则宜先用小石尖将边缘嵴磨到牙本质,用裂钻往病变区钻,向颊侧和舌侧扩大,使病变范围暴露清楚,再用挖器挖尽病变组织;再根据邻面破坏大小和范围设计𬌗面的鸠尾固位,使鸠尾部的大小与局部保持平衡。如果邻面病变已经累及𬌗面,则用裂钻将洞口稍加扩大,再用挖器去除病变组织。病变组织去除干净后,就着手设计洞形并制备洞。

邻面洞应当将颊侧壁和舌侧或腭侧壁做成向牙间隙开阔的形状,两壁的洞缘角应在邻面的敞开部位,但不能扩到颊面或舌面上。

𬌗面破坏的龋洞,按Ⅰ类洞制备法将𬌗面洞备好,向邻面扩展。注意不要伤害髓角,去尽病变组织,修整洞形。应特别注意邻面洞的颊、舌或腭侧壁和龈壁。

对病变位于触点龈方的邻面洞,触点未被破坏,可将鸠尾制作在颊面或腭面。鸠尾不能做得过大,以免影响固位。备洞时,若有足够的空间容纳器械进入,则可将洞做成单面洞。

当后牙的两个邻面均患龋病,牙体硬组织破坏较大,可制备邻𬌗面洞。这一类洞也属于Ⅱ类洞。制备方法与上述双面Ⅱ类洞相似,只是要在𬌗面做一个共同的鸠尾固位。应特别注意保留更多的健康牙体硬组织。

Ⅱ类洞修复时多采用银汞合金,该材料抗压力强度高,抗张力强度低,牙体硬组织自身的抗压强度较好,抗剪切力强度较低。为了抗衡负荷,Ⅱ类洞设计制时必须以承受压力为主,尽量减少张力和剪切力。

(三)Ⅲ类洞

Ⅲ类洞制备时,前牙邻面洞备洞时一般都要把洞扩大到舌面,如果龋洞靠近唇面,洞舌侧的边缘嵴很厚实,则可将洞扩展到唇面,但不能太大。邻面龋未破坏接触点,不宜因备洞破坏邻面接触点的完整性。

Ⅲ类洞的修复以美观为主,洞形承受的负荷也不大,洞缘的无基釉可以适当保留。所保留的无基釉是全厚层釉质,无龋坏,未变色,无断纹隐裂,不直接承受压力,其下方的龋坏牙本质可以去除。

备洞时先将洞的舌或腭侧壁用球形钻或裂钻钻掉,然后用裂钻往切嵴和牙颈方向扩展一点,使洞充分暴露;用挖器将坏变组织去除干净,再根据龋洞大小,在舌或腭面设计与之相应的鸠尾固位。可用倒锥钻自邻面洞的轴壁下牙釉本质界平齐往舌或腭面扩展,在舌或腭面备好鸠尾,仔细在舌或腭面与邻面之间做一个梯形,注意将梯形的角做圆钝。可以先在舌或腭面制备鸠尾固位,再向邻面扩展。舌或腭面鸠尾固位备好后,用球形钻轻轻将邻面洞内的病变组织去尽,用裂钻将唇、舌和龈壁修整好。

龋病损害在邻面完全敞开,器械容易进入,则将洞做成单面洞。

Ⅲ类洞的倒凹固位一般做在靠近切嵴和龈壁与颊侧壁、舌或腭侧壁交界的点角底部。当Ⅲ类洞同时涉及邻舌或腭面,应注意使鸠尾部的洞底与牙原来的舌或腭面平行。

(四)Ⅳ类洞

Ⅳ类洞系开放的洞,不易制备固位形和抗力形,去尽病变组织后,在近切嵴处和龈壁上制作针道,安放金属固位丝或固位钉,行高黏性复合树脂修复。

(五) Ⅴ类洞

Ⅴ类洞是牙冠颊或舌面近牙颈 1/3 区的洞形,多为单面洞。该类洞不直接承受咀嚼压力,对抗力形的要求不高,洞形制备以洞的外形和固位形为主。一般多将Ⅴ类洞做成肾形或半圆形,洞的龈壁凸向龈方,切壁平直,但均要做光滑,与洞底垂直,洞底略呈凸的弧面,要有一定深度,用小倒锥钻或球形钻在靠近洞底面的切壁(或殆壁)和龈壁上做倒凹固位。

七、洞形隔湿、消毒、干燥

洞形制备完成,为了使修复材料与牙体组织紧密的贴合,减少继发龋的发生,需对窝洞进行隔湿、消毒、干燥处理,力求达到更好的修复效果。

(一)手术区的隔离

在备洞后,准备修复前,应当隔离手术区并消毒洞。所谓隔离手术区就是将准备修复的牙隔离起来,不要让唾液或其他液体进入洞内,以免污染洞壁和患牙,影响修复效果或修复材料的性质。最好是备洞前就隔离手术区,但应具备三个操作条件。

1.简易隔离法

简易隔离法是用消毒棉卷放在即将修复牙齿的颊侧和舌侧,上颌牙放在唇侧、颊侧。下颌牙可以用棉卷压器将棉卷压住,以免舌或颊部肌肉活动时将棉卷挤开。用小的消毒棉球或气枪干燥洞内。在使用综合治疗台治疗时,可将吸唾管置于口底,将积于口底的唾液或冲洗药液吸走。现代治疗用手术椅上装有吸唾管,每次使用时,均应更换经过消毒的吸唾管,以免交叉感染。

2.吸唾器

吸唾器是利用抽气或水流产生的负压,吸出口腔内唾液。吸唾器套上吸唾弯管后放入患者下颌舌侧口底部。吸唾弯管最好采用一次性使用的塑料制品。吸唾器常配合橡皮障或棉卷隔湿使用,还可配合颊面隔湿片使用。隔湿片为医用硬泡沫塑料制成,状如圆角的三角形,患者张口时放入颊面的上下前庭穹隆,配合使用,可收到简单实用的效果。

3.橡皮障隔离法

该方法的隔湿效果较好,能有效地将手术区与口腔环境隔离起来,达到干燥、视野清晰、防止唾液侵入的目的,并能防止器械的吸入。

(二)窝洞消毒

窝洞消毒的目的是去除或杀灭残留在洞壁或牙本质小管内的细菌,减少继发龋的发生,由于洞底多位于牙本质中层或深层,对消毒药物的要求较高。具有一定的消毒杀菌能力,对牙髓的刺激性要小;能渗透到牙本质小管内,不引起牙体组织着色。

在备洞时就应当把感染的牙体组织去除干净,之后再经适当的冲洗,洞内的细菌就基本上被清除干净了。许多窝洞消毒药物,如酚类、硝酸银等均对牙髓有刺激性,故不主张使用药物消毒。准备修复前,对洞进行消毒还是必要的。但是应注意选用消毒力较强而刺激性较小,且不使牙变色的药物,特别是深龋洞的消毒。

常用的洞消毒药有氢氧化钙糊剂或溶液,50 %苯酚甘油溶液,20 %百里香酚酒精溶液,樟脑酚(含樟脑6.0 g、苯酚 3.0 g、95 %酒精 1.0 mL),丁香酚(商品),还可用 75 %酒精。

(三)干燥窝洞

窝洞在充填修复前的最后一个环节是干燥窝洞,这是为了使充填修复材料或其他衬底材料能充分接触牙体,不被水分隔阻而出现空隙,也避免因洞内壁的水分而影响材料性能。窝洞的干燥对充填修复的质量十分重要。使用的工具为牙科综合治疗台上接有压缩空气的气吹或是接橡皮球的手用气吹。

八、窝洞垫底

窝洞垫底是采用绝缘的无刺激性材料,铺垫于洞底,保护牙髓,避免充填材料的物理因素刺激或化学因素刺激。

窝洞垫底多用于超过常规深度、近髓的窝洞。去净牙本质软龋后,洞底不平者,应用材料垫平。洞虽不深,但选用的充填修复材料对牙髓有刺激性者要求做窝洞垫底以阻隔刺激。经过牙髓治疗的无髓牙,充填修复材料前,应以垫底方法做出基底,以使洞形更符合生物力学要求,同时也可节约修复材料。

窝洞垫底所用材料要求对牙髓无刺激性,最好具有安抚镇痛、促进修复性牙本质生成的作用。应有一定的机械强度以间接承受𬌗力,并具有良好的绝缘性,不传导温度和电流。

(一)单层垫底

单层垫底用于窝洞虽超过常规深度,但不太近髓时。后牙多选用磷酸锌黏固剂或聚羧酸盐黏固剂。前牙用复合树脂充填窝洞时,材料对牙髓有一定刺激性,多用氢氧化钙黏固剂垫底。

(二)双层垫底

双层垫底用于洞深近髓的情况,磷酸锌黏固剂本身对牙髓也有轻度刺激,在其下先铺垫薄层具护髓性的材料。丁香油氧化锌黏固剂或氢氧化钙黏固剂这类材料却又因密度偏低,不宜在后牙承力洞形单独使用。因此,采用双层垫底方式。聚羧酸盐黏固剂强度好,不刺激牙髓可用于窝洞垫底而不必再做双层基,但不具促进修复性牙本质生成的性能,尚不能代替护髓剂氢氧化钙黏固剂。

双层垫底的部位,在𬌗面洞为髓壁,在轴面洞为轴壁,不应置于侧壁和龈壁的釉质壁部分,以免垫底材料溶于唾液后产生边缘缝隙,日久出现继发龋。

洞漆和洞衬剂涂布于切削后新鲜暴露的牙体组织表面,封闭牙本质小管,阻止充填修复材料中的有害物质如银汞合金中的金属离子、磷酸锌黏固剂的磷酸,向深层牙本质渗透,还可以增强充填体与洞壁间的密合性,防止两者界面因出现缝隙发生微渗漏。所有材料为溶于有机溶剂氯仿或乙醇的天然树脂如松香,或合成树脂如硝酸纤维素,呈清漆状。洞漆可涂于釉质壁和牙本质壁,厚度为 $5\sim10~\mu m$。洞衬剂加有具疗效的物质如氧化锌、氢氧化钙或单氟磷酸钠等,稠于洞漆,通常用于牙本质壁,厚度可达 $25~\mu m$。

第七节　深龋治疗

深龋的病变已到达牙本质深层并接近牙髓,牙体组织破坏较大。由于接近牙髓、细菌毒素等刺激物,可通过牙本质小管渗透进入牙髓,再加上其他物理刺激、化学刺激的结果,牙髓往往已有一定的炎症反应,属于可逆性质。如果诊断和治疗不当,会引起牙髓的反应。因此,深龋治疗中准确判断牙髓的状况,选择恰当的治疗方案尤为重要。

一、深龋诊断的要点

深龋发生在牙本质深层,患者自诉过冷过热刺激或食物嵌入患牙洞内引起明显的疼痛;检查发现龋洞洞深接近牙髓,洞壁有探痛,温度检查时冷刺激可引起激发性疼痛,但无穿髓孔和自发性疼痛。为了诊断,有时需要辅助牙髓电测试和 X 线检查。在临床上,有时看似深的龋洞,可能只是中龋,或是伴有慢性牙髓炎症或已穿髓的深龋。深龋的诊断在很大程度上是依靠患者对刺激出现疼痛的主观感觉,疼痛的程度与患者的年龄、性别、个体耐受力等有密切的关系。

诊断深龋最重要的是必须判明深龋底部与牙髓的关系,明确是近髓还是穿髓。如果查见穿髓孔,需要判明牙髓的状况和疼痛的性质,是明显的探痛还是深入牙腔才出现疼痛或是无探痛。

对深龋时间较长,无主观感觉,探诊无疼痛的病例诊断要格外注意,必须辅助牙髓电测试及放射诊断。做牙髓电测试时,应与邻牙或对侧同名牙做对比,若为阳性,且较对照牙敏感,一般表示为有活力,且可能伴有牙髓的急性变化。如较对照牙迟钝,则可能是有修复性牙本质形成或者是假阳性,假阳性者比如部分坏死或新近坏死的牙髓,牙腔内充满炎性渗出物与脓液,是电的良导体,就会出现假阳性。阴性结果一般为无活力,但也应防止有假阴性结果。做放射诊断时,可显示龋坏与牙腔的接近程度,牙本质的有效厚度。但需要注意的是,X 线片上所显示的龋坏深度通常稍小于病变实际范围;当发现牙腔内或牙腔四周有钙化影像时,表示牙腔的缩小或牙髓恢复能力的减弱,牙腔越小,恢复能力越差。

诊断时需要准确判断深龋是否伴有牙髓充血,牙髓充血是可复性牙髓炎症,主要特点是激发性疼痛,温度检查产生尖锐的疼痛,去除刺激疼痛立刻消失,不再延续,临床上大多数深龋都伴有可复性牙髓炎。应注意是否伴有慢性溃疡性牙髓炎,后者属于无症状不可复性牙髓炎,刺激诱发牙髓剧烈疼痛,去除后疼痛持续一段时间,患者无自发疼痛,检查发现牙髓已穿通,穿髓孔有明显的探痛。

二、深龋洞形的制备

深龋使牙体组织破坏严重,洞口较大,器械易进入。洞形制备时,需要去除洞缘的龋坏组织和无基釉,充分暴露洞内壁,在清楚的视野下进行洞形的制备。

为了保护牙髓,有时在去除大部分洞侧壁和髓壁的龋坏组织后,在髓壁或轴壁的近牙髓部位可保留部分龋坏牙本质,其余洞内壁为正常牙体组织。应对余留龋坏牙本质是软化牙本质或修复性牙本质进行区别,以决定其去留。软化牙本质表现为染色较浅、质软而无光泽,用牙钻去除时互相粘连呈锯末状。修复性牙本质则多系棕褐色,质地较硬而有光泽,钻出物为白色粉末,且不粘连,必要时可以通过染色法协助鉴别。对承受咬合力的牙尖、牙嵴等牙体组织脆弱部位要做修整,适当降低高度。洞形的抗力形设计要求洞底随髓室顶呈弧形或圆弧形,洞壁直为箱状,固位形设计需要按洞形制备原则进行。

三、深龋治疗

深龋治疗原则是在尽可能去除龋坏组织的同时,设法消除牙髓的早期炎症,保护牙髓组织的活力,恢复牙髓功能。要求在治疗的每一步都避免物理、机械、化学等刺激,如机械损伤、温度激惹、摩擦产热、药物刺激、充填刺激等。

(一)深龋治疗前必须判明的情况

1.牙髓牙本质复合体的反应

龋病刺激牙髓牙本质复合体,出现明显的病理改变,口腔微生物的种类、数量、毒力强弱、牙本质的结构、矿化程度、微量元素含量等因素都会影响修复性牙本质的形成。修复性牙本质的形成与牙髓牙本质复合体的有效厚度有关。牙髓牙本质复合体的有效厚度在 2 mm 以上,牙髓可产生完全正常的修复性牙本质;有效厚度为 0.8~2 mm 时,牙髓产生不完全的修复性牙本质;有效厚度为 0.3~0.8 mm 时,牙髓功能严重破坏,无或仅少量修复性牙本质形成。牙髓牙本质复合体的反应还与患者的年龄、牙龄、牙腔及根管内牙髓组织细胞和微循环状况有关。

2.洞内龋坏组织能否去干净

循证医学研究结果提示,对于无牙髓症状的乳牙和恒牙,部分去除龋坏可降低牙髓暴露的风险,不会对患者的牙髓症状产生不利影响。在深龋治疗中,为了降低露髓的风险,最好选用部分去龋的方式,在洞底近髓处允许留少许余留龋。

3.洞底是否与牙腔穿通,牙髓是否暴露

穿髓孔很小时,需要仔细判断,减少失误。若穿髓点较小如针尖大,周围是健康牙本质,无渗血,一般多为牙髓无炎症或仅有局限于暴露部位的轻度炎症,治疗后可恢复。若穿髓点四周有龋坏牙本质,或者探诊时有大量出血或炎性渗出物,表示牙髓已经出现一定程度的炎症或破坏,治疗已不能恢复牙髓活力。

(二)治疗方法

1.垫底充填法

当深龋不伴有上述激发病症状,牙髓活力正常时,选用双层垫底充填法,一次性完成治疗。保护牙髓可采用丁香油氧化锌黏固剂均匀垫于洞底,固化后再用磷酸锌黏固剂做第二层垫底,垫平髓底,再做永久性充填修复。

2.安抚治疗

安抚治疗是一种临时性治疗方法。深龋出现明显的症状,或物理刺激、化学刺激引起较重的激发痛,可选择安抚疗法,先用消炎镇痛药物,常用丁香油小药棉球放入洞底,丁香油氧化锌黏固剂封闭窝洞,观察 1~2 周,临床症状消除,再做进一步治疗。

3.间接盖髓术

主要用于深龋洞为了保护牙髓,软龋不去净,髓壁留有少量的余留龋,牙髓牙本质复合体全反应能力较好。为促进牙髓牙本质复合体全的修复反应,牙体组织的再矿化可选用此法。间接盖髓术分两次进行。洞形制备完成,第一次治疗是在髓底均匀垫置盖髓剂,常用的有氢氧化钙盖髓剂,丁香油氧化锌黏固剂和磷酸锌黏固剂做双层封洞。3~6 个月的观察,患者无症状,牙髓活力良好,X 线检查正常。第二次复诊,去除部分封洞材料,再行永久性充填修复治疗。

第十章　口腔黏膜病

第一节　口腔黏膜感染性疾病

一、球菌性口炎

球菌性口炎是由几种球菌引起的口腔黏膜急性炎症。在口腔的病损都是以形成假膜为特点,故又称膜性口炎。

(一)病因

为金黄色葡萄球菌、溶血性链球菌、肺炎球菌、甲型溶血性链球菌等。

(二)诊断要点

(1)口腔黏膜糜烂或溃疡,病损表面形成灰白色假膜,范围大小不等,略高出黏膜表面。

(2)局部疼痛明显,无特异口臭。可伴发热、颌下淋巴结肿大等。

(3)假膜涂片或细菌培养。

(三)治疗

1.全身治疗

(1)抗菌消炎:选用广谱抗菌药物,如四环素、磺胺等;或根据药敏培养结果选用合适的抗菌药物。

(2)口服维生素 B 族及维生素 C。

2.局部治疗

可选用 0.25 %金霉素溶液含漱,0.05 %氯己定溶液,金银花、甘草煎水漱口。局部涂抹珠黄散、冰硼散等药物。疼痛明显者可用 1 %普鲁卡因溶液饭前含漱。

(四)护理与预防

(1)宜半流质饮食。

(2)保持口腔卫生。

(3)注意休息。

二、单纯疱疹

本病是由单纯疱疹病毒引起的一种全身性疾病而见口腔病损者。病变发生在口腔黏膜时称单纯疱疹性口炎;发生在唇周皮肤或颊部皮肤者,称唇疱疹或颊疱疹。6 岁以下儿童好发。

(一)病因

主要为Ⅰ型单纯疱疹病毒,也有少数为Ⅱ型。通过飞沫和接触传染,全身抵抗力降低时发病。

(二)诊断要点

(1)多见于 3 岁以下的婴幼儿,有骤然发热史,体温逐渐下降后,口腔病情逐渐加重,拒食流涎,区域淋巴结肿大。

(2)唇周皮肤或口腔黏膜可见散在或成簇的透亮小疱疹。

(3)口腔内侧黏膜均可累及,黏膜呈片状充血、疼痛,其上育成簇的小溃疡,有的互相融合成较大的溃疡,边缘不齐,溃疡面覆有黄白色假膜,愈合不留瘢痕。

(4)成年患者全身反应较轻,并可复发。

(三)鉴别诊断

应与疱疹性咽峡炎、多形红斑、手足口病等区别。疱疹性咽峡炎是柯萨奇病毒 A 引起的急性疱疹性炎症,但发作较轻,全身症状多不明显,病损分布限于口腔局部、软腭、悬雍垂、扁桃体等处,丛集成簇小水疱,疱破成溃疡,无牙龈损害,病程 7 d 左右。

(四)治疗

1.全身治疗

(1)支持疗法:口服大量多种维生素。病情较重、影响进食者,予以输液。

(2)抗病毒治疗:可选用盐酸吗啉胍片、板蓝根冲剂之类。

(3)对反复发作者可选用丙种球蛋白 3~6 mL,肌内注射,每周 2 次。

2.局部治疗

(1)含漱:可选用 0.1 ％乳酸依沙吖啶溶液或 3 ％过氧化氢漱口。继发感染者可用 0.25 ％金霉素溶液含漱。

(2)外涂:唇疱疹可用 0.1 ％碘苷或炉甘石洗剂。

(五)护理与预防

(1)半流质饮食。

(2)适当休息。

(3)对患儿应予隔离,避免与其他儿童接触。

三、带状疱疹

本病为病毒感染性疾病。特点是剧烈疼痛,沿神经走向发生水疱、溃疡,呈单侧分布。疱疹单独或成簇地排列并呈带状。中年以上多见,无明显性别差异。

(一)病因

为带状疱疹病毒,通过唾液飞沫或皮肤接触而进入人体,侵犯神经末梢,潜伏于脊髓神经的后结节或脑神经髓外节、三叉神经节,当机体抵抗力下降时发病。

(二)诊断要点

(1)发病迅速,病前可有发热、全身不适等前驱症状。

(2)患侧皮肤有烧灼感、神经性疼痛,继而出现小水疱,且疼痛与疱疹沿着三叉神经区域分布,损害多为单侧不超过中线。

(3)口内疱疹较易破裂而成糜烂面;皮肤疱疹破裂较缓,逐渐形成黄色结痂脱落,病程 2～

5 周,愈合不留瘢痕。

(4)可发生历时较久的类似神经痛的后遗症,本病愈后很少复发。

(三)鉴别诊断

应与单纯疱疹、手足口病、疱疹性咽峡炎等区别。

(四)治疗

1.全身治疗

(1)抗病毒:可肌内注射板蓝根注射液、口服盐酸吗啉胍片等。

(2)止痛:苯妥英钠 300 mg,或卡马西平 600～800 mg,每日分 3 次服用。

(3)注射:肌内注射维生素 B_1 或维生素 B_2,隔日 1 次。

2.局部治疗

病损局部可涂 1 %甲紫,炉甘石溶液可帮助水疱吸收、干燥、脱痂。

(五)护理与预防

(1)保持局部清洁,避免摩擦病损部位。

(2)忌食烟、酒、辛辣厚味与发物。

(3)加强锻炼,提高机体免疫功能。

四、口腔念珠菌病

本病是指口腔黏膜广泛的感染呈小点或大片凸起如凝乳状的假膜。多见于婴幼儿。

(一)病因

(1)婴幼儿患本病主要来自母体的白色念珠菌感染或哺乳器消毒不严所致。

(2)成人患本病多由于体质虚弱,或长期大量应用抗生素或免疫抑制剂后使某些微生物与白色念珠菌之间的拮抗失调。

(二)诊断要点

(1)多见于婴幼儿,患儿常烦躁不安、低热、拒食,在成年人,自觉症状不明显。

(2)口腔任何部位均可受累,病损为片状白色斑块,周围有散在的白色小点,有如残留的奶块,不易擦去,强行剥离,可见溢血糜烂面。周围黏膜正常或轻度充血。

(3)涂片可查见菌丝或芽孢,培养可查见白色念珠菌。

(三)治疗

1.局部治疗

用 2 %～4 %碳酸氢钠溶液或 2 %硼砂、0.05 %氯己定溶液清洗口腔。病损区涂布 1 %～2 %甲紫,每日 3～4 次。

2.全身治疗

重症者可口服制霉菌素:小儿 5 万～10 万 U;成人 50 万～100 万 U,每日 3 次。

(四)护理与预防

(1)注意口腔清洁卫生。

(2)食具定期消毒。

（3）避免长期大量使用广谱抗生素或免疫抑制剂。

五、口腔结核

（一）病因

本病由结核杆菌通过黏膜或口周皮肤的创伤而感染。

（二）诊断要点

（1）多有全身结核病史或结核病接触史。

（2）口腔黏膜某部位见有结核性溃疡。溃疡面积较大，损害边缘不整齐，似鼠啮状。溃疡面密布粟粒状的紫红色或桑葚样肉芽肿，上覆少量脓性分泌物。

（3）病损位于鼻唇部皮肤见有寻常狼疮。一般无明显的自觉症状，损害为散在分布的数量不等的绿豆至黄豆大小的结节，且不断扩大融合，也可静止或萎缩，破溃后形成溃疡。

（4）进行胸透、血沉、结核菌素试验有助诊断。

（三）治疗

1.抗结核治疗

用异烟肼 0.1 g，口服，每日 3 次；利福平 0.45 g，顿服，疗程 6 个月以上。

2.局部治疗

0.5 %达可罗宁涂布，或链霉素 0.5 g 于局部封闭。

（四）护理与预防

（1）保持口腔清洁卫生，以防继发感染。

（2）及时去除有关的创伤因子。

六、坏疽性口炎

（一）概述

1.病因

螺旋体和梭形杆菌感染，合并产气荚膜梭菌与化脓性细菌的感染。

2.临床表现

单侧颊黏膜上出现紫红色硬结，迅速变黑脱落遗留边缘微突起的溃疡面，向深扩展，并有大量坏死组织脱离，腐烂脱落导致"穿腮露齿"，有特异性腐败恶臭，称为坏疽性口炎或走马疳。

（二）治疗

局部用 1.5 %～3 %过氧化氢冲洗去除坏死组织；全身抗感染要给予足量广谱抗生素，如青霉素、红霉素等，也可使用甲硝唑、替硝唑等；全身应给予高维生素、高蛋白质饮食，加强营养，必要时可补液、输血。

七、手足口病

（一）概述

手足口病是一种儿童传染病，以手、足和口腔黏膜疱疹或破溃成溃疡为主要临床特征。

1.病因

柯萨奇 A-16 型病毒与肠道病毒 71 型感染。

2.临床表现

潜伏期为 3～4 d,多无前驱期症状,常有 1～3 d 的持续低热,口腔和咽喉疼痛。发疹多在第 2 天,呈离心分布,多见于手指、足趾背面及甲周。开始为玫瑰红色斑丘疹,1 天后形成小水疱。发生于口内时极易破溃形成溃疡面,上覆灰黄色假膜。

3.诊断与鉴别诊断

根据临床表现可做出诊断(季节、临床表现、年龄),应与单纯疱疹性口炎、疱疹性咽峡炎相鉴别。

(二)预防和治疗

1.预防

(1)及时发现疫情,隔离患者(1 周)。注意日常用品、玩具的消毒。

(2)增强机体免疫力,有接触史的婴幼儿及时注射 1.5～3 mL 丙种球蛋白。

2.治疗(注意药物适应证与禁忌证)

(1)对症治疗:注意休息和护理。口服维生素 B_1 和维生素 C。

(2)抗病毒治疗:利巴韦林,每次 200 mg,每天 4～6 次,口服;或 5～10 mg/(kg·d),每天 2 次,肌内注射,5 d 为 1 个疗程。

(3)中医中药治疗:板蓝根冲剂,每次 1 包,每天 2 次,冲服。

(4)局部用药:主要用于口腔溃疡,如各种糊剂和含片。

第二节　口腔黏膜溃疡类疾病

一、复发性口疮

复发性口疮又称复发性口腔溃疡、复发性阿弗他溃疡,是口腔黏膜病中常见疾病。

(一)病因

本病病因复杂,目前尚不十分清楚。可能与病毒感染、细菌感染、胃肠道功能紊乱、内分泌失调、精神神经因素、遗传因素及免疫功能失调有关。

(二)诊断要点

1.发病特点

口腔溃疡具有明显的复发规律性,间歇期不定,每次发作可在 1～2 周内自行愈合;但腺周口疮愈合缓慢,可长达数月。

2.临床类型

(1)轻型口疮:1 个或几个小溃疡,直径为 0.1～0.5 cm。散在分布于角化较差的被覆黏膜上。

(2)口炎型口疮:损害形态同轻型口疮,但数量多,十几个甚至几十个,且多伴有发热、困倦、颌下淋巴结肿大等症状。

(3)腺周口疮:深在性大溃疡,直径约 1 cm,边缘不规则隆起,中央凹陷,基底可呈结节状,愈后可留下瘢痕组织。

（三）鉴别诊断

应与白塞综合征相鉴别。后者是一种病因不明，全身多个系统受损的疾病。除有反复发作的口腔溃疡外，多同时伴有眼部病变（如眼色素层炎、虹膜睫状体炎、前房积脓、视神经萎缩等）、皮肤病变（如结节性红斑、毛囊炎、疖肿等）、关节肿痛、胃肠道症状、呼吸道症状和发热、肝脾肿大、血管病变及颅脑神经损害等病变。

（四）治疗

1.局部治疗

（1）含漱：用 0.1 ％乳酸依沙吖啶或 0.05 ％～2 ％氯己定含漱；口炎型口疮可用 2 ％～5 ％金霉素水溶液含漱。亦可用金银花、野菊花、甘草各适量煎水含漱。

（2）局部吹药：用锡类散、冰硼散、白及粉之类吹患处，每日数次。

（3）激素局部注射：用于腺周口疮。地塞米松 2 mg 加入 2 ％普鲁卡因溶液 0.5～1 mL 于病变下方注射，每周 1～2 次，一般 5 次左右。

（4）超声雾化：用清热解毒、活血化瘀中药制成雾化水剂，每次 15 min，每日 1～2 次。

2.全身治疗

（1）维生素：口服维生素 C、复合维生素 B。

（2）调整免疫功能药物：①溃疡频繁发作、数目多者，可用强的松每天 15～30 mg，分 3 次口服，约 5 d 后逐渐减量，7～10 d 内停药。②左旋咪唑 50 mg，每日 3 次，每周连服 3 d，3 个月一疗程。如用药一个月效果不明显即停药，用药 1 周后观察白细胞数少于 4×10^9/L 时应停药。③转移因子，每次 1 mL，于腋下或腹股沟处做皮下注射，每周 1～2 次，10 次一疗程。④胎盘球蛋白或丙种球蛋白，每次 3 mL，肌内注射，在溃疡急性期注射 1 次，必要时 1 周后重复注射 1 次。⑤厌氧棒菌菌苗，皮下注射，用于严重的腺周口疮患者。开始每次 0.5～1 mg，每周 1 次，如超过 1 mg 时可行多点注射，连续 1～3 个月。

（五）护理与预防

（1）注意生活起居规律、保持心情舒畅。

（2）饮食清淡，避免辛辣等刺激。

（3）避免口腔黏膜创伤。

（4）保持大便通畅，有习惯性便秘者，宜常服蜂蜜。

二、白塞综合征

又称口-眼-生殖器三联征。以口腔黏膜、外生殖器黏膜和眼的损害为主要特点。

（一）病因

可能与自身免疫或微循环障碍有关。

（二）诊断要点

1.发病特点

具有周期性反复发作的规律。

2.损害特点

(1)口腔:与轻型复发性口腔溃疡或口炎型复发性口腔溃疡相似。

(2)眼:结膜炎、虹膜睫状体炎、角膜炎、视网膜出血,晚期可伴前房积脓。

(3)生殖器:外阴或肛周溃疡。

(4)皮肤:结节性红斑、毛囊炎、痤疮样皮炎等。有针刺丘疹或脓疱等非特异性皮肤反应。

(5)其他:膝、踝、腕等关节酸痛;脉管炎;发热,肝脾肿大及消化道溃疡、颅脑神经损害等。

如出现以上损害特点(1)～(4)中 3 条,或仅 2 条,而(5)中亦有 2 种症状者,即可诊为本病。

(三)治疗

局部与全身治疗参照复发性口疮的治疗。

(四)护理与预防

(1)保持局部清洁。

(2)起居有规律,饮食宜清淡。

(3)保持心情舒畅,避免精神刺激。

三、创伤性溃疡

本病是指由长期的慢性机械创伤所引起的口腔黏膜溃疡性损害,故亦称"压疮"。

(一)病因

(1)口腔内持久的机械性刺激,如不良修复体的卡环、牙托、残冠、残根等。

(2)婴儿舌系带过短,在吸吮、伸舌等动作时与下切缘长期摩擦所致。

(二)诊断要点

(1)口腔溃疡无周期性复发史。

(2)溃疡形态与邻近机械性创伤因子相互契合,病损相应部位有明显的刺激因素存在。

(3)溃疡边缘隆起,中央凹陷。

(4)去除刺激后溃疡即愈合。

(三)鉴别诊断

注意与腺周口疮、癌性溃疡及结核性溃疡相鉴别。

(四)治疗

(1)去除刺激因素,如拔除残冠、残根、修改义齿、调合等。

(2)舌系带损害,应磨改锐利切嵴。舌系带过短者,考虑行舌系带修整术。

(3)局部用 0.1 %乳酸依沙吖啶、0.05 %氯己定或口泰含漱液含漱,再用 1 %甲紫、冰硼散等涂布。

(4)如有继发感染,应用抗生素。

(五)护理与预防

(1)保持口腔卫生,预防继发感染。

(2)及时拔除残冠、残根,修改、去除不良充填、修复体等。

第三节 口腔黏膜斑纹类疾病

一、口腔白斑

(一)病因

不完全明了,可能与吸烟、白色念珠菌感染、缺铁性贫血、维生素 B_{12} 和叶酸缺乏有关。

(二)诊断要点

1.发病特点

(1)口腔黏膜上出现白色角化斑块。

(2)中年以上男性吸烟者易发病。

2.损害特征

(1)斑块状:为白色或灰白色的较硬的均质斑块,表面粗糙稍隆起。

(2)皱纸状:多见于口底或舌腹,表面高低起伏似白色皱纹纸,基底柔软,粗糙感明显。

(3)颗粒状:充血的黏膜上有散在分布的乳白色颗粒,高出黏膜面。

(4)疣状:白色斑块或乳白色颗粒上有溃疡或糜烂,触诊微硬,溃后发生疼痛。

(5)组织学检查:见上皮单纯性或异常增生。

(三)治疗

(1)0.3 %视黄酸软膏局部涂布。

(2)维生素 A 5 万 U,口服,每日 3 次。维生素 E 10～100 mg,口服,每日 3 次。必要时服用制霉菌素。

(3)手术:重度上皮异常增生,保守治疗 3 个月无好转者,应施行手术切除。

(四)护理与预防

(1)保持口腔清洁卫生。

(2)去除刺激因素,如戒烟。

(3)术后定期随访观察。

二、口腔扁平苔藓

本病是一种皮肤黏膜慢性表浅性非感染性炎症疾病,临床多见。可在口腔黏膜或皮肤单独发生,也可同时罹患。

(一)病因

病因尚不明确,可能与精神神经功能失调、内分泌变化、免疫功能异常、局部不良刺激及感染、微量元素缺乏等有关。

(二)诊断要点

(1)多见于中年以上的妇女。

(2)口腔黏膜任何部位均可发生,但以颊黏膜多见,亦可见于舌黏膜、牙龈黏膜、上腭黏膜、口底黏膜等处。

（3）病损是由白色小丘疹组成的线纹，并互相交织成线条状、网状、环状、斑块状等，多呈对称性。

（4）周围黏膜正常，或见充血、糜烂、水疱等，一般无自觉症状，若有糜烂则灼痛。发生在舌背处，病损多表现为白色斑块状，表面光滑；在牙龈则见附着龈水肿、充血、上皮剥脱。

（5）活检可见扁平苔藓组织病理相。

（三）鉴别诊断

应注意与白斑、盘状红斑狼疮鉴别。

（四）治疗

1.全身治疗

（1）维生素：维生素 B 族、维生素 E、谷维素等。

（2）免疫调节剂：①左旋咪唑 50 mg，口服，每日 3 次，每周服 3 d，2 个月为一疗程，应用时注意粒细胞及肝功能的检查；②转移因子 2 mL，皮下注射，每日 1 次，20 次一疗程；③磷酸氯喹 0.25～0.5 g，每日 1 次，2～4 周一疗程。

2.局部治疗

（1）清洁口腔：用 0.1 ％乳酸依沙吖啶、0.05 ％氯己定溶液含漱。

（2）局部用醋酸地塞米松 2 mg 或 5 mg，或醋酸泼尼松龙混悬液 25 mg/mL 或 15 mg/mL，加 2 ％普鲁卡因溶液 1～2 mL 行基底封闭，3～7 d 1 次，有助于溃疡愈合。

（五）护理与预防

（1）注意口腔卫生。

（2）忌烟、酒、辛辣等刺激之物。

（3）去除口内不良刺激。

三、盘状红斑狼疮

本病属非特异性结缔组织疾病，以头面部皮肤、口腔黏膜红斑病损为主，可伴其他症状。

（一）病因

病因不十分清楚，一般认为与感染、过度的日光照射、遗传因素、自身免疫、精神创伤等因素有关。

（二）诊断要点

（1）病程较长，年轻女性多见。

（2）病损多见于下唇唇红部。早期为暗红色丘疹或斑块界线清楚。病情发展，损害扩大，呈桃红色，向唇周皮肤蔓延。唇红部损害最易发生糜烂，常有黑色结痂或灰褐色脓痂覆盖，周围可有色素沉着或脱色。

（3）口腔内侧黏膜损害好发于颊、舌、腭等部位，糜烂基底柔软，边缘为白色围线。

（4）发生在颧部或鼻旁蝶形损害，多为对称性，呈棕黄色或桃红色丘疹与红斑，表面粗糙，上覆角质栓或鳞屑。

（5）活检、直接免疫荧光检查有助诊断。

(三)鉴别诊断

注意与多形红斑、天疱疮区别。天疱疮者病损限于口腔黏膜,发生较广泛,疱性损害,活检可帮助鉴别。

(四)治疗

1.局部治疗

应用激素软膏外涂,如醋酸氟轻松乳膏、地塞米松、氢化可的松等软膏。也可于病损基底处注射地塞米松 2 mL 或强的松混悬液,每周 1 次。

2.全身治疗

常用抗疟药磷酸氯喹,开始剂量每次 0.125~0.25 g,口服,每日 2 次。一周后改为每日 1 次,可连服 4~6 周。症状明显好转后,逐渐减至最小维持量,每周 0.25~0.5 g 以控制病情。治疗期间定期复查血象,白细胞低于 $4×10^9$/L 时应予停药。如病损较广泛其他治疗无效时,可考虑使用小剂量皮质激素,如强的松每日 15~20 mg。

(五)护理与预防

(1)应向患者解释本病属良性过程,预后与系统性红斑狼疮不同,以减少其精神负担和心理压力。

(2)注意避免各种诱发因素,避免日光直接照射。

(3)饮食宜清淡。

四、口腔红斑

(一)概述

口腔红斑是指口腔黏膜上出现的鲜红色天鹅绒样病变,是癌前病变。

1.病因

口腔红斑病因不明。

2.临床表现

(1)均质型:病变较软,鲜红色,表面光滑,无颗粒。表层无角化,红色光亮,状似"无皮"。损害平伏或微隆起,边缘清楚,范围常为黄豆或蚕豆大小。红斑区内也可包含外观正常的黏膜。

(2)间杂型:红斑的基底上有散在的白色斑点,临床上见到红白相间,类似扁平苔藓。

(3)颗粒型:在天鹅绒样区域内或外周可见散在的点状或斑块状白色角化区(此型也即颗粒型白斑),稍高于黏膜表面,有颗粒样微小的结节,似桑葚状或似颗粒肉芽状表面,微小结节为红色或白色。这一型往往是原位癌或早期鳞癌。

3.诊断

组织病理学检查即可确诊。

(二)治疗

一旦确诊,应立即做根治术。

五、口腔黏膜下纤维化

(一)概述

口腔黏膜下纤维化或口腔黏膜下纤维变性是一种慢性进行性疾病。

1.病因

病因不明,可能与下列因素有关:①咀嚼槟榔;②食用辣椒;③维生素缺乏、免疫力低下。

2.临床表现

有灼痛、疼痛及舌、唇麻木,口干等自觉症状。严重时张口受限,吞咽困难。初为起小水疱→溃疡→形成瘢痕。①软腭苍白或白色斑块,条索状形成,软腭缩短;②两颊黏膜呈灰白色,形成斑块状;③舌背及舌缘苍白,舌前伸受限,光滑舌;④唇黏膜苍白,扪及纤维条索。

3.诊断

根据生活史及口腔黏膜发白、条索状瘢痕等特征诊断。

(二)治疗

1.视黄酸

有 13-顺式视黄酸、芳香视黄酸类药物等可使用,以减轻症状。

2.手术

切断纤维条索,创面植皮,适用于严重张口受限者。

3.免疫制剂

雷公藤多苷片 10 mg,每日 3 次,口服。

4.维生素 E

维生素 E 100 mg/次,每天 2 次,口服。

5.中药

活血化瘀,主药用当归、丹参、红花、川芎、赤芍药等。

6.去除致病因素

戒除嚼槟榔的习惯,避免辛辣食物。

六、口腔白色角化病

(一)概述

1.病因

黏膜长期受到明显的机械性或化学性刺激。

2.临床表现

有灰白色、浅白色或乳白色、边界不清的斑块。可发生于口腔黏膜的任何部位,以唇黏膜、颊黏膜、舌黏膜多见。病损不高出于黏膜,柔软而无任何症状。烟碱性白色角化病(烟碱性口炎),上腭因吸烟呈灰白色或浅白色损害,其间有腭腺开口而呈小红点状。

3.诊断与鉴别诊断

去除刺激因素后病变消失,病理变化为上皮过度角化或部分不全角化。应与白色水肿、颊白线、灼伤鉴别。

(二)治疗

主要去除局部刺激因素,角化严重者局部可用视黄酸涂布。

第四节　口腔黏膜大疱类疾病

一、天疱疮

天疱疮是一种危及生命的黏膜皮肤病,较为少见。临床可分寻常型天疱疮、增生型天疱疮、落叶型天疱疮和红斑型天疱疮四种。其中寻常型天疱疮最为多见。

(一)病因

病因不十分清楚,多认为是一种自身免疫性疾病。

(二)诊断要点

(1)寻常型天疱疮:几乎都有口腔损害。除唇部有时可见完整的水疱外,口内黏膜仅见破裂的灰白色疱壁。皮肤水疱多向周围扩大而松弛,疱壁塌陷、破裂、剥脱。损害受到摩擦时可发生疼痛。有时可并发多窍性黏膜损害。

(2)增生型天疱疮:口腔损害与寻常型相似,但在大疱破裂后剥脱面出现乳头状增生或疣状增生,形成高低不平的肉芽创面,有疼痛感。

(3)落叶型天疱疮:口腔损害少见,为浅表而小的糜烂。皮肤损害为红斑基础上的水疱,容易剥离成为落叶状的皮炎,好发于颜面及腹部。

(4)红斑型天疱疮:落叶型天疱疮的局限型。主要发生在颜面两颊与跨越鼻梁的"蝶形"落叶状损害。

(5)取新鲜完整大疱活检,可见大量棘层松解细胞。

(三)治疗

1.全身治疗

(1)首选皮质激素:用强的松每日剂量为 60~80 mg 或更多,至少服 6 周。症状控制后,逐渐减量至每日 10 mg 左右。疗程长短,视病情而定。

(2)免疫抑制剂:口服环磷酰胺 50 mg,或硫唑嘌呤 50 mg,每日 2 次。

(3)支持疗法:维生素 C、维生素 B 族。进食困难者可输液。

(4)抗生素:继发感染者应用抗生素。

2.局部治疗

(1)含漱:用氯己定、乳酸依沙吖啶、苏打溶液之类,或金霉素溶液含漱。

(2)止痛:1 ‰~2 ‰普鲁卡因液饭前 10 min 含漱。

(四)护理与预防

(1)保持口腔清洁。

(2)流质、高蛋白饮食。

(3)坚持治疗,以防病情反复。

二、家族性良性天疱疮

家族性良性天疱疮又称 Hailey-Halley 病(HHD)是一种少见的常染色体显性遗传性大疱

性皮肤病。该病由海莉(Halley)兄弟于 1939 年首次报道,男女发病率大致相等,70 %的患者有家族史。

(一)病因

已有研究表明,家族性良性天疱疮遗传基因定位于 3q21-24,是编码高尔基体钙离子泵的 ATP2C1 基因发生突变所致。ATP2C1 基因 mRNA 在全身各组织都有表达,角质形成细胞表达量最高。

(二)临床表现

本病多于青春期以后发病,病程缓慢,病情较轻,夏季易加重。主要发病部位为颈、腋窝、腹股沟等易摩擦和创伤的部位。初起病损为红斑基础上的局限性小疱,疱壁松弛,易破溃形成糜烂及结痂。非典型表现有水疱、丘疹、脓疱、过度角化和疣状增生等。出汗、摩擦、皮肤感染等外界因素可诱发该病或加重病情。口腔较少出现损害,程度较轻,水疱尼氏征可阳性。

(三)组织病理

组织病理显示表皮内棘层松解,基底层上方裂隙及水疱形成,疱内可见棘层松解细胞,基底层上呈倒塌砖墙样外观。

(四)治疗

本病治疗目前尚无特效方法,保持局部干燥,避免搔抓、摩擦,注意卫生,勤洗澡有助于减轻病情。大部分患者局部应用激素和抗生素治疗有一定疗效,严重的患者可考虑口服强的松每日 20~40 mg,能有效控制病损的扩展。其他药物如氨苯砜与强的松、雷公藤和抗生素联合应用能有效控制病情。

(五)预后

预后较好。有学者分析了 27 例病史超过 20 年的患者,其中病情逐渐改善、无变化、逐渐加重的例数分别为 17 例、7 例和 3 例。

三、大疱性类天疱疮

大疱性类天疱疮(BP)是一种好发于老年人的大疱性皮肤黏膜病,临床以躯干、四肢出现张力性大疱为特点。常见于 60 岁以上老年人,女性略多于男性。预后一般较好。

(一)病因

目前多认为是一种自身免疫病,取患者大疱周围的皮肤做直接免疫荧光检查,在表皮基膜可见连续细带状免疫荧光沉积,有 IgG,部分为 IgM,少量为 IgA、IgD、IgE。约 1/4 患者有 C_3 补体沉积。引起基底膜带损伤主要是 IgG,它能激活补体。血清间接免疫荧光检查,显示患者血清中有抗基底膜自身抗体存在,约 70 %为 IgG 阳性。近年来对 BP 抗原研究显示 BP 存在两个分子量不同的抗原即 $BPAg_1$ 和 $BPAg_2$。$BPAg_1$ 的分子量为 230 kD,它位于基底细胞内,是构成半桥粒致密斑桥粒斑蛋白的主要成分。$BPAg_1$ 基因位于染色体 6Pterql5,基因组序列约 20 kb。$BPAg_2$ 分子量为 180 kD,是一个跨膜蛋白,具有典型胶原纤维结构。$BPAg_2$ 基因位于染色体 10q14.3,基因组序列约 21 kb。

(二)临床表现

本病好发于老年人,发病缓慢,病程较长,口腔损害较少。据报道 13 %~33 %有口腔黏膜损害。损害较类天疱疮轻,疱小且数量少,呈粟粒样,较坚实不易破裂。尼氏征阴性。无周缘扩展现象,糜烂面易愈合。除水疱和糜烂外,常有剥脱性龈炎损害,边缘龈、附着龈呈深红色红斑,表面有薄的白膜剥脱,严重时可并发出血。病程迁延反复发作。皮肤损害开始可有瘙痒,继之红斑发疱,疱大小不等,大疱达 $1\sim2$ cm,疱丰满含透明液体,不易破裂,病损可局限或泛发,可发生于身体各部位,胸、腹、四肢较多见。尼氏征阴性。一般无明显全身症状。严重者伴发热、乏力、食欲不振等症状。病损愈合后,可遗有色素沉着。

(三)病理表现

口腔损害特点为上皮下疱,无棘层松解细胞。结缔组织中有淋巴细胞、浆细胞、组织细胞和散在多形核白细胞浸润。直接免疫荧光检查,在基底膜处有免疫荧光抗体沉积。

(四)诊断与鉴别诊断

1.诊断

本病病程缓慢,口腔黏膜损害较少见,且不严重。黏膜水疱较小而不易破裂,疱壁不易揭去,无周缘扩展现象,尼氏征阴性,破溃后较易愈合。皮肤水疱较大而丰满,伴有瘙痒。多发于老年人,但幼儿也可见。病程迁延反复,预后较好。

2.鉴别诊断

(1)天疱疮:见表 10-1。

表 10-1　三种大疱类疾病症状对比表

项目	寻常型天疱疮	大疱性类天疱疮	良性黏膜类天疱疮
性别	男性较多见	女性略多于男性	女性较多见
年龄	中老年多发,40 岁以上多见	老年多见,60 岁以上为多发	以老年为多发
水疱	较小,疱壁松弛而薄,易破裂	疱较大丰满,疱壁紧张不易破裂	小疱或大疱,疱壁较厚不易破裂,疱液清亮
好发部位	黏膜多发可见于任何部位,口腔受损可达 100 %且严重,常先发于皮肤损害,以头、躯干为多	口腔损害较少见,约占 1/3,且较轻。皮肤损害较多见,躯干好发	口腔牙龈好发,似剥脱性龈炎,眼结膜易被累及,黏膜损害易发生瘢痕粘连,约 1/3 有皮肤损害发于胸、腋下、四肢屈侧
尼氏征(Nikolsky sign)	阳性,有周缘扩展,不易愈合	阴性,多无周缘扩展,易愈合	阴性,无周缘扩展,愈合较慢
组织病理	上皮内疱,有棘层松解细胞	上皮内疱,无棘层松解细胞	上皮内疱,无棘层松解细胞
免疫荧光	抗细胞间抗体阳性,呈鱼网状翠绿色荧光带	基膜有免疫荧光带状抗体	基膜抗体阳性,呈翠绿色荧光带
全身状况	可伴有发热、感染,逐渐衰弱	一般较好,可有或无全身不适	良好
预后	不良	较好	好

(2)良性黏膜类天疱疮:口腔黏膜发生水疱、充血、糜烂等损害,以牙龈部位最多见,波及边缘龈和附着龈,类似剥脱性龈炎。口腔损害较天疱疮为轻。软腭、悬雍垂、咽腭弓等处黏膜破溃可形成粘连。眼结膜损害较为多见,可形成睑球粘连、睑缘粘连。约 1/3 患者可有皮肤损害。组织病理为上皮下疱,无棘层松解细胞。

(3)大疱性表皮松解症:为先天性遗传性疾病,水疱多发生于皮肤、黏膜等易受摩擦的部位。口腔黏膜、颊、腭、舌等部位,可发生水疱和糜烂,因摩擦创伤而发生。

(4)多形红斑:口腔和皮肤损害常见水疱或大疱发生,唇部病损较为多见,颊、舌、口底也可见到,但很少累及牙龈。病理检查上皮表层多有变性改变,棘细胞层可见液化、坏死,但无棘层松解细胞。并多呈急性发作,以中青年多见。

(五)治疗

本病对类固醇皮质激素治疗反应较好。开始时多用较大剂量强的松以控制病情,每日 30～60 mg,多数患者病情能够缓解。亦可采用短时间氢化可的松静脉滴注,剂量每日 100～300 mg。

有报告用免疫抑制剂、细胞毒药物治疗本病有一定效果。一般多在强的松治疗后,待病情缓解,开始合用硫唑嘌呤或单独用硫唑嘌呤,每日 150 mg,逐步减至每日 50 mg,直至最后停药。亦有强的松与环磷酰胺合用的报道。

(六)中医辨证

中医辨证论治基本与天疱疮相同。

四、副肿瘤性天疱疮

副肿瘤性天疱疮(PNP)于 1990 年由安哈尔特(Anhalt)首先报道,是一种特殊类型的天疱疮。它与肿瘤伴发,认为是一种独立性疾病。无论在临床上、病理上都有其特殊表现。

(一)病因

目前认为 PNP 属自身免疫性大疱病。在肿瘤发生时,机体的免疫功能出现异常,从而诱发机体的自身免疫反应。目前,已证实 PNP 有多种抗原物质,其中之一为桥斑蛋白。

(二)临床表现

1.口腔病损

约 90 % 的 PNP 患者有口腔病损,并可为本病的唯一表现。首发的疱性病损较少见,45 % 的患者仅表现为口腔广泛糜烂、溃疡、炎性充血、大量渗出物。累及颊、舌、腭、龈等多个部位。疼痛明显,影响进食。此外,PNP 患者口腔可具有多种不同的临床表现,如扁平苔藓样病损、多形红斑样、移植物抗宿主样反应等。顽固性口腔炎为其最常见到的临床特征。

2.皮肤损害呈多样性

在四肢的屈侧面和躯干部可出现泛发的紫红色斑丘疹,掌趾有大片状紫红斑。此外,在四肢远端可见多形红斑样皮损,在红斑基础上出现水疱或大疱。尼氏征可阳性。伴有不同程度的瘙痒。

3.其他黏膜

眼结膜糜烂、眼周皮肤红斑、外阴部糜烂。此外,患者食管、气管也可糜烂。

4.合并有良性或恶性肿瘤

与 PNP 有关的肿瘤依次为非霍奇金淋巴瘤、慢性淋巴细胞白血病、卡斯尔曼病、胸腺瘤、分化不良的肉瘤、原发性巨球蛋白血症、炎性纤维肉瘤、支气管鳞状细胞癌等。如为良性肿瘤,将肿瘤切除后 6～18 个月,黏膜皮肤病损可完全消退;若为恶性肿瘤,皮肤黏膜病损呈进行性加重,预后不良。

(三)病理

组织病理上同时具有天疱疮及扁平苔藓的特点。可见棘层松解细胞,表皮内可见坏死性角质形成细胞为本病的组织病理特点之一。真皮浅层(或固有层)有致密的淋巴细胞及组织细胞浸润。

(四)免疫病理

(1)直接免疫荧光示棘细胞间有 IgG 沉积。

(2)间接免疫荧光显示患者血清中存有 IgG 自身抗体。

(3)PNP 患者血清抗体与膀胱上皮结合最强,此外还可与呼吸道、小肠及大肠、甲状腺上皮和肾脏、膀胱及肌肉(平滑肌和横纹肌)等多种上皮结合。以大鼠膀胱为底物行间接免疫荧光检查呈强阳性。

(五)诊断

(1)疼痛性黏膜糜烂和多形性皮损。

(2)组织病理示表皮内棘层松解细胞、角质形成细胞坏死等。

(3)直接免疫荧光检查示 IgG 或补体表皮细胞间沉积,或补体沉积于基底膜带。

(4)间接免疫荧光检查示皮肤或黏膜上皮细胞间阳性染色,尚可结合于移行上皮。

(5)免疫印迹患者血清能结合 250、230、210 和 190 kD 的表皮抗原。

(6)发现相伴的良性肿瘤或恶性肿瘤。

免疫病理学检查对于副肿瘤性天疱疮的诊断具有重要意义。PNP 患者血清抗体与膀胱上皮结合最强,此外还可与呼吸道、小肠及大肠、甲状腺上皮和肾脏、膀胱及肌肉(平滑肌和横纹肌)等多种上皮结合。以大鼠膀胱为底物行间接免疫荧光检查可作为 PNP 的过筛试验,且可通过滴度的改变监测病情的变化。对怀疑为 PNP 的患者应做全身体检,如胸片、B 超或全身 CT,以寻找相伴的肿瘤。

(六)治疗

首先应积极治疗原发的肿瘤,或手术切除,或放疗、化疗。皮肤黏膜损害视病情轻重,可给予类固醇皮质激素,一般起始量为 40~60 mg/d。

五、瘢痕性类天疱疮

瘢痕性类天疱疮又称良性黏膜类天疱疮,是类天疱疮中较常见的一型。以水疱为主要临床表现,口腔与眼结膜等体窍黏膜损害多见。口腔可先于其他部位发生,牙龈为好发部位。严重的眼部损害可影响视力,甚至造成失明。中年或中年以上发病率较高,女性多于男性。

(一)病因

一般认为本病为自身免疫性疾病,用直接免疫荧光法检查患者的组织,在基膜区有带状的 IgG 和(或)C_3 沉积所致的荧光、ISG 常见的亚型 IgG_4。间接免疫荧光法检测患者血清发现有低滴度的自身抗体存在。近年来,对瘢痕性类天疱疮抗原的研究显示,其位于基底细胞外半桥粒的下方,致密斑与透明斑的交界处,为一个由二硫键连接的多肽,分子量 165~200 kD。

(二)临床表现

主要侵犯口腔黏膜及眼结膜。发病缓慢,病情迁延。口腔黏膜多首先受累,并可长期局限于口腔。2/3患者有眼损害,受侵严重者,可导致瘢痕粘连,甚至致盲。皮肤损害较少见。口腔黏膜主要表现为类似剥脱性龈炎样损害,牙龈为好发部位。首先,局部充血发红水肿,形成 2~6 mm 的大疱或小疱,与寻常型天疱疮不同,疱壁较厚,色灰白透明清亮,触之有韧性感,不易破裂。其次,疱破溃后无周缘扩展现象,疱壁不易揭起,尼氏征阴性。疱多在红斑基础上发生,疱破裂后形成与疱大小相同的红色糜烂面。如继发感染则形成溃疡基底有黄色假膜的化脓性炎症。疼痛较轻,多不影响进食。疱破溃后糜烂面愈合约需两周,愈合后常发生瘢痕粘连。严重的病例可在软腭、扁桃体、悬雍垂、舌腭弓、咽腭弓等处造成黏膜粘连,瘢痕畸形。眼部病变可和口腔黏膜损害一起出现。病变开始时较为隐匿,早期可为单侧或双侧的反复性结膜炎,患者自觉有灼热感、异物感。伴有水疱发生,而无破溃。后结膜发生水肿,在眼球结膜之间出现纤维粘连。也可在眼睑边缘相互粘连,可导致睑裂狭窄或睑裂消失,甚至睑内翻,倒睫以致角膜受损,角膜翳斑而影响视力。眼部水疱病损可发生糜烂或溃疡,但较少见。随着病情发展,角膜血管受阻,并被不透明肉芽组织和增殖结缔组织遮盖而使视力丧失。泪管阻塞,泪腺分泌减少。其他孔窍如鼻咽部黏膜、食管黏膜及肛门、尿道、阴道等处黏膜也可发生糜烂炎症。皮肤病损较少见,少数患者皮肤可出现红斑水疱,疱壁厚而不易破裂。破后呈溃疡面,以后结痂愈合,但愈合时间较长,可遗留瘢痕和色素沉着。

(三)病理

1.组织病理

为上皮下疱,基底细胞变性,致使上皮全层剥离。结缔组织胶原纤维水肿,有大量淋巴细胞、浆细胞及中性粒细胞浸润。

2.细胞病理

用直接免疫荧光法在基膜区荧光抗体阳性,呈翠绿色的基膜荧光带。

(四)诊断与鉴别诊断

1.诊断依据

口腔黏膜反复发生充血、水疱及上皮剥脱糜烂,牙龈为好发部位。疱壁较厚而不易揭去,尼氏征阴性。损害愈合后,常发生瘢痕粘连。眼可发生睑球粘连,皮肤病损较少见。组织病理检查无棘层松解细胞,有上皮下疱。直接免疫荧光检查,在基膜处可见免疫球蛋白抗体。

2.鉴别诊断

(1)天疱疮:早期常在口腔黏膜出现疱性损害,病损发生广泛。疱破后有红色创面而难愈合,疱壁易揭起,有周缘扩展现象,尼氏征阳性。组织病理检查有棘层松解细胞,有上皮内疱。细胞学涂片检查可见棘层松解细胞,即天疱疮细胞。免疫荧光检查可见抗细胞间抗体阳性,呈鱼网状翠绿色的荧光带。

(2)扁平苔藓:有疱性损害或糜烂型扁平苔藓,尤其是发生于牙龈部位的扁平苔藓,与良性黏膜类天疱疮相似。应仔细观察有无扁平苔藓病损的灰白色角化斑纹。必要时应借助组织病理检查。扁平苔藓上皮基底层液化变性,胞核液化,细胞水肿,基膜结构改变。而良性黏膜类天疱疮,为上皮下疱,上皮本身完好,基底层通常完整,变性较少。在扁平苔藓有时在固有层可见嗜酸染色小体(胶样小体)。

(3)大疱性类天疱疮:是少见的慢性皮肤黏膜疱性疾病,病程较长。口腔黏膜损害约占1/3病例,疱小而少,不易破溃,症状轻,多不影响进食。尼氏征阴性。本病多发生于老人,皮肤出现大小水疱,不易破裂,预后留有色素沉着。常伴有瘙痒症状。预后较好,可自行缓解。

(五)治疗

本病无特效疗法,主要采取支持疗法,保持口腔、眼等部位清洁,防止继发感染和并发症。对于病情严重患者,全身应用类固醇皮质激素治疗有时能收到效果。但病损只限于口腔黏膜时,则应避免全身使用类固醇皮质激素,因长期大量应用会对全身造成不良影响,并且效果也常不理想。因此,常以局部应用为主,如泼尼松龙、曲安奈得、倍他米松、地塞米松等局部注射或外用。局部也可涂养阴生肌散、溃疡散等。同时应用 0.12 ％氯己定溶液、0.1 ％乳酸依沙吖啶溶液含漱,以保持口腔卫生和减少炎症。

(六)中医辨证

中医辨证本病为肝肾阴虚、湿热内蕴。治宜滋补肝肾,清热祛湿,健脾解毒。方药如杞菊地黄汤、五苓散、二妙丸等。

第五节　口腔黏膜变态反应类疾病

一、多形红斑

本病为黏膜与皮肤急性渗出性炎症病变。病损以多形红斑、丘疹、水疱、糜烂、结痂等多种形式出现。多见于青少年。病因复杂,以变态反应为多见,有一定自限性。

(一)病因

一般认为与变态反应因素有关。发病前常有服药史,或食用异性蛋白、接触化妆品等。与季节气候因素、寒冷、灰尘、日光或微生物感染、精神情绪、应激反应等亦有关。

(二)诊断要点

(1)口腔黏膜表现为红斑、水疱,破溃后常融合成片状表浅糜烂,形状不规则,疼痛明显。可伴唇部水泡渗出、结痂或脓痂。

(2)皮肤可有散在丘疹、红斑、水疱,对称性分布于颜面、耳郭、四肢与躯干等部位。典型红斑呈虹膜样(在红斑中心发生水疱而状似虹膜)或环状(在红斑边缘部分发生水疱而似环状)。

(3)发病急骤,病程短,可以复发。

(三)鉴别诊断

应注意与药物过敏性口炎、白塞综合征、天疱疮、疱疹性龈口炎等鉴别。

(四)治疗

1.全身治疗

(1)抗组织胺类药物,用苯海拉明、氯苯那敏、氯雷他定之类,可配合 10 ％葡萄糖酸钙加维生素 C 静脉注射。

(2)皮质激素:病重者,用强的松 30 mg,口服,每日一次,3～5 d 后减量至 5 mg,每日一次,或静脉滴注氢化地塞米松。

(3)支持治疗:给予多种维生素,必要时给予输液。

2.局部治疗

(1)消炎止痛:用乳酸依沙吖啶、氯己定或多贝氏溶液及 1 ％～2 ％普鲁卡因含漱。

(2)皮肤病损可用 5 ％硫黄炉甘石洗剂。

(五)护理与预防

(1)保持口腔卫生。

(2)避免和停止可能引起变态反应的药物及食物。

二、药物性口炎

药物性口炎属Ⅳ型变态反应性疾病,病损可单独或同时见于口腔与皮肤。

(一)病因

由于口腔黏膜反复接触某种物质,如托牙材料、食物、银汞合金、牙膏、唇膏等所致;或使用某些药物,如磺胺类、巴比妥类、抗生素类、镇静剂等发生变态反应所致。

(二)诊断要点

(1)有明显的病因接触史。

(2)药物性口炎潜伏期从不到 1 h～2 d。口腔黏膜充血水肿,出现水疱,糜烂渗出,上覆假膜,局部灼热疼痛。

(3)药物性口炎潜伏期初次发作稍长,随着反复发作可缩短至数小时或数分钟。口腔黏膜灼热发胀或发痒,充血水肿,渗出糜烂甚至坏死,也可合并全身皮肤损害或限局固定性色素斑即固定性药疹。

(三)治疗

1.局部治疗

(1)消炎含漱剂:氯己定、口泰、乳酸依沙吖啶等溶液含漱。

(2)止痛:0.5 ％～1 ％普鲁卡因溶液,于饭前 10 min 含漱。

2.全身治疗

(1)抗组织胺类药物:口服苯海拉明、氯苯那敏、氯雷他定之类。

(2)10 ％葡萄糖酸溶液钙 20 mL 加维生素 C 1 g,静脉注射,每日 1 次。

(3)病情严重者可酌情使用强的松、地塞米松等皮质激素。

(4)给予大量维生素 C。

(四)护理与预防

(1)保持口腔卫生,防止继发感染。

(2)及时去除和避免过敏原因。

三、血管神经性水肿

(一)病因

血管神经性水肿属Ⅰ型变态反应。引起变态反应的物质如食物、药物、寒冷、情绪、感染、外伤等。

(二)诊断要点

(1)好发于口唇周围的疏松组织,上唇多于下唇。

(2)肿胀发展迅速,一般在 10 min 内已明显,水肿区光亮潮红或接近正常色泽。

(3)局部有灼热、瘙痒感。触诊微硬而有弹性,无压痛。

(三)治疗

(1)寻找过敏原,并停止接触。

(2)抗组织胺类药物,如苯海拉明、氯苯那敏、氯雷他定等。必要时使用类固醇皮质激素。

(3)局部涂用炉甘石洗剂止痒。

四、接触性毒性口炎

(一)概述

接触性毒性口炎是过敏体质者于局部接触药物后,发生变态反应引起的一种炎症性疾病。

1.病因

迟发型变态反应。

2.临床表现

接触部位轻者黏膜肿胀发红或形成红斑;重者糜烂和溃疡,甚至坏死。在接触区外,也可向邻近组织扩张。

3.诊断

根据病史及发现局部过敏原,除去病因后症状很快消失。

(二)治疗

除去过敏原,药物治疗见过敏性口炎。

第十一章　唾液腺疾病

第一节　流行性腮腺炎

流行性腮腺炎(以下简称"流腮")是由腮腺炎病毒引起的急性、全身性感染,多见于儿童及青少年。以腮腺肿大、疼痛为主要临床特征,有时其他唾液腺亦可累及。脑膜脑炎、睾丸炎为常见并发症,偶也可无腮腺肿大。

一、病因

流行性腮腺炎病毒属副黏病毒科,呈球形,直径为100～200 nm。包膜上有神经氨酸酶、血凝素及具有细胞融合作用的F蛋白。该病毒仅有一个血清型,因与副流感病毒有共同抗原,故有轻度交叉反应。从患儿唾液、脑脊液、血、尿、脑和其组织中均可分离出病毒,在猴肾、人羊膜和海拉细胞中均可增殖。本病病毒通过直接接触、飞沫、唾液污染食具和玩具等途径传播;四季都可流行,以晚冬、早春多见。目前国内自愿进行预防接种腮腺炎疫苗,所以每年的发病率很高,以年长儿和青少年发病者为多,两岁以内婴幼儿少见。通常潜伏期为12～22 d。在腮腺肿大前6 d至肿后9 d从唾液腺中可分离出病毒,其传染期则约为腮腺肿大前24 h至消肿后3 d。20 %～40 %的腮腺炎患者无腮腺肿大,这种亚临床型的存在,造成诊断、预防和隔离方面的困难。孕妇的抗体可以通过胎盘,使婴儿在生后6～8个月不患病;母亲在分娩前1周如患流行性腮腺炎,其婴儿在出生时可有明显流行性腮腺炎症状,或在新生儿期发病。感染本病后可获终身免疫。

二、临床表现

临床上通常有流腮接触史,在接触后2周左右发病,潜伏期2～3周,也有1周及1个月者。好发于儿童,以2～14岁最常见。1周岁内婴儿由母体胎盘及乳汁获得抗体,具有免疫力,极少发生。患儿在感染流腮病毒后约一半不出现临床症状,或轻微乏力、头胀等,而不发生唾液腺肿大,常被家长及患儿忽视。另一半患儿出现耳下腮腺区肿痛,皮肤不红,周围显性水肿明显,累及颊、颈部,体温上升,伴明显全身乏力、头痛、厌食等。腮腺肿胀1～2 d达高峰,多为双腮腺肿胀,肿大的腺体稍硬,有弹性,以耳垂为中心,边缘不清,轻度压痛,腮腺皮肤不红,表面发热。腮腺导管口不红,挤压腮腺分泌液清亮。少数可伴下颌下腺肿大或仅下颌下腺受累,而无腮腺肿大。临床症状持续1～2周,然后自行消退,消退后血中可查到流腮病毒抗体,一般感染1次即可获终身免疫,最多可发生2次。

白细胞计数正常或稍低,后期淋巴细胞相对增多。有并发症时白细胞计数可增高。90 %的患者的血清淀粉酶有轻度和中度增高,有助诊断。血清淀粉酶增高程度往往与腮腺肿胀程度成正比。早期患者可在唾液、尿、血、脑脊液中分离到病毒。肾脏受累时尿中可出现尿蛋白、红白细胞等,甚至类似肾炎尿的改变。

三、诊断

根据流行情况、接触史及腮腺肿大的特征,诊断并不困难,患者的血清淀粉酶有轻度和中度增高,有助诊断。

四、鉴别诊断

(一)化脓性腮腺炎

常为一侧性局部红肿压痛明显,晚期有波动感,挤压时有脓液自腮腺管流出,血象中白细胞总数和中性粒细胞数明显增高。

(二)颈部淋巴结炎及耳前淋巴结炎

肿大不以耳垂为中心,局限于颈部或耳前区,为核状体,较坚硬,边缘清楚,压痛明显,表浅者活动可发现与颈部淋巴结或耳前淋巴结相关的组织有炎症,如咽峡炎、耳部疮疖等白细胞总数及中性粒数细胞增高。

(三)症状性腮腺肿大

在糖尿病、营养不良、慢性肝病中,或应用某些药物如碘化物、羟保泰松、异丙肾上腺素等可引起腮腺肿大,为对称性,无肿痛感,触之较软,组织检查主要为脂肪变性。

(四)其他病毒所引起的腮腺炎

已知Ⅰ、Ⅲ型副流感病毒、甲型流感病毒、A型柯萨奇病毒、单纯疱疹病毒、淋巴细胞脉络丛脑膜炎病毒、巨细胞病毒均可引起腮腺肿大和中枢神经系统症状,需病原学诊断。

(五)其他原因所致的腮腺肿大

过敏性腮腺炎、腮腺导管阻塞,均有反复发作史,且肿大突然、消肿迅速。单纯性腮腺肿大多见于青春期男性,系因功能性分泌增多,代偿性腮腺肿大,无其他症状。

(六)其他病毒所致的脑膜脑炎

腮腺炎引起的脑膜脑炎可发生在腮腺肿大之前(有的始终无腮腺肿大),难与其他病毒所致者相鉴别,可借助上述血清学检查、病毒分离及流行病学调查来确诊。

五、并发症

(一)脑膜脑炎

为儿童期最常见的并发症,男性较女性多3～5倍。其发病机制介绍如下:①神经元为原发感染,表现为腮腺炎与脑膜脑炎同时发生;②感染后脑膜脑炎伴有脱髓鞘性病变,此型脑炎常在腮腺肿大后10日左右发生。流行性腮腺炎性脑膜炎与其他原因引起的脑膜脑炎不易鉴别,以淡漠、颈项强直、呕吐等为常见症状;脑脊液蛋白正常或稍增高,细胞数大多小于$500 \times 10^6/L$,亦有大于$1\,000 \times 10^6/L$者,以淋巴细胞为主。在疾病早期脑脊液中可分离出病毒。流行性腮腺炎性脑膜炎一般预后良好;流行性腮腺炎性脑炎则可能留有永久后遗症甚至死亡。有报道腮腺炎感染后引起大脑导水管阻塞和脑积水。

(二)睾丸炎

睾丸炎是男孩最常见的并发症,最小年龄3岁,青春发育期后的男性发病率为14％～35％。早期症状为发热、寒战、头痛、恶心、下腹疼痛,患侧睾丸有明显疼痛、肿胀、触痛,邻近皮肤水肿、发红,30％～40％的受累睾丸发生萎缩,13％的患者生育力受损,但不育者少见。常伴有附睾炎,后者也可单独出现。

（三）卵巢炎

7％的青春期后女性患者可并发卵巢炎,有发热、呕吐、下腹疼痛及压痛,但不影响日后生育功能。

（四）胰腺炎

轻度或亚临床型胰腺炎较常见,如不伴有腮腺肿大可误诊为胃肠炎,表现为上腹疼痛及压痛,伴发热、寒战、呕吐和虚脱。血清淀粉酶活力增高有助于诊断,但此酶活力在无胰腺炎并发的腮腺炎病例亦可增高,故应同时测定血清脂肪酶以资鉴别。偶见腮腺炎后几周内出现糖尿病。

（五）其他

心肌炎表现为心前区疼痛、心动过缓及疲乏,心电图显示 ST 段下降。肾炎常在腮腺炎后 10～14 d 出现症状。此外尚可发生乳腺炎、甲状腺炎、关节炎、血小板减少性紫癜、听力丧失、泪腺炎、视神经乳头炎、角膜炎等,一般在 20 d 内恢复。少数患儿听力丧失为不可逆性。

六、治疗

（一）一般护理

隔离患者,使之卧床休息直至腮腺肿胀完全消退。注意口腔清洁,饮食以流质或软食为宜,避免酸性食物,保证液体摄入量。

（二）对症治疗

宜散风解表,清热解毒。必要时内服去痛片、阿司匹林等解热镇痛药。重症并发脑膜脑炎、严重睾丸炎、心肌炎时,可短期使用肾上腺皮质激素。

睾丸炎治疗:成人患者在本病早期应用己烯雌酚,每次 1 mg,每日 3 次,有减轻肿痛之效。

脑膜脑炎治疗:可按乙型脑炎疗法处理。高热、头痛、呕吐时给予适量利尿剂脱水。

胰腺炎治疗:禁饮食、输液、反复注射阿托品或山莨菪碱,早期应用皮质激素。

七、预防

（一）被动免疫

可给予腮腺炎免疫 γ 球蛋白,效果较好。

（二）主动免疫

儿童可在出生后 8 个月和 18 个月时各接种一次麻疹-流行性腮腺炎-风疹活疫苗,99％的可产生抗体,少数在接种后 7～10 d 发生腮腺炎。除皮下接种外还可采用气雾喷鼻法。有报道在使用三联疫苗后,出现接种后脑膜炎,故此疫苗的推广仍应慎重。

（三）隔离

患儿隔离至腮腺肿胀完全消退,有接触史的易感儿应检疫 3 周。

第二节　急性化脓性腮腺炎

一、病因

急性化脓性腮腺炎的病原菌是葡萄球菌,主要是金黄色葡萄球菌,其次为链球菌,患者机体抵抗力及口腔免疫力降低;且因高热、脱水、进食及咀嚼运动减少,唾液分泌也相应减少,机械性冲洗作用降低,口腔内致病菌经导管口逆行侵入腮腺。严重的代谢紊乱,如腹部大手术后,由于禁食、反射性唾液腺功能降低或停止,唾液分泌明显减少,易发生逆行性感染。腮腺区损伤及邻近组织急性炎症扩散,也可引起急性腮腺炎。腮腺淋巴结的急性化脓性炎症,破溃扩散后波及腺实质,引起继发性急性腮腺炎,但其病情较上述原发性急性腮腺炎轻。

二、临床表现

急性化脓性腮腺炎的临床表现为单侧受累较多见,双侧同时发生者少见。早期症状轻微,尤其是并发于全身疾病或胃肠道大手术后,常被全身的严重疾病掩盖而被忽视。腮腺还有轻微疼痛、肿大、压痛,导管口轻微红肿,若处理及时,可使炎症消散。若未能及时控制,炎症进一步发展,腺体由浆液性炎症向化脓性炎症阶段发展,腺组织出现坏死、化脓。此期疼痛加剧,肿胀更加明显,导管口可有脓性分泌。由于大量坏死组织及导管上皮水肿,导管腔往往被阻塞,腺内的炎性分泌及化脓坏死常贮留在腺体内。腮腺解剖特点是纤维结缔组织将腺体分离成许多小叶,因此形成散在多个小脓肿,分散在各个小叶内。腮腺浅面的腮腺嚼肌筋膜非常致密,脓肿未穿破以前呈硬的浸润块,不易扪及波动。脓液在腺体内聚积增多时,压力增大,疼痛也加剧,呈持续性疼痛或跳痛。穿破腮腺包膜后,脓液进入邻近组织或间隙,引起其他间隙的蜂窝织炎或脓肿,也可能经外耳道的软骨与骨交界处进入外耳道。经翼上颌裂进入翼腭窝,腮腺深面的包膜薄弱,脓肿穿破后可进入咽旁间隙或咽后间隙。或沿着颈部间隙向下扩散到纵隔,向上可扩散到头颅内,通过这些途径扩散的机会不多,一旦发生,则病情严重而危险。

患者全身中毒症状明显,体温可高达40℃,脉搏、呼吸加快,白细胞总数增加,中性粒细胞比例明显上升,核左移,可出现中毒颗粒。

三、诊断

可有腮腺区肿痛史或全身性严重疾病、胸腹部大手术等;发病急,全身中毒症状重,血白细胞总数及中性粒细胞比例增高;以耳垂为中心腮腺区红、肿、痛;腮腺导管口红肿,有脓性分泌物自导管口溢出,依靠病史及临床检查,诊断并不困难。急性化脓性腮腺炎不宜行腮腺造影。本病主要系脱水及逆行感染所致,故对接受腹部大手术及患严重全身性疾病的患者,应加强护理,保持体液平衡,加强营养及抗感染,同时应加强口腔卫生,饭后漱口、刷牙,并可用过氧化氢或氯己定溶液清洗口腔。

四、鉴别诊断

(一)流行性腮腺炎

多发生于儿童,有流行病接触史,多为双侧腮腺受累,腮腺腺体肿大,但疼痛较轻,导管口无红肿,唾液分泌清亮、无脓液,周围血白细胞总数不增高,但淋巴细胞比例增大。腮腺不形成脓肿,常经7～10 d痊愈。

(二)嚼肌间隙感染

主要为牙源性感染,表现为以下颌角为中心的肿胀、压痛,张口受限明显,但腮腺导管口无红肿,唾液分泌清亮,脓肿形成可扪及波动感。

(三)腮腺区淋巴结炎

又称假性腮腺炎,表现为区域性腮腺肿痛,病变与腮腺解剖形态不一致,腮腺导管口无红肿,唾液分泌清亮。

五、治疗

(一)针对发病原因

纠正机体脱水及电解质紊乱,维持体液平衡。必要时输复方氨基酸等以提高机体免疫力。

(二)选用有效抗生素

急性化脓性腮腺炎的致病菌主要为金黄色葡萄球菌,因而可及早应用大剂量青霉素或头孢菌素等抗革兰氏阳性球菌抗生素。并从腮腺导管口取脓性分泌物做细菌培养及药敏试验,选用最敏感的抗生素。

(三)其他保守治疗

炎症早期可用热敷、理疗、外敷如意金黄散,均有助于炎症的消退。饮用酸性饮料或口含维生素 C 片,或口服 1 %的毛果芸香碱 2~4 滴(2~3 mg),2~3 次/d,可增加唾液分泌。温热的硼酸、苏打溶液等消毒漱口剂也有助于炎症的控制。

(四)切开引流

急性化脓性腮腺炎已发展至化脓时,必须切开引流。腮腺的包膜致密,脓肿形成后不易扪及波动感,因此不能以扪及波动感作为切开引流的指征。当出现下列征象可进行切开引流:①局部有明显的凹陷性水肿;②局部跳痛并有局限性压痛点,穿刺抽出脓液;③腮腺导管口有脓液排出,全身感染中毒症状明显。

切开引流方法:局部浸润麻醉,在耳前及下颌支后缘处从耳屏往下至下颌角做切口,切开皮肤、皮下组织及腮腺嚼肌筋膜。脓液聚积在筋膜下者即可得到引流。如无脓液溢出,可用血管钳插入腮腺实质的脓腔中引流脓液。因常为多发性脓肿,应注意向不同方向分离,分开各个腺小叶的脓腔。冲洗后放置橡皮引流条,以后每日用生理盐水冲洗,更换引流条。如脓液已穿破腮腺嚼肌筋膜达皮下,可在波动明显处切开。如脓肿扩散至其他间隙,应补做附加切口引流。

第三节　急性颌下腺炎

颌下腺炎主要由导管狭窄或堵塞所致,引起堵塞的主要原因为颌下腺导管结石,所以颌下腺炎常与涎石并发。

一、病因

颌下腺炎常由导管结石堵塞引起,也可由其他异物如骨片、麦芒等进入导管所致。由导管进入的细菌性感染在临床也可见到。

二、临床表现

颌下腺炎多见慢性,亦可急性发作。急性颌下腺炎为一般急性炎症之症状,患者口底肿胀疼痛,二腹肌三角处红肿。颌下腺导管口红肿,压迫颌下腺有脓液或炎性液体流出。全身症状为发烧,呼吸及脉搏加快,白细胞总数及中性粒细胞增多。患者可反复急性发作,同时可转向慢性。触诊患者颌下腺导管处有时可扪及硬的结石,X 射线摄影有时可发现阳性结石。

三、诊断

根据颌下腺肿大,压痛,患侧舌下区红肿,导管口红肿,有脓性分泌物溢出;发热、全身不适,血白细胞计数增多诊断。

四、鉴别诊断

(一)慢性颌下腺炎

表现为颌下区肿块,有反复肿大的病史。包块直径一般不超过 2 cm。颌下腺导管口正常,无进食后肿大及涎绞痛症状。X 射线造影检查为正常颌下腺影像。

(二)颌下腺肿瘤

常表现为持续性增大,一般无炎症表现,抗炎治疗无效,恶性肿瘤常累及舌神经、舌下神经、面神经下颌缘支引起相应的功能障碍,颌下腺造影可见占位性病变。

(三)急性牙源性颌下蜂窝织炎

与急性颌下腺炎一样表现为急性炎症,但无慢性颌下腺炎的病史及临床表现。口腔有明显的牙源性病灶。

五、治疗

采用抗炎治疗。加强口腔卫生,多饮酸性饮料,脓肿局限做切开引流。如为涎石所致,待炎症控制后,去除涎石。如深部涎石不能取出,或临床上反复发作者,腺体增大已呈纤维组织化,可行口外颌下腺摘除术。

第四节　涎石病

涎石病是指在唾液腺体内和导管内形成的结石,以颌下腺最常见,腮腺和舌下腺较少。涎石病在腺体和导管内都可发生,而以导管内多见。涎石病的发生与唾液滞留、异物进入及细菌有密切的关系。

一、病因

涎石好发于颌下腺的原因,一般认为与腺体本身结构有关。颌下腺主要分泌黏液且导管又长,唾液易于浓缩。又因导管口较粗,位于口底,异物较易进入。涎石病多发生在壮年,男性多于女性。涎石多为单个,也有多个的。有的较坚硬,有的较松软。其大小差异也较大,可由数毫米至 2 cm 不等,大者可重数克。涎石主要由磷酸钙等无机盐类组成,有机物成分占少数。

二、临床表现

可见于任何年龄,以 20~40 岁的中青年为多见。病期短者数天,长者数年甚至数十年。涎石病患者的临床表现,小的结石在长期可以没有任何症状。在导管内的结石,一旦发生阻塞,可出现进食时腺体肿大,患者自觉胀感及疼痛。停止进食后不久腺体自行复原,疼痛亦随之消失。但有些阻塞严重的病例,腺体肿胀可持数小时、数天,甚至不能完全消退;导管口黏膜红肿,挤压腺体可见少量脓性分泌物自导管口溢出;导管内的结石,双手触诊常可触及硬块,并有压痛;当结石周围形成感染,甚至化脓的过程中,可以突然发作,具有急性或亚急性炎症,此时肿痛加剧,且进食时特别明显,口底红肿及压痛也显著,有时可有混浊或脓性分泌物自导管口流出,炎症扩散到邻近组织,可引起下颌下间隙感染;甚至出现全身症状。慢性下颌下腺炎患者的临床症状较轻,主要表现为进食时反复肿胀,检查腺体呈硬结性肿块。

三、诊断

根据进食时下颌下腺肿胀及伴发疼痛的特点,导管口溢脓及双手触诊可扪及导管内结石等,临床可诊断为下颌下腺涎石并发下颌下腺炎。轻者应做 X 线检查。下颌下腺涎石应选摄下颌横断殆片及下颌下腺侧位片,前者使用于下颌下腺导管较前部的涎石,后者使用于下颌下腺导管后部及腺体内的涎石。钙化程度低的涎石,即所谓的阴性涎石,在 X 射线摄影上难以显示。在急性炎症消退后,可做唾液腺造影检查,涎石所在处表现为圆形、卵圆形或梭形充盈缺损。对于已确诊为涎石病者,不做唾液腺造影,以免将涎石推向导管后部或腺体内。

四、鉴别诊断

涎石病有时可发生误诊,应与导管狭窄相鉴别,碘油造影有助于鉴别小结石、腺内或导管内结石。此外,涎石病引起的局部硬结应与恶性肿瘤、转移性肿瘤或淋巴结疾患相区别,只需要仔细询问病史和扪诊便不难做出区别,因后者无唾液滞留和唾液腺炎症状的表现。

五、治疗

如并发急性炎症时,应先消炎治疗,后再做涎石的摘除,在进行涎石摘除前,服用酸性饮料,可促进涎石外排,从而利于摘除。若下颌下腺体在罹患结石的同时伴有反复感染,必要时应考虑做下颌下腺摘除。

第十二章 颞下颌关节病

第一节 颞下颌关节发育异常

一、髁突发育不良

髁突发育不良又称髁突发育过小。任何可以降低髁突软骨生长发育功能的因素均可不同程度地影响髁突乃至下颌骨的发育。损害因素发生于髁突生长发育活动明显的儿童时期,对髁突和下颌骨发育影响明显。一般单侧髁突发育障碍多由局部因素引起,而双侧髁突发育障碍则主要由全身因素引起。一侧髁突发育障碍时,该侧髁突及下颌升支、体部均变短,下颌骨角前切迹明显,面部丰满。对侧下颌骨体伸延,面部呈扁平外观,下颌骨向患侧偏斜,牙齿咬合不良。在双侧髁突发育障碍时,则可致双侧性下颌发育不良,颏部后缩,呈小颌畸形。

X线检查可见患侧髁突和升支短小,喙突较长,下颌切迹变浅。下颌骨体较短,而对侧下颌骨体伸长,常可见患侧下颌骨有明显的角前切迹。严重者髁突扁平而短小,髁突颈部明显变短,甚至完全无髁突颈部,而使髁突顶部与升支直接相连接。大多数患者是以下颌发育不对称、面部畸形而就医,其中部分患者可出现颞下颌关节紊乱症状。根据其面部发育及X线征象,一般不难确定诊断。

二、髁突发育过度

髁突发育过度,又称髁突良性肥大。单侧髁突发育过度是由于一侧髁突发育中心变得比另一侧活跃,其原因尚未完全清楚,可能与局部或邻近部位的感染刺激、创伤等有关,双侧髁突发育过度则多与全身性因素有关,如遗传因素、内分泌障碍,其生长具有明显的自限性。其临床特征为髁突缓慢长大,伴有患侧下颌骨的进行性增大,面部发育不对称,以及由此而致的殆紊乱和颌中线向健侧偏移。其中部分患者可出现颞下颌关节紊乱症状,如关节弹响及疼痛等。X线检查可见患侧髁突发育过大,但基本上保留了与正常髁突相似的形态。有的患者髁突形态可以发生改建,使髁突颈下部正常曲度消失,髁突骨纹理一般是正常的。手术治疗,局部切除过大的髁突。术后行颌间牵引调整咬合关系。

第二节 颞下颌关节脱位

下颌髁突滑出关节窝以外,超越了关节运动正常限度,脱出关节凹以至于不能自行复回原位,称为颞下颌关节脱位。按部位可以分为为单侧脱位和双侧脱位;按性质可以分为急性脱位、复发性脱位和陈旧性脱位;按髁突脱出的方向、位置,可以分为前脱位、后脱位、上脱位及侧脱位。后三者主要见于外力创伤时。临床上以急性前脱位和复发性前脱位较常见,陈旧性脱位也时可见到。至于后脱位、上脱位和侧脱位等比较少见,常常伴有下颌骨骨折或颅脑损伤症状。

一、急性前脱位

(一)病因

当大开口时,如打哈欠、唱歌、咬大块食物等,下颌髁突过度地超越关节结节,脱位于关节结节的前上方而不能自行复回原位,这是在没有外力创伤时发生的急性前脱位。在张口状态下,颏部受到外力作用,或使用开口器,全麻经口腔插管使用直接喉镜时,也可在外力创伤时发生急性前脱位。

(二)临床表现

急性前脱位可为单侧,也可为双侧。双侧脱位的临床表现:①下颌运动异常,患者呈开口状,不能闭口,唾液外流,语言不清,咀嚼和吞咽均有困难。前牙呈开𬌗,反𬌗,仅在磨牙区有部分牙接触。②下颌前伸,两颊扁平,脸形相应变长。③耳屏前方触诊原髁突处有凹陷,在颧弓下可触及脱位的下颌髁突。④X线片可证实髁突脱位于关节结节前上方。

单侧急性前脱位临床表现类同,只是表现在单侧,患者开闭口困难,颏部中线及下前切牙中线偏向健侧,健侧后牙呈反𬌗。

(三)诊断

有大开口史或外力创伤史。开闭口困难,下颌处于前伸位。髁突脱出关节窝,耳屏前凹陷,在颧弓下可触及髁突。X线证实髁突脱位于关节结节前上方。外力创伤所致的脱位,常伴有下颌骨骨折或颅脑损伤,应鉴别。

(四)治疗

脱位后应及时复位,术前让患者放松,必要时可给予镇静剂,如果脱位时间较长,手法复位困难,可局部浸润麻醉,并适当给予肌肉松弛剂。

1.口内法复位

让患者端坐位,头紧靠椅背上,下颌𬌗平面应低于术者的肘关节。术者站在患者前方,两手拇指缠上纱布放入患者口内的下磨牙的𬌗面上,其余手指握住下颌骨下缘,将患者下颌后部下压并抬高颏部,使髁突到达关节结节下方,然后向后推,使髁突回到关节窝内,此时可听到弹响,双手拇指应立即滑向颊侧前庭沟,防止咬伤。

2.口外法复位

体位同口内法。术者拇指放置到脱位髁突的前缘,然后用力将髁突向后下方挤压,同时示指和中指托住下颌角、环指和小指托住下颌骨下缘,将下颌角和下颌体推向前上方。复位后限制下颌运动,用颅颌弹性绷带固定下颌2～3周,开口度不宜超过1 cm。

二、复发性前脱位

(一)病因

颞下颌关节前脱位反复频繁发作,常常发生在急性前脱位未予以适当治疗后或一些瘫痪患者,慢性长期消耗性疾病、肌张力失常、韧带松弛者也可发生复发性前脱位。

(二)临床表现

可为单侧,也可以为双侧。在大哭、打哈欠、进食等张大口时,患者突然感到下颌骨不能活动,前牙不能闭合,其临床表现与急性前脱位相同。有时几个月发作 1 次,有时 1 个月发作几次。顽固性前脱位、复发性前脱位患者,仅轻微的下颌运动即可发作,有时 1 d 数次。由于患者惧怕关节脱位,不敢说话,常用手托住颏部。关节造影可见关节囊扩大,关节盘附着松弛。X 线可以证实髁突脱位于关节结节前上方。

(三)诊断

临床表现同颞下颌关节急性前脱位。反复频繁地发作,有时几个月发作 1 次,有时 1 个月发作几次,甚至 1 d 数次,严重者不敢说话,否则就脱位。X 线可以证实髁突脱位于关节结节前上方。

(四)治疗

对患者立即进行手法复位。限制下颌运动。必要时可做颌间医用钢丝结扎固定下颌运动 3 周。在严格选择适应证后也可手术治疗。先保守治疗,保守治疗失败后,一般可注射硬化剂,如果无效,可选手术治疗,如关节结节增高术、关节囊紧缩术及关节结节凿平术等。但仍不能完全避免复发的可能性。

第三节　颞下颌关节强直

颞下颌关节强直是指由器质性病变导致的长期开口困难或完全不能开口。临床上可分为关节内强直和关节外强直。关节内强直又称为真性强直,关节外强直称为假性强直。

一、关节内强直

(一)病因与病理

关节内强直最常见的原因是关节损伤,多数在儿童期下颌遭受损伤,尤其是在颏部外伤时由对冲性损伤关节造成,使用产钳损伤了关节也可引起关节强直。另一常见的原因是感染,感染多数由邻近器官的化脓性炎症扩散而来,最常见的是化脓性中耳炎,也可见于患猩红热、麻疹等病引起脓毒血症、败血症等所致的血源性化脓性关节炎。由类风湿关节炎所致的关节强直比较少见,偶见有骨关节炎造成的关节强直。

关节内强直的病理变化有两种情况:纤维性强直和骨性强直。纤维性强直时关节窝、关节结节和髁突面的纤维软骨及关节盘逐渐遭到破坏,被有血管的纤维组织代替,最后完全被纤维结缔组织粘连。同时,可见到关节骨面也有不同程度的吸收和破坏,纤维组织长入骨牙腔,有时关节周围还有大量结缔组织增生。骨性强直是纤维性强直进一步骨化所致:关节窝、关节结节和髁突之间发生骨性附着,髁突变得粗大,关节附近也有骨质增生,以致关节窝、关节结节、髁突的原有外形完全消失,融合成一致密骨痂。骨痂的范围可以各异,有的范围很广,波及下颌切迹,有的整个下颌升支与颧骨完全融合,甚至可波及颅底,给手术带来极大困难。

(二)临床表现

(1)进行性开口困难或完全不能开口:病史通常较长,一般在几年以上。开口困难的程度因强直的性质而有所不同,如属纤维性强直一般可轻度开口,而完全骨性强直则完全不能开口。有时在骨性强直患者用力开口时,尤其是儿童,下颌骨仍可有数毫米的动度,但这并非关节的活动,而是下颌体的弹性及颅颌连接处不全骨化的结果。开口困难造成进食困难,通常只能由磨牙后间隙处缓慢吸入流质饮食或半流质饮食,或在牙间隙处用手指塞入小块软食。

(2)儿童患者多有面下部发育障碍和畸形:表现为面容两侧不对称,颏部偏向患侧。患侧下颌体、下颌升支短小,相应面部反而丰满。健侧下颌由于生长发育相对正常,相应面部反而扁平、狭长,因此常常容易将健侧误诊为强直侧。双侧强直者,由于整个下颌发育障碍,下颌内缩、后移,而正常上颌却显前突,形成特殊的小颌畸形面容。发病年龄越小,面下部发育畸形就越严重,有的还可伴发睡眠呼吸暂停综合征,以及由此所引起的心肺功能异常和全身发育不良。除了下颌发育障碍,下颌角前切迹明显凹陷,下颌角显著向下突出。

(3)𬌗关系错乱:下颌磨牙常倾向舌侧,下颌牙的颊尖咬于上颌牙的舌尖,甚至无接触。上颌切牙向唇侧倾斜呈扇形排列。如果关节强直发病于成年人或青春发育期以后,因下颌骨已发育正常或基本正常,则面部和𬌗关系无明显畸形。

(4)髁突活动减弱或消失:患侧没有动度或动度极小(纤维性强直),而健侧则活动明显。

(5)X线表现:在许勒位片上,可见 3 种类型。第一种类型是正常解剖形态消失,关节间隙模糊,关节窝及髁突骨密质有不规则破坏,临床上可有轻度开口运动,此种类型多属纤维性强直;第二种类型是关节间隙消失,髁突和关节窝融合成很大的致密团块,呈骨球状;第三种类型是致密的骨性团块可波及下颌切迹,使正常喙突、颧弓、下颌切迹影像消失,在下颌升支侧位 X 线片上,下颌升支和颧弓甚至可完全融合呈"T"形。第二种类型和第三种类型在临床上完全不能张口。

(三)诊断

根据病史、临床表现及 X 线检查不难诊断。

(四)鉴别诊断

关节内强直和关节外强直的手术方式不同,故必须鉴别清楚。

(五)治疗

关节内强直都必须采用外科手术,术前应有正确的诊断。要确定是关节内强直、关节外强直还是混合型强直;确定强直的性质是纤维性还是骨性;病变是单侧还是双侧及病变的部位和范围。手术时切勿将健侧与患侧搞错。纤维性强直可选用髁突切除术,骨性强直宜采用假关节成形术。

1.手术原则

(1)截开的部位即假关节形成的位置,应尽可能在下颌升支的高位,越接近原来关节活动的部位,手术后关节功能恢复越好。

(2)截骨断面的处理:应将截开的能活动的断面修整,使之形成一个体积较小的圆形骨突,有利于下颌运动,减少再次骨性附着的机会。

(3)保持截开的间隙在1 cm左右,并在此间隙插入各种组织或代用品。

(4)双侧关节内强直最好一次手术,以便术后能及时做开口练习。如双侧同时手术,应先做较为复杂的一侧。如必须分两次手术,相隔时间亦不宜超过 2 周。

(5)早期手术,关节强直伴有阻塞型睡眠呼吸暂停综合征的患者更应及早手术。

(6)在做关节强直手术的同时,应用正颌外科方法治疗一次矫正颌骨畸形和错𬌗畸形,以达到同时恢复开口功能和矫正面形的目的。对伴有阻塞型睡眠呼吸暂停综合征的患者,有的还需要做颏部水平截骨术,以及低位舌骨上移悬吊术,以辅助扩大气道间隙。

(7)使用人工关节替代自体组织移植做关节重建。

(8)当年龄较小的儿童患颞下颌关节强直伴颌面畸形或阻塞型睡眠呼吸暂停综合征时,采用正颌外科或骨移植不合适,已有采用牵引成骨术治疗年龄为 2 岁的患者的报道。牵引成骨术是一种通过骨段间逐渐分离而形成新骨的技术,特别适用于下颌畸形的矫治,具有无须植骨且周围软组织能自然相应扩大等优点。

2.高位颞下颌关节成形术(耳前进路)

(1)切口和翻瓣:在耳屏前做改良手杖形切口,其垂直部切口在耳屏前皮肤转折处自耳轮脚经耳屏缘嵴到耳垂,切口下端以不超过耳垂平面为宜,其斜形部切口自耳轮脚弯向发际内,长约 3 cm,切口长短以暴露手术野为准,切开皮肤和皮下组织,在腮腺咬肌筋膜浅面锐剥离翻开皮瓣,注意应避免损伤颞浅动静脉和耳颞神经。暴露后可将其拉向后方。此切口隐蔽,临床上基本上看不到切口瘢痕。

(2)暴露关节囊:在相当于颧弓根部的位置,水平切开腮腺嚼肌筋膜,沿此切口由浅入深,用弯蚊式止血钳做钝剥离,解剖面神经,有的在切口之前段可找出 1~2 支,用橡皮条将神经向前方或后方保护好。有的颞支在切口之前方经过而不遇到,此时可翻开腮腺组织瓣,显露关节外侧面的颞下颌韧带和关节囊,如见面横动脉可切断结扎。有的施术者不常规解剖面神经,而是在外耳道软骨和腮腺后缘之间钝剥离,将腮腺组织向前方掀起,显露关节囊。面神经颞支包含在腮腺组织瓣内而得以保护。

(3)切开关节囊、截骨:在关节囊处做"T"或"L"形切口,切到骨面,充分显露关节粘连部及周围正常结构,然后在关节窝平面与下颌切迹之间切除一段髁突病变骨质。切骨应在 1 cm 左右,切除骨质的方法是,用骨锯或先用涡轮钻的圆钻各钻上下两排小孔,再用裂钻截骨,然后用骨凿先凿断下切骨线,再凿断上切骨线。在接近内侧骨板,切骨线即将完全断开时,应先用骨膜分离器或压舌板,自髁突颈后缘紧贴骨面分离内侧组织,并留置在骨内侧面,保护深部血管。凿骨时,骨凿方向禁忌垂直于颅底方向,而应平切骨线斜向前方,采取逐步深入骨凿,忌用暴力,以免骨凿失去控制滑入深部造成严重出血甚至伤及颅底。清除碎小的骨质后,检查有无异常出血,并查明原因,然后测试开口度直到满意的程度。

(4)处理骨断端及间隙:修整下颌升支断端,使之类似髁突的弧形,冲洗创腔,清除碎骨片,如有渗血,可填入吸收性明胶海绵止血。如计划在骨间隙填入插补物,可将预先准备好的组织或代用品,按需要修整后固定在新形成的髁突创面上。

(5)冲洗创面,放置引流条,分层缝合,加压包扎。术后进流质或半流质饮食,置有插补物者应限制下颌运动至拆线后。术后 24~48 h 抽出引流条,6~7 d 拆除皮肤缝线。早日进行开口练习。

3.低位颞下颌关节成形术(颌下进路)

(1)切口:做弧形皮肤切口,自耳垂下方 1 cm 处起,沿下颌升支后缘向下,绕下颌角在其下 1.5 cm 处与下颌下缘平行,向前止于咬肌附着前方约 2 cm 处。

(2)切开皮肤,皮下组织及颈阔肌:牵开创缘,在相当于角前切迹处,分离、显露、结扎、切断颌外动脉和面前静脉,注意保护面神经下颌缘支。沿下颌角及下颌角下缘切开骨膜和咬肌附着,用骨膜分离器自骨面将外侧软组织一并掀起,显露下颌升支外侧骨面,直到下颌切迹水平,这时可查出在关节处有致密骨痂,再分离下颌升支后缘和内侧面骨膜。注意防止在下颌升支前缘处穿破口腔黏膜。

(3)用骨锯或涡轮钻加骨凿截骨,截骨平面一般应选择在下颌切迹与下颌孔之间的正常骨质处。截开后,使用咬骨钳和骨凿,由浅入深去除骨痂1～1.5 cm,并保持内侧面和外侧面同样宽度。在使用锯、钻或骨凿时应避免损伤深部血管及颅底组织。截骨后应测试开口度直到满意的程度。

(4)处理骨断端及间隙与上述手术方法相同,如果拟用带软骨的肋骨移植做关节成形,则还应在下颌升支外侧面做相应骨创面,然后将肋骨嵌入,再用钢丝或微夹板固定。嵌入前应检查骀关系,使下颌升支恢复到移植带软骨的肋骨,固定原来高度。

(5)冲洗创面,检查无明显活动性出血,放置引流条,分层缝合,加压包扎。术后进流质或半流质饮食,置有插补物者应限制下颌运动至拆线后。术后24～48 h抽出引流条,6～7 d拆除皮肤缝线。早日进行开口练习。

二、关节外强直

(一)病因

关节外强直常见的病因是损伤,如上颌结节部、下颌升支部位的开放性骨折或火器伤,均可在上、下颌间形成挛缩的瘢痕,其他如火器伤、化学伤、手术、放射治疗,也可造成颌间瘢痕挛缩。

(二)临床表现

(1)开口困难或完全不能开口:开口困难的程度因关节外瘢痕粘连的程度而有所不同。由于病变发生在关节外部,不影响下颌骨的主要生长发育中心,一般患者面下部发育障碍、畸形和骀关系错乱均较关节内强直为轻。

(2)口腔或颌面部瘢痕挛缩或缺损畸形:颌间挛缩常使患侧口腔颊沟变浅或消失,并可触到范围不等的索条状瘢痕区,但当瘢痕发生在下颌磨牙后区以后的部位时,则不易被察觉。由坏疽性口炎引起者,常伴有软组织缺损畸形。

(3)髁突活动减弱或消失:多数挛缩的瘢痕较关节内强直的骨性粘连有一定的伸缩性,开闭颌运动时,髁突尚可有轻微动度,尤其是用小指置于两侧外耳道前壁,请患者做左右侧方运动时,可明显感到两侧髁突的活动度,但如果颌间瘢痕已骨化,呈上、下颌骨融合时,髁突的活动则可以消失。

(4)X线表现:在关节侧位X线片上,髁突、关节窝和关节间隙清楚可见。在下颌颌骨或颧骨后前位上,有些病例可见到上颌与下颌升支之间的颌间间隙变窄,密度增高,有时可见大小不等的骨化灶,甚至在上、下颌骨之间或在下颌与颧骨、颧弓之间形成骨性粘连,这可称为骨性颌间挛缩。

(三)诊断

根据病史、临床表现及X线检查不难诊断。

（四）治疗

关节外强直除个别瘢痕范围小而早期的病变可以用开口练习的保守治疗外，一般都必须手术治疗。基本方法是切断和切除颌间挛缩的瘢痕，凿开颌间粘连的骨质，恢复开口度；用皮片或皮瓣消灭创面。如果有唇颊组织缺损畸形，还应采用额瓣或其他皮瓣移植修复之。

根据颌间瘢痕的范围不同，一般采用两种手术方式：①颌间瘢痕区较局限，主要在颊侧黏膜或上下牙槽骨间时，可采用口腔内切开和切除瘢痕，同时用开口器使口开到最大限度，然后取中厚皮片游离移植消灭创面，也可用其他组织瓣修复之。术后应维持在开口位，直到拆线。②颌间瘢痕已波及上颌结节和喙突区或整个上、下颌之间时，若从口腔内进行手术，不仅不容易到达深部的瘢痕处，而且操作困难，如遇到深部动脉出血更难以止血。因此，对这种颌间挛缩，宜从下颌下缘切开，行口内外贯通手术，显露下颌升支和喙突外侧面，切除喙突和下颌升支前缘部分骨质，由此进入上颌与下颌之间的瘢痕粘连区，切开和切除深部瘢痕。同时用开口器使口开到最大限度，然后取中厚皮片游离移植。也可采用额瓣或游离皮瓣移植等消灭因切开切除瘢痕而遗留的创面。术后也应维持在开口位，直到拆线为止。

对伴有轻度唇颊缺损者，可用局部皮瓣整复，而对大面积颊部缺损者，主要用游离皮瓣整复。由颌骨、颧弓和颧骨骨折错位愈合后造成的颌间挛缩，应切开复位或摘除不可能复位的骨折片，以达到开口的目的。

（五）预防复发

创口愈合后，应进行开口练习。开口练习的方向同上述。

三、混合性强直

混合性强直即同时存在关节内强直和关节外强直，在症状上表现为两者的综合，临床上少见。其治疗原则是关节内强直和关节外强直手术的综合应用。一般施以关节成形术，并凿开下颌与上颌间的骨性粘连，结合游离植皮或皮瓣移植修复缺损组织。

第四节 颞下颌关节紊乱综合征

颞下颌关节紊乱综合征（TMJDS）是口腔科常见病，多发病。流行病调查资料显示其发生率在 20％～80％，多发于青壮年。TMJDS 的病因尚未完全阐明，是多因素疾病，常常有心理因素参与，是一组疾病的总称，一般认为属肌骨骼病性质，累及咀嚼肌群、关节或者二者。不包括病因清楚或有局部其他疾病累及咀嚼肌和关节的疾病，如化脓性颞下颌关节炎、创伤引起的急性创伤性关节炎、下颌髁突肿瘤等，也不包括全身性关节疾病在颞下颌关节的反应，如类风湿性关节炎等。虽然 TMJDS 病期长，常常反复发作，但预后较好。一般不发生关节强直，但是至今无根治和特效的疗法。

一、咀嚼肌紊乱疾病类

包括肌筋膜痛、肌炎、肌痉挛、不能分类的局部肌痛及肌纤维变性挛缩等，以肌筋膜痛多见。肌筋膜痛又称肌筋膜疼痛综合征，是指原发性咀嚼肌疼痛，以面部肌筋膜扳机点疼痛为主要特征，并有肌压痛、颞下颌关节运动受限等症状。

(一)临床表现

1.翼外肌功能亢进

开口过大,可呈半脱位,开口末常有弹响,开口型偏向健侧,发生在两侧者,开口型不偏斜或偏向翼外肌功能较弱侧。

2.翼外肌痉挛

开口痛,咀嚼痛,开口受限但被动开口时可增大。开口型偏向患侧,下颌切迹相应处有压痛或压诊敏感,急性期正中颌位下颌偏向健侧,不能自然到最大牙尖交错位。

3.咀嚼肌群痉挛

严重开口困难,几乎无被动开口度。开口痛,咀嚼痛,并有多个肌压痛点或扳机点,也可出现压诊敏感及放射性痛。常有不自主肌收缩,有时可触到僵硬隆起的肌块。

4.肌筋膜疼痛综合征

开口痛,咀嚼痛,在相应的肌筋膜处有局限性压痛点或压诊敏感。用普鲁卡因封闭后,疼痛可消失或减轻,轻度开口受限。

(二)治疗

以保守治疗为主。肌筋膜痛的早期或急性阶段,嘱患者进软食,下颌休息或减少活动。采用氯乙烷对受累咀嚼肌进行喷雾、热敷、理疗,服用抗感染药物。后期或慢性期要进行开口训练,并辅以封闭治疗、针灸、服用镇静药物、𬌗垫及调𬌗治疗等。

二、关节结构紊乱疾病类

本病主要指颞下颌关节盘移位。颞下颌关节盘移位是指关节盘与关节窝、关节结节及髁突的相对位置发生改变,并影响下颌运动功能。颞下颌关节盘移位包括前移位、前内移位、前外移位、外侧移位、内侧移位及后移位。关节结构紊乱疾病还包括关节盘附着松弛或撕脱,关节囊扩张及颞下颌关节半脱位等。临床上常见的是可复性盘前移位和不可复性盘前移位。

(一)临床表现

1.可复性盘前移位

本病以关节弹响为主要症状。病变早期关节弹响发生在开口初、闭口末。关节无疼痛,也无张口受限、开口型异常。开口型异常表现为开口初期下颌偏向患侧,当髁突越过前移位的关节盘后带时,关节盘回到髁突后方出现关节弹响,下颌回到中线甚至超越中线,此时开口度可略大于正常。病变后期关节弹响次数增多,弹响加重,弹响可发生在开口中期或末期。部分病例可出现关节暂时性关节铰锁,这是由于关节盘移位时间过长,关节盘本体由双凹形变成双凸形,髁突在开口运动时更难越过变形的关节盘。患者必须做一个特殊的动作,即将下颌偏向健侧使双板区弹力纤维活动,才能使关节盘复位。关节软组织出现炎症或水肿时,关节可出现轻微疼痛,发生关节铰锁时疼痛加剧。

2.不可复性盘前移位

本病根据病程,6个月以内为急性,6个月以上为慢性。大多数患者有关节弹响的病史。由于持续使关节盘韧带拉长,后附着弹性消失,关节盘变形、前移并不能自动回位,使髁突的滑动运动受到限制,出现开口受限及明显的关节疼痛,部分患者伴有头痛。

急性特征是开口受限,开口度为 20～25 mm,开口末下颌中线偏向患侧,无关节弹响,关节疼痛明显。当急性转为慢性时,双板区及关节韧带被拉长,撕裂更为明显,关节盘变形,开口度可逐渐增大。关节表面发生退行性改变在临床上可闻及摩擦音,关节区有压痛。

3.关节半脱位

本病主要表现为开口度过大,超过 40 mm。在大张口过程中有一个越过关节结节的跳越,同时产生重击声的弹响或称为钝响,并出现短暂的下颌运动停顿。这种弹响是关节盘-髁突复合体越过关节结节,髁突横嵴越过关节盘前带所产生的。快速运动下颌时弹响明显,弹响多发生在开口末、闭口初。侧向与前伸运动时一般无弹响,当向上推下颌,令患者大张口时弹响可减弱,不做大张口运动时可不出现弹响。开口型可出现偏斜。患者一般无关节疼痛,但有不适感。

如伴关节盘附着、关节囊及韧带撕脱、双板区受损时可出现关节区疼痛及压痛,如为关节炎所致的关节半脱位,可有相应的关节疼痛、肿胀及咀嚼肌区疼痛。当髁突越过关节结节后,可在髁突后方扪及明显凹陷。如为牙合因素所致可见明显的咬合紊乱、后牙缺失等。

(二)治疗

可复性盘前移位以保守治疗为主。牙合垫治疗是减轻或消除弹响的一种较好的方法。但在症状好转的许多患者中,关节盘未能恢复正常位置。不可复性盘前移位早期可通过患者下颌运动使关节盘复位,如不成功可用手法复位,复位后再进行牙合垫治疗。关节盘前移位伴关节疼痛患者应给予抗生素、止痛药及关节腔内冲洗、封闭。出现关节内粘连者可行关节腔冲洗以及关节内镜剥离与关节盘复位术。保守治疗无效者可行手术治疗,如关节切开术、关节盘复位术等。

关节半脱位以保守治疗为主,限制大张口,使张口在正常范围内。可嘱患者自觉避免大张口,或使用张口训练仪器,即在上、下颌 4 个前磨牙上做戴环,然后在 4 个环上穿一条尼龙线,控制在正常张口的范围内将尼龙线拴紧。此方法不影响正常的开口与咀嚼,只限制大张口,用几周习惯于小张口后拆除。也可进行加强升颌肌群的训练。如张口训练失败,可进行硬化剂治疗。保守治疗无效,可进行关节内镜直视下注射硬化剂、关节结节切除术、关节结节增高术及关节囊及韧带加固术等关节手术。

三、炎性疾病类

炎性疾病类是指颞下颌关节滑膜及关节囊出现炎症反应,主要包括急慢性滑膜炎、关节囊炎,通常伴有颞下颌关节盘移位、骨关节病及关节炎,也可单独出现滑膜炎。关节囊炎与滑膜炎常同时出现,症状相似。

(一)临床表现

1.滑膜炎

开口痛,咀嚼痛,开口受限,开口型偏向患侧,髁突后区压痛,急性时可有轻度自发痛,压痛点更明显,咬合时后牙不敢接触。

2.关节囊炎

开口痛,咀嚼痛,开口受限,开口型偏向患侧,压痛点不仅在髁突后区,同时在关节外侧,髁突颈后区等均有压痛。急性时可有轻度自发痛,关节局部水肿。临床上,上述两种类型有时伴发。

（二）治疗

以保守治疗为主。通过服药、休息、封闭及关节腔冲洗，患者症状可得到缓解。对伴有关节盘移位或骨关节病等疾病的患者可行𬌗垫治疗，症状严重者可手术治疗。

四、骨关节病类

骨关节病类是指颞下颌关节组织发生磨损与变性，并在关节表面形成新骨的非炎症性病变。有原发性骨关节病和继发性骨关节病两种类型。

（一）临床表现

骨关节病多见于 45 岁左右的成年人，男女发病比例无明显差别，病程迁延，有急慢性阶段。急性期可出现关节疼痛，这种关节疼痛与退行性改建和滑膜炎有关。关节疼痛在开、闭口及咀嚼时加重，部分患者下颌运动停止时也出现关节疼痛。咀嚼肌群出现疼痛，但许多患者无关节及咀嚼肌疼痛，仅有关节的杂音。存在骨质增生、骨赘及伴有关节盘穿孔或破裂的患者可闻及关节多声弹响、摩擦音和破碎音。慢性期可无明显关节疼痛，由于关节骨质破坏明显，可出现下颌运动受限。晨起时开口受限明显，下颌运动后，开口度可增大，开闭口、前伸及侧向运动时均可闻及关节杂音，开口型偏向患侧。少数患者由于关节骨质的明显破坏而出现面部畸形和下颌中线偏斜。病变多发生于一侧，无全身其他关节疾病。

（二）治疗

以保守治疗为主。药物治疗包括服用地西泮、乙酰水杨酸钠、止痛药等，骨关节病伴有咀嚼肌痉挛患者可服用肌松弛药物。理疗如热敷、按摩及开口训练等可减轻肌与关节疼痛。𬌗垫治疗应注意掌握时间，𬌗垫不要戴时间过长，一般 2 周后可改为夜间戴。由于透明质酸钠及醋酸泼尼松龙对关节组织有一定破坏作用，关节内注射治疗应尽量控制药物的使用剂量和次数。

保守治疗无效时可行手术治疗，包括髁突高位切除术、关节盘修补术、关节成形术等。

第五节 急性化脓性颞下颌关节炎

急性化脓性颞下颌关节炎多见于婴儿和儿童，成人少见。由于高效广谱抗生素的广泛应用，临床上典型的急性化脓性颞下颌关节炎已很少见。但是早期的、轻度的急性化脓性颞下颌关节炎还可见到。

一、病因

急性化脓性颞下颌关节炎可由开放性髁突骨折造成细菌直接感染引起，也可由附近器官或皮肤化脓性病灶扩散引起，也可由脓毒血症、败血症等血源性感染引起，偶尔也可由医源性感染造成如关节腔内注射、关节镜外科检查等所致。

二、临床表现

颞下颌关节区红、肿、热和压痛。可有自发性跳痛，晚间、平卧时更甚。开口受限或开口困难，视化脓性感染程度而不等。咀嚼时患侧关节区痛，以至于不能咀嚼食物，甚至在静止时磨牙区分离不能接触，否则引起剧烈疼痛，如关节腔内有大量渗出或化脓，患者可呈开口状。轻微的感染可无全身症状。局部感染较重者可出现全身中毒症状,如畏寒、发热、头痛等。

三、诊断

有局部和全身化脓性病灶(有时可找不到化脓病灶)。颞下颌关节区红、肿、热、压痛、自发痛。磨牙区咬合时可引起剧烈痛。血化验见血细胞总数增高,中性粒细胞比例上升,核左移,有时可见细胞中毒颗粒。X线片可见关节间隙增宽,后期可见髁突骨质破坏。但早期可以无阳性所见。关节腔穿刺,可见关节液混浊,甚至为脓液。血涂片镜下检测可见大量中性粒细胞,抽出的关节液应做细菌培养药物敏感试验。

四、治疗

根据细菌药敏试验,使用有针对性的抗生素,配合全身支持疗法。关节腔内穿刺,抽出脓液、冲洗、局部注射敏感的抗生素。必要时可做切开引流。急性化脓性颞下颌关节炎治愈后应及时做开口功能训练,预防关节强直的发生。切开引流后,仍然较长期有脓性分泌物,可能为化脓性骨髓炎,应进一步确诊和治疗。

第十三章　口腔颌面部炎症

第一节　智齿冠周炎

一、病因

阻生智齿及智齿在萌出过程中,牙冠可部分或全部被龈瓣覆盖,龈瓣与牙冠之间形成较深的盲袋,食物及细菌极易嵌塞于盲袋内;加上冠部牙龈常因咀嚼食物而损伤,形成溃疡。当全身抵抗力下降、局部细菌毒性增强时可引起冠周炎的急性发作。

二、临床表现

(一)慢性冠周炎

慢性冠周炎因症状轻微,患者就诊数不多。盲袋虽有食物残渣积存及细菌滋生,但引流通畅,若无全身因素、咬伤等影响,常不出现急性发作。在急性发作时,症状即与急性冠周炎相同。慢性者如反复发作,症状可逐渐加重,故应早期拔除阻生牙,以防止发生严重炎症及扩散。

(二)急性局限型冠周炎

阻生牙牙冠上覆盖的龈瓣红肿、压痛。挤压龈瓣时,常有食物残渣或脓性物溢出。龈瓣表面常可见到咬痕。反复发作者,龈瓣可有增生。

(三)急性扩展型冠周炎

局部症状同上,但更严重、明显。有颊部肿胀、开口困难及咽下疼痛。温特(Winter)认为,龈瓣中含有颊肌及咽上缩肌纤维,可导致开口困难及吞咽疼痛。凯(Kay)认为开口困难的原因可能有以下三点。①因局部疼痛而不愿张口;②炎症致使咀嚼肌组织张力增大,上颌牙尖在咬合时直接刺激磨牙后区的颞肌腱,引起反射性痉挛而致;③出现炎症时组织水肿的机械阻力使张口受限。耿温琦认为,如果炎症向磨牙后区扩散,可侵犯颞肌腱或翼内肌前缘,引起开口困难。

阻生的下颌第三磨牙多位于升支的前内侧,在升支前缘与牙之间形成一个骨性颊沟,其前下方即为外斜嵴,有颊肌附着。炎症常可沿此向前下方扩散,形成前颊部肿胀(以第一磨牙、第二磨牙为中心)。扩散型冠周炎多有明显的全身症状,包括全身不适、畏寒、发热、头痛、食欲减退、便秘,还可有白细胞计数及体温升高。颌下及颈上淋巴结肿大、压痛。

(四)扩散途径及并发症

炎症可直接蔓延或经由淋巴道扩散。由于炎症中心位于几个间隙的交界处,可引起多个间隙感染。一般先向磨牙后区扩散,再从该处向各间隙扩散。最易向嚼肌下间隙、翼颌间隙、颌下间隙扩散;其次是向咽旁间隙、颊间隙、颞间隙、舌下间隙扩散。严重者可沿血循环引起全身其他处的化脓性感染,甚至发生败血症等。磨牙后区的炎症(骨膜炎、骨膜下脓肿)可从嚼肌前缘与颊肌后缘之间的薄弱处向前方扩散,引起颊间隙感染。嚼肌下间隙的感染可发生于沿淋巴道扩散或直接蔓延。嚼肌内侧面无筋膜覆盖,感染与嚼肌直接接触,引起严重肌痉挛,发生深度张口困难。嚼肌下间隙感染如未及时治疗或成为慢性,可引起下颌升支的边缘性骨炎。炎症向升支内侧扩散,可引起翼颌间隙感染,亦产生严重的开口困难,但程度不及嚼肌下感染引起者。炎症向内侧扩散,可引起咽旁间隙感染或扁桃体周围感染。炎症如向下扩散,可形成颌下间隙或舌下间隙感染。炎症如沿舌侧向后,可形成咽峡前间隙感染。

三、诊断

多发生于青年人,尤其以 18～30 岁多见。有全身诱发因素或反复发作史,重者有发热、周身不适、血中白细胞计数增多。第三磨牙萌出不全,冠周软组织红、肿、痛,盲袋溢脓或分泌物,具有不同程度的张口受限或吞咽困难,面颊部肿胀、患侧颌下淋巴结肿痛。慢性者可有龈瘘或面颊瘘,X 线检查见下颌骨外侧骨膜增厚,有牙周骨质的炎性阴影。下颌智齿冠周炎合并面颊瘘或下颌第一磨牙颊侧瘘时,易误诊为下颌第一磨牙的炎症。此外,不可将下颌第二磨牙远中颈部龋引起的牙髓炎误诊为冠周炎。

四、治疗

对于慢性冠周炎,应及时拔除阻生牙,不可姑息迁延。因反复多次发作,多形成急性扩展型而带来更多痛苦。对急性冠周炎,应根据患者的身体情况、炎症情况、牙位情况、医师的经验,进行适当治疗。

(一)保守疗法

1.盲袋冲洗、涂药

可用 2 ％的过氧化氢或温热生理盐水,并最好用一弯针头(可将尖部磨去,使之圆钝)深入至盲袋底部,彻底冲洗盲袋。仅在盲袋浅部冲洗则作用甚小。冲洗后用碘甘油或 50 ％的三氯乙酸涂入,后二者有烧灼性,效果更好。涂药时用探针或弯镊导入盲袋底部。

2.温热液含漱

温热液含漱能改善局部血循环,缓解肌肉痉挛,促使炎症消散,使患者感到舒适。用盐水或普通水均可,温度应稍高,每 1～2 h 含漱 1 次,每次含 4～5 min。含漱时头应稍向后仰并偏患侧,使液体作用于患区。但在急性炎症扩散期时,不宜用温热液含漱。

3.抗生素

根据细菌学研究,细菌以草绿色链球菌(甲型溶血性链球菌)为主,此菌对青霉素高度敏感,但使用 24 h 后即可能产生抗药性。故使用青霉素时,初次剂量应较大。厌氧菌在感染中亦起重要作用,故在严重感染时,应考虑使用克林霉素(亦称氯洁霉素)。亦可考虑青霉素类药物与硝基咪唑类药物(甲硝唑或替硝唑)同时应用。

4.中药、针刺治疗

可根据辨证施治原则用药。亦可用成药如牛黄解毒丸之类。面颊部有炎性浸润但未形成脓肿时,可外敷如意金黄散,有安抚、止痛、消炎作用。针刺合谷、下关、颊车等穴位有助于止痛、消炎和开口。

5.支持疗法

因常有上呼吸道感染、疲劳、失眠、精神抑郁等诱因,故应重视全身支持疗法,如适当休息、注意饮食、增加营养等。应注意口腔卫生。应视情况给予镇痛剂、镇静剂等。

(二)盲袋切开

如阻生牙牙冠已大部露出,则不需要切开盲袋,只做彻底冲洗上药即可,因此种盲袋多可通畅引流,保守疗法即可治愈冠周炎症。

如盲袋引流不畅,则必须切开盲袋。在牙冠露出不多或完全未露出、盲袋紧裹牙冠、疼痛严重或有跳痛者,盲袋多引流不畅,切开盲袋再彻底冲洗上药,能迅速消炎止痛并有利于防止炎症扩散。

切开盲袋时应充分麻醉。可将麻药缓慢注入磨牙后三角区深部及颊舌侧黏膜下,用尖刀片(11号刀片)从近中颊侧起,刀刃向上、向后,将盲袋挑开。同时应将盲袋底部的残余牙囊组织切开,使盲袋彻底松弛、减压。但勿剥离冠周的黏骨膜,以免引起颊部肿胀。然后用前法彻底冲洗盲袋后上药。

(三)拔牙

如临床及X线检查,发现为下颌第三磨牙阻生,不能正常萌出,应及早拔除阻生牙,可预防冠周炎发生。如已发生冠周炎,何时拔除阻生牙,意见不一,特别是在急性期时。不少学者主张应待急性期消退后再拔牙,认为急性期拔牙有引起炎症扩散的可能。

近年来,主张在急性期拔牙者颇多,认为此法可迅速消炎、止痛,如适应证选择得当,拔牙可顺利进行,效果良好,不会使炎症扩散。如为急性局限型冠周炎,根据临床及X线检查判断,阻生牙可用简单方法顺利拔除时,应为拔牙的适应证。如为急性扩散型冠周炎,或判断拔除困难(需翻瓣、去骨等),或患者全身情况差,或医者本身的经验不足,则应待急性期后拔牙。

急性期拔牙时,如患者开口困难,可采用高位翼下颌阻滞麻醉,同时在磨牙后稍上方用局麻药行颞肌肌腱处封闭,并在翼内肌前缘处封闭,可增加开口度。拔牙时如有断根,可不必取出,留待急性期过后再取出,很小的断根可不必挖取。总之,创伤越小越好。急性期拔牙时,应在术前、术后应用抗生素,术后严密观察。

(四)龈瓣切除

如牙位正常,与对颌牙可形成正常殆关系,殆面仅为龈瓣覆盖,则可行龈瓣切除。龈瓣切除后,应暴露牙的远中面。但阻生牙因萌出间隙不足,很难露出冠部的远中面,故龈瓣切除术的适应证很少。最好用圈形电灼器切除,此法简便,易操作,出血少,且同时封闭了血管及淋巴管,有利于防止炎症扩散。用刀切除时,宜用小圆刀片,尽量切除远中及颊舌侧,将牙冠全部暴露。远中部可缝合1~2针。

(五)拔除上颌第三磨牙

如下颌阻生牙龈瓣对颌牙有创伤(多可见到牙咬痕),同时上颌第三磨牙也无保留价值(或有错位,或已下垂等),应在治疗冠周炎时同时拔除。但如上颌第三磨牙有保留价值,可调殆,使之与下颌阻生牙覆盖之龈瓣脱离接触。

第二节　颌骨骨髓炎

一、病因

(一)牙源性感染

牙源性感染临床上最多见,约占颌骨骨髓炎的90%,常在机体抵抗力下降和细菌毒力强时由急性根尖周炎、牙周炎、智齿冠周炎等牙源性感染直接扩散引起。

(二)损伤性感染

因口腔颌面部皮肤和黏膜的损伤,与口内相通的开放性颌骨粉碎性骨折或火器伤伴异物存留均有利于细菌侵入颌骨内,引起颌骨损伤性颌骨骨髓炎。

(三)血源性感染

该类感染多见于儿童,感染经血扩散至颌骨发生的骨髓炎,一般有颌面部或全身其他部位的化脓性病变或败血症史,但有时也可无明显全身病灶史。

二、临床表现

临床上可见四种类型的颌骨骨髓炎症状:急性化脓性、由急性转为慢性、起始即为慢性、非化脓性。下颌骨急性骨髓炎早期通常有下列四个特点:①深部剧烈疼痛;②间歇性高热;③颏神经分布区感觉异常或麻木;④有明显病因。

在开始阶段,牙齿不松动,肿胀也不明显,皮肤无瘘管形成,是真正的骨髓内的骨髓炎。积极的抗生素治疗在此阶段可防止炎症扩散至骨膜。化验检查仅有白细胞计数轻度增多,X线检查基本为正常。由于此时很难取得标本培养及做药敏试验,可根据经验选择抗生素。

发病后10~14 d,患区牙齿开始松动,叩痛,脓自龈沟向外排出或形成黏膜,也可以皮肤瘘管排出。口腔常有臭味。颊部可有蜂窝织炎或有脓肿形成,颏神经分布区感觉异常。不一定有开口困难,但区域淋巴结有肿大及压痛,患者多有脱水现象。急性期如治疗效果欠佳,则转为慢性。临床可见瘘形成、软组织硬结、压痛。如起始即为慢性,则发病隐匿,仅有轻微疼痛,下颌稍肿大,渐有死骨形成,常无瘘。

三、诊断

详细询问发病经过及治疗情况,注意与牙齿的关系,查明病原牙。检查有无积脓波动感,可疑时可做穿刺证实。脓液做细菌培养和抗生素敏感度测定。检查有无瘘管,用探针等器械探查。有无死骨及死骨分离,通过X线摄片,慢性期可查明骨质破坏情况,有无死骨形成。

四、治疗

(一)急性颌骨骨髓炎的治疗

在炎症初期,应采取积极有效的治疗,控制感染的发展。如延误治疗,则常形成广泛的死骨,造成颌骨骨质缺损。治疗原则与一般急性炎症相同,但急性化脓性颌骨骨髓炎一般来势迅猛,病情重,并常有引起血行感染的可能。因此,在治疗过程中应首先注意全身支持治疗及药物治疗,同时应配合必要的外科手术治疗。

1.药物治疗

颌骨骨髓炎的急性期,尤其是中央性颌骨骨髓炎,应根据临床反应,细菌培养及药物敏感试验的结果,给予足量、有效的抗生素,以控制炎症的发展,同时注意全身必要的支持疗法。在急性炎症初期,物理疗法可有一定效果。

2.外科疗法

目的是引流排脓及去除病灶。急性中央性颌骨骨髓炎,一旦判定骨牙腔内有化脓性病灶时,应及早拔除病灶牙及相邻的松动牙,使脓液从拔牙窝内排出,既可以防止脓液向骨牙腔内扩散、加重病情,又能通过减压缓解剧烈的疼痛。如经拔牙未能达到引流目的,症状也不减轻时,则应考虑凿去部分骨外板,以达到敞开牙腔充分排脓,迅速解除疼痛的效果。如果颌骨内炎症自行穿破骨板,形成骨膜下脓肿或颌周间隙蜂窝织炎时,单纯拔牙引流已无效,此时可根据脓肿的部位从低位切开引流。

(二)慢性颌骨骨髓炎的治疗

颌骨骨髓炎进入慢性期有死骨形成时,必须手术去除已形成的死骨和病灶后方能痊愈。慢性中央性颌骨骨髓炎,常常病变范围广泛并形成较大死骨块,可能一侧颌骨或全下颌骨均变成死骨。病灶清除应以摘除死骨为主,如死骨完全分离则手术较易进行。慢性边缘性颌骨骨髓炎,受累区骨质变软,仅有散在的浅表性死骨形成,故常用刮除方法去除。但感染侵入松质骨时,骨外板可呈腔洞状损害,有的呈单独病灶,有的数个病灶相互连通,病灶腔洞内充满大量炎性肉芽组织,此时手术应以刮除病理性肉芽组织为主。

第三节 放射性颌骨骨髓炎

一、病因

放射性颌骨骨髓炎是因鼻咽癌或口腔颌面部癌肿进行大剂量放射治疗后,引起放射性颌骨坏死,继发感染而形成骨髓炎,是目前较常见的疾病。目前认为放射性颌骨骨髓炎是放射加外伤加感染三种因素的总和。主要以预防为主。

二、临床表现

放射性颌骨骨髓炎病程发展缓慢,往往在放射治疗后数月乃至十余年才出现症状。发病初期呈持续性针刺样剧痛,由于放疗引起黏膜或皮肤破溃,致牙槽骨、颌骨骨面外露,呈黑色;继发感染后在露出骨面的部位长期溢脓,经久不愈。病变发生于下颌支时,因肌萎缩及纤维化可出现明显的牙关紧闭。放射后颌骨的破骨细胞与造骨细胞再生能力低下,致死骨分离的速度非常缓慢,因此死骨与正常骨常常界线不清。口腔及颌面部软组织同样受到放射性损害,局部血运有不同程度障碍,故极易因感染而造成组织坏死,形成口腔和面颊部长治不愈的溃疡或形成洞穿缺损畸形。放射性颌骨骨髓炎病程长,患者呈消耗性衰竭,常表现为消瘦及贫血。

三、诊断

主要根据有放射治疗史、临床表现和 X 线片诊断,但应与癌肿复发相鉴别。早期放射性颌骨骨髓炎的 X 线检查,除可诊断见牙根有感染外,骨质改变不明显,但可见骨膜增厚,骨质密度增加,以后出现病变中央有溶骨性改变和死骨形成。此种病变可以是局限或是广泛的,一般不易与化脓性骨髓炎、肿瘤复发和继发感染相鉴别。放射性颌骨骨髓炎的主要诊断依据是患有恶性肿瘤病史,曾经大剂量放射治疗和拔牙外伤史,有剧烈疼痛,病期较长,死骨形成缓慢等临床特点。

四、治疗

放射性骨髓炎与化脓性骨髓炎不同,虽已形成死骨,却无明显界线,而且是慢性进行性发展。因此,治疗应考虑全身及局部两个方面。

(一)全身治疗

应用抗菌药物控制感染。疼痛剧烈时可给予镇痛剂。同时应积极增强营养,必要时给输血、高压氧等治疗,以待死骨分离。

(二)局部治疗

(1)放射性骨髓炎的死骨在未分离前,为控制感染,每天应使用低浓度的过氧化氢液或抗生素进行冲洗。对已露出的死骨,可用骨钳分次逐步咬除,以减轻对局部软组织的刺激。

(2)外科手术将已分离的死骨摘除,但必须将健康侧骨端残留病灶彻底清除干净,否则仍有病变再发的可能。目前,多数人主张,如果已经确定为放射性骨髓炎,不必待死骨完全分离,应在健康骨质范围内施行死骨摘除术,可收到防止病变扩大的效果;遗留的组织缺损,可待二期整复,也可采用带蒂或吻合血管的复合组织瓣行立即整复。

口腔黏膜与皮肤被放射线累及的部分,根据局部具体条件,在切除颌骨的同时也可一并切除,以免术后创口不愈合。术后还应继续加强全身疗法。

五、预防

预防放射性骨髓炎的关键,在于根据肿瘤对放射线敏感度及放疗在综合治疗中的地位,确定选择指征;在放射源、照射方式、分次照射方案及剂量选择等方面全面安排治疗计划,其中剂量的掌握又是最主要的因素。放射治疗前即应估计到有可能发生放射性骨髓炎的可能性,因此应采取相应的预防措施。

(一)放疗前准备

放疗前应常规行牙周洁治,注意口腔卫生。对口腔内可引起感染的病灶牙要进行处理:对仍能保留的龋齿、牙周炎等病牙应先予以治疗;而无法治愈的病灶牙应予以拔除。进行放射前应取出口腔内已有的金属义齿;活动义齿需要在放射疗程终止、经过一段时期后再进行佩戴,以免造成黏膜损伤。

(二)放疗过程中注意事项

口腔内发现溃疡时,可局部涂抗生素软膏并加强口腔护理,以防发生感染。局部应用氟化物有预防放射后继发龋齿的作用。施术者对非照射区应用屏障物予以隔离保护。

(三)放疗后注意事项

一旦发生牙源性炎症,必须进行手术或拔牙时,应尽量减少手术损伤;术前、术后均应使用有效的抗生素,以避免可能发生的继发感染。由于颌骨已经坏死,即使采取上述措施,有时也很难完全避免不发生感染,或使潜伏的感染爆发出来。因此,放疗前对病牙的处理远胜于术后发生牙病再行处理。对这些应有充足的认识。

第四节 口腔颌面部间隙感染

口腔颌面部间隙感染是口腔、颌骨周围、颜面及颈上部肌肉,筋膜、皮下组织中的弥散性急性化脓性炎症,也称为蜂窝织炎。如感染局限称为脓肿。其中有眶下、颊、嚼肌、翼颌、咽旁、颞下、颞、颌下、口底等间隙感染。临床表现主要为发热、食欲不振、局部红、肿、热、痛及张口受限或吞咽困难、白细胞计数增高,可引起脑、肺部等并发症。本病成年人发病率较高,主要为急性炎症表现,感染主要为牙源性,少数为腺源性或血源性。口底蜂窝织炎是口腔颌面部最严重的感染,未及时接受治疗可发生败血症、中毒性休克或窒息等严重并发症,因此早期诊断、早期治疗是关键。

一、眶下间隙感染

(一)病因

眶下间隙位于眼眶下方上颌骨前壁与面部表情肌之间。其上界为眶下缘,下界为上颌骨牙槽骨,内界为鼻侧缘,外界为颧界。间隙中有从眶下孔穿出之眶下神经、血管及眶下淋巴结。此外,尚有走行于肌间的内眦动脉、面前静脉及其与眼静脉、眶下静脉、面深静脉的交通支。眶下间隙感染多来自尖牙及第一前磨牙或上颌切牙的根尖化脓性炎症或牙槽脓肿;此外,上颌骨前壁骨髓炎、眶下区皮肤、鼻背及上唇的感染如疖、痈也可通过直接播散、静脉交通或淋巴引流致该间隙感染。

(二)临床表现

该间隙蜂窝织炎主要表现为眶下区,以尖牙窝为中心的红肿,可伴眼睑肿胀,睑裂变窄。眶下神经受累常伴有疼痛。从口腔前庭侧检查可见颌尖牙及第一前磨牙前庭沟肿胀变平,从前庭沟向尖牙窝方向抽吸,可抽得脓液。有时可在眶下区直接扪及波动。向侧方可向颊间隙播散,引起颊部肿胀,向上播散可引起眶周蜂窝织炎,如引发内眦静脉、眶静脉血栓性静脉炎时,可造成海绵窦血栓性静脉炎。

(三)诊断

有剧烈疼痛,患侧眶下面部肿胀,鼻唇沟消失。下眼睑及上唇水肿。病牙松动,有叩痛。尖牙及前磨牙前庭沟肿胀,脓肿形成时有波动感。

(四)治疗

脓肿形成后应及时做切开引流,一般在颌尖牙、第一前磨牙相对应的前庭沟底肿胀中心做与上牙槽骨平行的切口,深度应切破尖牙窝骨膜。用盐水冲洗,必要时放置橡皮引流条。橡皮引流条应与尖牙或第一前磨牙栓结固定,以免落入尖牙窝底部。如脓肿主要位于皮下且局限时,也可在下睑下方眶下缘沿皮纹做切口。但一般原则是尽可能采用口内切开引流的方式。急性炎症减轻后应及时治疗病灶牙。

二、颊间隙感染

(一)病因

颊间隙有广义狭义之分。广义的颊间隙系指位于颊部皮肤与颊黏膜之间的间隙。其上界为颧骨下缘;下界为下颌骨下缘;前界从颧骨下缘经口角至下颌骨下缘的连线;后界浅面相当于嚼肌前缘;深面为颊肌及翼下颌韧带等结构。间隙内除含蜂窝组织、脂肪组织(颊脂垫)外,尚有面神经、颊长神经、颌外动脉、面前静脉通过,以及颊淋巴结、颌上淋巴结等位于其中。狭义的颊间隙系指嚼肌与颊肌之间存在的一个狭小筋膜间隙,颊脂垫正位于其中,此间隙亦称为咬颊间隙。颊间隙借血管、脂肪结缔组织与颞下间隙、颞间隙、嚼肌间隙、翼颌间隙、眶下间隙相通。颊间隙感染可来源于上、下颌后牙的根尖感染或牙周感染,尤其是下颌第三磨牙冠周炎可直接波及此间隙,也可从邻近间隙播散而来,其次为颊及上颌淋巴结引起的腺源性感染,颊部皮肤黏膜的创伤、局部炎症也可引起该间隙感染。

(二)临床表现

面部前部肿胀、疼痛,如肿胀中心区接近皮肤或黏膜侧,可引起相应区域皮肤或黏膜的明显肿胀,引起张口受限。脓肿可扪及波动感。该间隙感染易向眶下间隙、颞下间隙、翼颌间隙及嚼肌间隙扩散,也可波及颌下间隙。

（三）诊断

患者有急性化脓性智齿冠周炎或上、下颌磨牙急性根尖周炎史。当脓肿发生在颊黏膜与颊肌之间时，下颌或上颌磨牙区前庭沟红肿，前庭沟变浅呈隆起状，触之剧痛，有波动感，穿刺易抽出脓液，面颊皮肤红肿相对较轻。脓肿发生在皮肤与颊肌之间，特别是颊脂垫全面受到炎症累及时则面颊皮肤红肿严重、皮肤肿胀发亮，炎性水肿扩散到颊间隙解剖周界以外，但是红肿压痛中心仍在颊肌位置。局部穿刺可抽出脓液。患者发热及白细胞计数增高。

（四）治疗

脓肿接近口腔黏膜时，宜在咬合线下方前庭沟上方做平行于咬合线的切口。如脓肿接近皮肤，较局限时可直接从脓肿下方沿皮纹切开，较广泛时应从颌下 1.5 cm 处做平行于下颌骨下缘的切口，将止血钳从颌骨下缘外侧伸入颊部脓腔。引流条放置时宜加固定，以免落入脓腔中。

三、颞间隙感染

（一）病因

颞间隙位于颧弓上方的颞区。借脂肪结缔组织与颞下间隙、翼下颌间隙、嚼肌间隙和颊间隙相通。主要为牙源性感染，由上颌后磨牙根尖周感染引起。其次可由嚼肌间隙、翼下颌间隙、颞下间隙、颊间隙感染扩散而来。尚可继发于化脓性中耳炎、颞骨乳突炎，还可由颞部皮肤感染直接引起。该间隙感染可通过板障血管、直接破坏颞骨或通过颞下间隙的颅底诸孔、翼腭窝侵及颅内。患者出现硬脑膜激惹、颅内压升高的症状，如呕吐、昏迷、惊厥。

（二）临床表现

颞间隙感染的临床表现取决于是单纯颞间隙感染还是伴有相邻多间隙感染，因此肿胀范围可仅局限于颞部或同时有腮腺嚼肌区、颊部、眶部、颧部等区广泛肿胀。病变区表现有凹陷性水肿，压痛、咀嚼痛和不同程度的张口受限。颞浅间隙脓肿可触到波动感，颞深间隙则需要借助穿刺抽出脓液方能明确。由于颞筋膜坚韧厚实，颞肌强大，疼痛十分剧烈，可伴头痛，张口严重受限。深部脓肿难以自行穿破，脓液长期积存于颞骨表面，可引起骨髓炎。颞骨鱼鳞部骨壁薄，内外骨板间板障少，感染可直接从骨缝或通过进入脑膜的血管蔓延，导致脑膜炎、脑脓肿等并发症。感染可向颞下间隙、翼颌间隙、颊间隙、嚼肌间隙等扩散，伴多间隙感染时，则有相应间隙的症状和体征，并有严重的全身症状。

（三）诊断

有上颌第三磨牙冠周炎、根尖周炎史、上牙槽后神经阻滞麻醉、卵圆孔麻醉、颞下-三叉-交感神经封闭史。颞部或同时有腮腺嚼肌区有凹陷性水肿、压痛、咀嚼痛和不同程度的张口受限，疼痛十分剧烈。

（四）治疗

脓肿形成时，应根据脓肿大小及范围确定切口。颞浅间隙的脓肿可在颞肌表面做放射状切口，切口方向与颞肌纤维方向一致。勿在切开引流过程中横断颞肌，以免引起出血、感染播散。颞深间隙脓肿时，可沿颞肌附着线做弧形切口，从骨膜上翻开肌瓣彻底引流脓腔。颞间隙伴颞下间隙、翼颌间隙感染时可另在升支喙突内侧，上颌前庭沟后做切口，或经颌下做切口，使引流管一端经口内（或颌下）引出，另一端经口外引出建立贯通引流，加快创口愈合。颞间隙感染经久不愈者，应考虑是否发生颞骨骨髓炎，可通过 X 线摄影或经伤口探查证实，如有骨质破坏吸收的影像或是骨膜粗糙不平,尽早做颏骨刮治术。

四、颞下间隙感染

(一)病因

颞下间隙位于颞骨下方。前界为上颌结节及上颌颧突后面;后界为茎突及茎突诸肌;内界为蝶骨翼突外板的外侧面;外界为下颌支上份及颧弓;上界为蝶内大翼的颞下面和颞下嵴;下界是翼外肌下缘平面,并与翼下颌间隙分界。该间隙中的脂肪组织、颌内动静脉、翼静脉丛、三叉神经上、下颌支的分支分别与颞、翼下颌、咽旁、颊、翼腭等间隙相通;还可借眶下裂、卵圆孔和棘孔分别与眶内、颅内相通。上颌后磨牙根尖周感染,特别是上颌第三磨牙冠周炎可直接引起本间隙的感染。也可从相邻的颞间隙、翼颌间隙、嚼肌下间隙感染及颊间隙感染引起。深部注射麻醉药液如上牙槽后神经麻醉,卵圆孔阻滞麻醉,颞下封闭,如消毒不严密有可能造成该间隙感染。

(二)临床表现

首发症状是面深部疼痛及张口受限,张口型向患侧偏斜。颧骨颧突后方,颧弓上方肿胀压痛,口内检查在颧牙槽嵴后方的前庭沟部分可扪及肿胀膨隆,可从此或"乙状"切迹垂直穿刺抽出脓液。由于本间隙与颞间隙、翼下颌间隙并无解剖结构分隔,往往同时伴有颞间隙及翼下颌间隙感染的症状和体征。颞下间隙感染时,除直接波及颞间隙及翼下颌间隙外,向上可波及眼眶及翼腭窝,通过颅底孔道、翼静脉丛与颅内血管交通,引起颅内感染。向外可波及嚼肌下间隙,向前下可波及颊间隙引起感染。

(三)诊断

有上颌第三磨牙冠周炎、根尖周炎史,上牙槽后神经阻滞麻醉、卵圆孔麻醉、颞下-三叉-交感神经封闭史者也不可忽视。颞下间隙感染早期症状常不明显;脓肿形成后也不易查出波动感。早期诊断,应用穿刺和超声检查帮助诊断。

(四)治疗

应积极应用大剂量抗生素治疗。若症状缓解不明显,经口内(上颌结节外侧)或口外(颧弓与乙状切迹之间)途径穿刺有脓时,应及时切开引流。切开引流途径可由口内或口外进行。口内在上颌结节外侧口前庭黏膜转折处切开,以血管钳沿下颌升支喙突内侧向后上分离至脓腔。口外切开多用沿下颌角下做弧形切口,切断颈阔肌后,通过下颌升支后缘与翼内骨之间进入脓腔。

五、嚼肌间隙感染

(一)病因

嚼肌间隙位于嚼肌与下颌升支外侧骨壁之间。嚼肌在下颌支及其角部附着宽广紧密,故潜在性嚼肌间隙存在于下颌升支上段的外侧部位。借脂肪结缔组织与颊、颞下、翼下颌、颞间隙相连。嚼肌间隙为最常见的颌面部间隙感染之一。主要来自下颌智齿冠周炎,下颌磨牙的根尖周炎、牙槽脓肿,也可因相邻间隙,如颞下间隙感染的扩散,偶由化脓性腮腺炎波及引起。

(二)临床表现

以下颌支及下颌角为中心的嚼肌区肿胀、变硬、压痛伴明显张口受限。由于嚼肌肥厚坚实,脓肿难以自行破溃,也不易触到波动感。若炎症在 1 周以上,压痛点局限或有凹陷性水肿,经穿刺有脓液时,应积极行切开引流,否则容易形成下颌支的边缘性颌骨骨髓炎。

（三）诊断

有急性化脓性下颌智齿冠周炎史。以嚼肌为中心的急性炎性红肿、跳痛、压痛，红肿范围上方超过颧弓，下方达颌下，前到颊部，后至颌后区。深压迫有凹陷性水肿，不易扪到波动感，有严重开口受限。用粗针从红肿中心穿刺，当针尖达骨面时回抽并缓慢退针即可抽到少许黏稠脓液。患者高烧，白细胞总数增高，中性粒细胞比例增大。

（四）治疗

嚼肌间隙蜂窝织炎时除全身应用抗生素外，局部可应用物理疗法或外敷中药；一旦脓肿形成应及时引流。嚼肌间隙脓肿切开引流的途径，虽可从口内翼下颌皱襞稍外侧切开，分离进入脓腔引流，但因引流口常在脓腔之前上侧，体位引流不畅，炎症不易控制，发生边缘性骨髓炎的机会也相应增加。因此，临床常用口外途径切开引流。口外切口从下颌支后缘绕过下颌角，距下颌下缘 2 cm 处切开，切口长 3～5 cm，逐层切开皮下组织，颈阔肌及嚼肌在下颌角区的部分附着，用骨膜剥离器，由骨面推起嚼肌进入脓腔，引出脓液，冲洗脓腔后填入盐水纱条引流。次日更换敷料时抽去纱条，换置橡皮管或橡皮条引流。如有边缘性骨髓炎形成，在脓液减少后应早期施行死骨刮除术，术中除重点清除骨面死骨外，不应忽略嚼肌下骨膜面附着之死骨小碎块及坏死组织，以利创口早期愈合。嚼肌间隙感染缓解或被控制后，应及早对引起感染的病灶牙进行治疗或拔除。

六、翼颌间隙感染

（一）病因

翼颌间隙又称翼下颌间隙，位于翼内肌与下颌支之间，其前界为颞肌及下颌骨冠突；后界为下颌支后缘与腮腺；内侧界为翼肌及其筋膜；外侧界为下颌支的内板及颞肌内面；上界为翼外肌；下界为下颌支与翼内肌相贴近的夹缝。间隙内有舌神经、下牙槽神经、下牙槽动静脉穿行，下牙槽神经阻滞术即将局麻药物注入此间隙内。翼颌间隙感染主要由牙源性感染引起，如下颌第三磨牙冠周炎、上、下颌磨牙根尖周感染等。也可由注射麻醉药液或其他间隙感染如颞下间隙、颊间隙、咽旁间隙、嚼肌间隙等感染直接播散。

（二）临床表现

翼颌间隙感染时，突出症状是面深部疼痛及张口受限。可在升支后缘、下颌角下内侧、升支前缘与翼下颌韧带之间扪及组织肿胀，压痛。医源性原因引起者起病慢，症状轻微而不典型；牙源性感染引起或其他毗邻间隙感染播散引起者，则起病急骤。翼下颌间隙感染非常容易向嚼肌间隙、颊间隙、颞下及颞间隙扩散。向其他间隙扩散时，局部及全身都会出现更为严重的炎症反应与毒性反应。可从间隙内抽出脓液，或超声波查见脓液平面。

（三）诊断

有急性下颌智齿冠周炎史或急性扁桃体炎史，或有邻近的翼颌间隙、颊间隙、颌下间隙、舌下间隙感染史。面深部疼痛及张口受限，局部及全身都会出现更为严重的炎症反应与毒性反应，可从间隙内抽出脓液，或超声波查见脓液平面。

（四）治疗

可经口内途径或口外途径建立引流。口内途径是从翼下颌韧带外侧 0.5 cm 处做纵行切开，在升支前缘内侧分离直达脓腔，或从下颌角下缘下 1.5 cm 处做平行于下颌角下缘的切口，在保护面神经下颌缘支的条件下，用大弯止血钳从翼内肌下颌骨后缘间分离进入脓腔。感染病史超过 2 周时,应注意探查升支内侧骨板有无破坏,如有边缘性骨髓炎形成,宜及时处理。

七、舌下间隙感染

(一)病因

舌下间隙位于舌和口底黏膜之下,下颌舌骨肌及舌骨舌肌之上。前界及两侧为下颌体的内侧面;后部止于舌根。由颏舌肌及颏舌骨肌又可将舌下间隙分为左右两部,二者在舌下肉阜深面相连通。舌下间隙后上与咽旁间隙、翼下颌间隙相通,后下通入颌下间隙。舌下间隙感染可能是由牙源性感染引起,如下颌切牙根尖周感染可首先引起舌下肉阜间隙炎症,尖牙、前磨牙及第一磨牙根尖周感染可引起颌舌沟间隙炎症,牙源性感染尚可通过淋巴及静脉交通途径引起该间隙的炎症。创伤、异物刺入、颌下腺导管化脓性炎症、舌下腺感染及同侧颌下间隙感染的播散也是可能的感染途径。一侧舌下间隙感染时主要向对侧舌下间隙及同侧颌下间隙播散。

(二)临床表现

舌下肉阜区及颌舌沟部位软组织肿胀、疼痛,黏膜表面可能覆盖纤维渗出膜,患侧舌体肿胀、僵硬、抬高,影响发音及吞咽。同侧颌下区也可能伴有肿胀。波及翼内肌时可出现张口受限。颌舌沟穿刺可抽得脓液。应注意与舌根脓肿鉴别。后者多由局部损伤因素引起舌体或舌根肌肉内感染,引起舌体或舌根肿胀、舌体运动受限、吞咽及呼吸困难。向舌根深部穿刺可抽出脓液。

(三)诊断

根据临床表现和舌下肿胀的部位感染的原因诊断。应与舌根部脓肿鉴别,舌根部脓肿较少见,常因刺伤舌黏膜或舌根部扁桃体的化脓性炎症继发;患者自觉症状有吞咽疼痛和进食困难,随着炎症加重可有声音嘶哑,甚至压迫会厌,出现上呼吸道梗阻症状。全身及局部症状均比舌下间隙感染重。

(四)治疗

应在舌下皱襞外侧做与下颌牙槽骨平行的纵切口,略向下分离即可达脓腔,如放置引流条,其末端应与下牙固定。患者应进流食,勤用盐水及漱口液含漱。诊断为舌根部脓肿时,可从口外舌骨上方做水平切口,应用钝头止血钳从中线向舌根方向钝分离,直到脓腔引流。如有窒息危险,可先行气管切开,再做脓肿引流手术。

八、咽旁间隙感染

(一)病因

咽旁间隙位于咽腔侧方的咽上缩肌与翼内肌和腮腺深叶之间。前者为翼下颌韧带及颌下腺上缘;后者为椎前筋膜。咽旁间隙呈倒立锥体形,底在上为颅底的颞骨和蝶骨,尖向下止于舌骨。由茎突及附着其上诸肌将该间隙分为前后两部,前部称咽旁前间隙,后部为咽旁后间隙。前间隙小,其中有咽升动静脉及淋巴、蜂窝组织。后间隙大,有出入颅底的颈内动静脉,第9～12 对脑神经及颈深上淋巴结等。咽旁间隙与翼颌、颞下、舌下、颌下及咽后诸间隙相通;血管神经束上通颅内,下连纵隔,可成为感染蔓延的途径。咽旁间隙感染多为牙源性,特别是下颌智齿冠周炎,以及腭扁桃体炎和相邻间隙感染的扩散。偶继发于腮腺炎、耳源性炎症和颈深上淋巴结炎。

(二)临床表现

表现为咽侧壁咽腭弓、舌腭弓乃至软腭肿胀、变红,扁桃体及悬雍垂偏向中线对侧,在翼颌韧带内侧翼内肌与咽上缩肌之间或下颌角后外方上、内、前方翼内肌内侧穿刺可抽得脓液。可伴张口受限、吞咽疼痛。重者可伴颈上份和颌后区肿胀、呼吸困难、声嘶。咽旁间隙感染时可波及翼颌、颞下、舌下及颌下间隙,向上可引起颅内感染,向下可波及纵隔。波及颈动脉可引起出血死亡。

(三)诊断

有急性下颌智齿冠周炎史,或急性扁桃体炎史,或有邻近的翼颌间隙、颊间隙、颌下间隙、舌下间隙感染史。多见于儿童及青少年。除严重全身感染中毒体征外,局部常表现有如下三大特征。①咽征。口腔内一侧咽部红肿、触痛,肿胀范围包括翼下颌韧带区、软腭、悬雍垂移向健侧,患者吞咽疼痛,进食困难。从咽侧红肿最突出部位穿刺可抽出脓液。②颈征。患侧下颌角稍下方的舌骨大角平面肿胀、压痛。③开口受限。由于炎症刺激该间隙外侧界的翼内肌发生痉挛,从而表现为一定程度的开口受限。

(四)治疗

当脓肿较局限时,可从口内切开引流。可在翼颌韧带内侧做纵向切口,分开咽肌进入脓腔,切口达黏膜深层即可,止血钳分离脓腔时不能过深,以免伤及深部的大血管。要在有负压抽吸及气管切开抢救设备条件下进行手术,以免脓液突然流出阻塞气管。当张口受限或肿胀广泛时,可从口外切开引流,在下颌角下方 1.5 cm 平行于下颌骨下缘做切口。因脓肿位置紧邻气道,在治疗过程中应严密观察呼吸情况,有窒息症状时应及时进行气管切开。

九、颌下间隙感染

(一)病因

颌下间隙位于二腹肌三角区内,间隙中包含颌下腺、颌下淋巴结,并有颌外动脉、面前静脉、舌神经、舌下神经通过。该间隙向上经下颌舌骨肌后缘与舌下间隙相续;向后内毗邻翼下颌间隙、咽旁间隙;向前通颏下间隙;向下借疏松结缔组织与颈动脉三角和颈前间隙相连。因此,颌下间隙感染可蔓延成口底多间隙感染。多见于下颌智齿冠周炎、下颌后牙尖周炎、牙槽脓肿等牙源性炎症的扩散。其次为颌下淋巴结炎的扩散。化脓性颌下腺炎有时亦可继发颌下间隙感染。

(二)临床表现

主要表现为以颌下区为中心的红肿、疼痛,严重者可波及面部及颈部皮肤红肿,患者可能伴有吞咽疼痛及张口困难。脓液形成时易扪及波动感。颌下间隙感染可向舌下间隙、颏下间隙、咽旁间隙及颈动脉三角区扩散。要注意与颌下腺化脓性炎症区别。颌下腺化脓性炎症常有进食后颌下区肿胀历史,双合诊颌下腺及其导管系统肿胀、压痛,挤压颌下腺及其导管可见脓液从颌下腺导管口流出。多有相对长期的病史,反复急性发作。而颌下间隙蜂窝织炎起病急骤,颌下弥漫性肿胀,病情在数日内快速进展。

(三)诊断

常见于成人有下颌磨牙化脓性根尖周炎、下颌智齿冠周炎史,婴幼儿、儿童多能询问出上呼吸道感染继发颌下淋巴结炎病史。二腹肌三角区炎性红肿、压痛,病初表现为炎性浸润块,有压痛;进入化脓期有跳痛、波动感,皮肤潮红;穿刺易抽出脓液。患者有不同程度体温升高、白细胞增多等全身表现。急性化脓性颌下腺炎,常在慢性颌下腺炎的基础上急性发作,表现有二腹肌三角区红肿压痛及体温升高、白细胞增加的急性炎症体征,但多不形成颌下脓肿,并有患侧舌下肉阜区、颌下腺导管口红肿,压迫颌下有脓性分泌物自导管口流出。摄 X 线口底咬 拾片多能发现颌下腺导管结石。

(四)治疗

颌下间隙形成脓肿时范围较广,脓腔较大,但若为淋巴结炎引起的蜂窝织炎,脓肿可局限 于一个或数个淋巴结内,则切开引流时必须分开形成脓肿的淋巴结包膜,始能达到引流的目 的。颌下间隙切开引流的切口部位、长度,应参照脓肿部位、皮肤变薄的区域决定。一般在下 颌骨体部下缘以下 2 cm 做与下颌下缘平行之切口;切开皮肤、颈阔肌后,血管钳钝性分离进入 脓腔。如系淋巴结内脓肿应分开淋巴结包膜,同时注意多个淋巴结脓肿的可能,术中应仔细检 查,予以分别引流。

十、颏下间隙感染

(一)病因

颏下间隙位于舌骨上区,为颏下三角内的单一间隙。间隙内有少量脂肪组织及淋巴结,此 间隙供下颌舌骨肌、颏舌骨肌与舌下间隙相隔。两侧与颌下间隙相连,感染易相互扩散。颏下 间隙的感染多来自淋巴结炎症。下唇、舌尖、口底、舌下肉阜、下颌前牙及牙周组织的淋巴回流 可直接汇于颏下淋巴结,故以上区域的各种炎症、口腔黏膜溃疡、口腔炎等均可引起颏下淋巴 结炎,然后继发颏下间隙蜂窝织炎。

(二)临床表现

颏下间隙感染多为淋巴结扩散引起,故一般病情进展缓慢,早期仅局限于淋巴结的肿大, 临床症状不明显。当淋巴结炎症扩散至结外后,才引起间隙蜂窝织炎,此时肿胀范围扩展至整 个颏下三角区,皮肤充血、疼痛。脓肿形成后局部皮肤紫红,扪压有凹陷性水肿及波动感。感 染向后波及颌下间隙时,可表现出相应的症状。

(三)诊断

主要根据为淋巴结扩散引起的颏下三角区皮肤充血、疼痛。脓肿形成后局部皮肤紫红,扪 压有凹陷性水肿及波动感染可诊断。

(四)治疗

宜从颏下 1 cm 处做平行于下颌骨下缘的切口,分开皮下组织即达脓腔。

十一、口底蜂窝织炎

(一)病因

下颌骨下方、舌及舌骨之间有多条肌,其行走又互相交错,在肌与肌之间、肌与颌骨之间充 满着疏松结缔组织及淋巴结。因此,口底各间隙之间存在着相互关联关系,一旦由于牙源性及 其他原因而发生蜂窝织炎,十分容易向各间隙蔓延而引起广泛的蜂窝织炎。口底多间隙感染 一般指双侧颌下、舌下及颏下间隙同时受累。其感染可能是以金黄色葡萄球菌为主引起的化 脓性口底蜂窝织炎;也可能是以厌氧菌或腐败坏死性细菌为主引起的腐败坏死性口底蜂窝织 炎,后者又称为路德维希咽峡炎,临床上全身及局部反应均甚严重。口底多间隙感染可来自下 颌牙的根尖周炎、牙周脓肿、骨膜下脓肿、冠周炎、颌骨骨髓炎,以及颌下腺炎、淋巴结炎、急性 扁桃体炎、口底软组织和颌骨的损伤等。

引起化脓性口底蜂窝织炎的病原菌,主要是葡萄球菌、链球菌;腐败坏死性口底蜂窝织炎 的病原菌,主要是厌氧性、腐败坏死性细菌。口底多间隙感染的病原菌常常为混合性菌群,除葡萄球菌、链球菌外,还可见产气荚膜梭菌、厌氧链球菌、败血梭状芽孢杆菌、水肿梭状芽孢杆菌、产气梭状芽孢杆菌,以及溶解梭形芽孢杆菌等。

(二)临床表现

化脓性病原菌引起的口底蜂窝织炎,病变初期肿胀多在一侧颌下间隙或舌下间隙。因此,局部特征与颌下间隙或舌下间隙蜂窝织炎相似。如炎症继续发展扩散至颌周整个口底间隙,则双侧颌下、舌下及颏部均有弥漫性肿胀。

腐败坏死性病原菌引起的口底蜂窝织炎,软组织的副性水肿非常广泛,水肿的范围可上及面颊部,下至颈部锁骨水平;严重的甚至达胸上部。颌周有自发性剧痛,灼热感,皮肤表面略粗糙而红肿坚硬。肿胀区皮肤呈紫红色,压痛,有明显凹陷性水肿,无弹性。随着病变发展,深层肌等组织发生坏死、溶解,有液体而出现流动感。皮下因有气体产生,可扪及捻发音。切开后有大量咖啡色、稀薄、恶臭、混有气泡的液体,并可见肌组织呈棕黑色,结缔组织为灰白色,但无明显出血。病情发展过程中,口底黏膜出现水肿,舌体被挤压抬高。由于舌体僵硬、运动受限,常使患者语言不清、吞咽困难,而不能正常进食。如肿胀向舌根发展,则出现呼吸困难,以致患者不能平卧;严重者烦躁不安,呼吸短促,口唇青紫、发绀,甚至出现三凹征,此时有发生窒息的危险。个别患者的感染可向纵隔扩散,表现出纵隔炎或纵隔脓肿的相应症状。

全身症状常很严重,多伴有发热、寒战,体温为39~40 ℃。但在腐败坏死性蜂窝织炎时,由于全身机体中毒症状严重,体温反可不升。患者呼吸短浅,脉搏频弱,甚至血压下降,出现休克。

(三)诊断

根据双侧颌下、舌下及颏部均有弥漫性肿胀,颌周有自发性剧痛,皮肤表面红肿坚硬,肿胀区皮肤呈紫红色,压痛,明显凹陷性水肿,无弹性,皮下因有气体产生,可扪及捻发音。患者吞咽困难,而不能正常进食。如肿胀向舌根发展,则出现呼吸困难,甚至出现三凹征,此时有发生窒息的危险。全身机体中毒症状严重,体温反可不升。患者呼吸短浅,脉搏频弱,甚至血压下降,出现休克等症状可诊断。

(四)治疗

口底蜂窝织炎不论是由化脓性病原菌引起的感染,还是由腐败坏死性病原菌引起的感染,局部及全身症状均很严重。其主要危险是呼吸道的阻塞及全身中毒。在治疗上,除经静脉大量应用广谱抗菌药物控制炎症的发展外,还应着重进行全身支持疗法,如输液、输血,必要时给予吸氧、维持水电解质平衡等治疗;并应及时行切开减压及引流术。

切开引流时,一般根据肿胀范围或脓肿形成的部位,从口外进行切开。选择皮肤发红、有波动感的部位进行切开较为容易。如局部肿胀呈弥漫性或有副性水肿,而且脓肿在深层组织内很难确定脓肿形成的部位时,也可先进行穿刺,确定脓肿部位后,再行切开。如肿胀已波及整个颌周,或已有呼吸困难现象时,应做广泛性切开。其切口可在双侧颌下,颌下做与下颌骨相平行的"衣领"形或倒"T"形切口。术中除应将口底广泛切开外,还应充分分离口底肌,使口底各个间隙的脓液能得到充分引流。如为腐败坏死性病原菌引起的口底蜂窝织炎,肿胀一旦波及颈部及胸前区,皮下又触到捻发音时,应按皮纹行多处切开,达到畅开创口,改变厌氧环境和充分引流的目的。然后用3 %的过氧化氢溶液或1∶5 000高锰酸钾溶液反复冲洗,每日4~6次,创口内置橡皮管引流。

第五节 口腔颌面部特异性感染

一、颌面骨结核

颌面骨结核多由血源播散所致,常见于儿童和青少年,因骨发育旺盛时期骨内血供丰富,感染机会较多。好发部位在上颌骨颧骨结合部和下颌支。

(一)感染来源

感染途径可因体内其他脏器结核病沿血行播散所致;开放性肺结核可经口腔黏膜或牙龈创口感染;也可以是口腔黏膜及牙龈结核直接累及颌骨。

(二)临床特征

骨结核一般为无症状的渐进性发展,偶有自发痛和全身低热。病变部位的软组织呈弥漫性肿胀,其下可扪及质地坚硬的骨性隆起,有压痛,肿胀区表面皮肤或黏膜常无化脓性感染的充血发红表现。但骨质缓慢被破坏,感染穿透密质骨侵及软组织时,可在黏膜下或皮下形成冷脓肿。脓肿自行穿破或切开引流后,有稀薄脓性分泌物溢出;脓液中混有灰白色块状或棉团状物质。引流口形成经久不愈的瘘管,间或随脓液有死骨小碎块排出。颌骨结核可继发化脓性感染而出现局部红、肿、热、痛等急性骨髓炎的症状,脓液也变成黄色黏稠。

(三)诊断

青少年患者常为无痛性眶下及颧部肿胀,局部可有冷脓肿或经久不愈的瘘管形成。脓液涂片可查见抗酸杆菌。X线摄影表现为边缘清晰而不整齐的局限性骨破坏,但死骨及骨膜增生均少见。当继发化脓性感染时,鉴别诊断有一定困难。此外,全身其他部位可有结核病灶及相应体征表现。

(四)治疗

无论全身其他部位是否合并有结核病灶,均应进行全身支持、营养疗法和抗结核治疗。药物可选用对氨基水杨酸、异烟肼、利福平及链霉素等,由于骨结核的抗结核药物治疗疗程一般需要6~12个月,为减少耐药菌株出现,一般主张采用两种药物的联合用药方案。为了提高疗效,缩短药物疗程,对颌骨病变处于静止期而局部已有死骨形成者,应行死骨及病灶清除术。由于患者多为青少年,为避免骨质缺损造成以后发育畸形,除将大块死骨分离外,一般选用较保守的刮扒术,以去除小死骨碎块及肉芽组织,同时继续配合全身抗结核治疗,可望治愈。

二、颌面部放线菌病

放线菌病是由放线菌引起的慢性感染性肉芽肿性疾病。发生在人体的主要是 Wolff-Israel 型放线菌,此菌为革兰氏阳性的非抗酸性、无芽孢的厌氧性丝状杆菌,是人口腔正常菌群中的腐物寄生菌,常在牙石、唾液、牙菌斑、牙龈沟及扁桃体等部位发现该菌。当人体抵抗力降低或被其他细菌分泌的酶所激活时就侵入组织。临床上由于免疫抑制剂的大量应用,机体免疫力降低,也是本病的诱发因素,故本病绝大多数是内源性感染。脓液中常含有浅黄放线菌丝,称为放线菌颗粒或称硫黄样颗粒。

(一)感染途径

放线菌可从死髓牙的根尖孔、牙周袋或智牙的盲袋、慢性牙龈瘘管、拔牙创口或口腔黏膜创口及扁桃体等进入深层组织而发病。

(二)临床表现

放线菌病以 20～45 岁的男性多见。发生于面颈部的放线菌病占全身放线菌病的 60 ％以上。此外,极少数放线菌可经呼吸道或消化道引起肺、胸或腹部放线菌病。颌面部放线菌病主要发生于面部软组织,软组织与颌骨同时受累者仅占 1/5。软组织的好发部位以腮腺咬肌区为多,其次是下颌下、颈、舌及颊部;颌骨的放线菌病则以下颌角及下颌支部为多见。临床上多在腮腺及下颌角部出现无痛性硬结,表面皮肤呈棕红色,病程缓慢,早期无自觉症状。炎症侵及深层咬肌时,出现张口障碍,咀嚼、吞咽时可诱发疼痛。面部软组织患区触诊似板状硬,有压痛,与周围正常组织无明显分界线。病变继续发展,中央区逐渐液化,则皮肤表面变软,形成多数小脓肿,自溃或切开后有浅黄色黏稠脓液溢出。肉眼或取脓液染色检查,可查出硫黄样颗粒。破溃的创口可经久不愈,形成多数瘘孔,脓腔可相互连通而转入慢性期。以后若伴有化脓性感染,还可急性发作,出现急性蜂窝织炎的症状。这种急性炎症与一般颌周炎症不同:虽经切开排脓后炎症趋向好转,但放线菌的局部板状硬性肿胀,不会完全消退。

放线菌病不受正常组织分层限制,可直接向深层组织蔓延,当累及颌骨时,可出现局限性骨膜炎和骨髓炎,部分骨质被溶解、破坏或有骨质增生。X 线片上可见有多发性骨质破坏的稀疏透光区。如果病变侵入颌骨中心,造成严重骨质破坏,可在颌骨内形成囊肿样膨胀,称为中央性颌骨放线菌病。

(三)诊断

颌面部放线菌病的诊断,主要根据临床表现及细菌学的检查。组织呈硬板状;多发性脓肿或瘘孔;从脓肿或从瘘孔排出的脓液中可获得硫黄样颗粒;涂片可发现革兰氏阳性、呈放射状的菌丝;急性期可伴白细胞计数升高,血沉降率加快。不能确诊时,可做活体组织检查。临床上应与结核病变相鉴别。中央型颌骨放线菌病 X 线片显示的多囊性改变,需要排除颌骨成釉细胞瘤及黏液瘤等肿瘤性疾病的可能。

(四)治疗

颌面部软组织放线菌病以抗生素治疗为主,必要时配合外科手术。

1.药物治疗

(1)抗生素:放线菌对青霉素、头孢菌素类高度敏感。临床一般首选大剂量青霉素 G 治疗,每日200 万～500 万U,肌内注射,6～12 周为一疗程。亦可用青霉素 G 加普鲁卡因行局部病灶封闭。如与磺胺类药物联合应用,可能提高疗效。此外,红霉素、林可霉素、四环素、氯霉素、克林霉素等亦可选用。

(2)碘制剂:口服碘制剂对颌面部病程较长的放线菌病可获得一定效果。一般常用 5 ％～10 ％碘化钾口服,每天 3 次。

(3)免疫疗法:有人推崇使用免疫疗法,认为有一定效果。用放线菌溶素做皮内注射。首次剂量0.5 mL,以后每 2～3 d 注射 1 次,剂量逐渐增至 0.7～0.9 mL,以后每次增加 0.1 mL,全疗程为 14 次,或达到每次注射 2 mL 为止。

2.手术疗法

在应用抗生素的同时,如有以下情况可考虑配合手术治疗。

(1)切开引流及肉芽组织刮除术:放线菌病已形成脓肿或破溃后遗留瘘孔,常有坏死肉芽组织增生,可采用外科手术切开排脓或刮除肉芽组织,以加强抗菌药物治疗的效果。

(2)死骨刮除术:放线菌病侵及颌骨或已形成死骨时,应采用死骨刮除术,将增生的病变和已形成的死骨彻底刮除。

(3)病灶切除术:经以上治疗无效,且反复伴发化脓性感染的病例,亦可考虑病灶切除。但因局部血供丰富,应有血源准备。术前每日给青霉素 G 1 000 万～2 000 万 U;术后每日 200 万～300 万 U,持续应用 12 周或更长时间,以防复发。

三、颌面部梅毒

梅毒系由梅毒螺旋体(TP)引起的一种慢性传染病。初起时即为全身性,但病程极慢,病变发展过程中可侵犯皮肤、黏膜及人体任何组织器官而表现出各种症状,其症状可反复发作,但个别患者也可潜伏多年,甚至终身不留痕迹。

(一)感染途径

梅毒从感染途径可分为后天梅毒和先天(胎传)梅毒。后天梅毒绝大多数通过性行为感染,极少数患者可通过接吻,共用饮食器皿、烟斗、玩具,哺乳传播;亦有因输带菌血而感染者。先天梅毒为母体内梅毒螺旋体借母血侵犯胎盘绒毛后,沿脐带静脉周围淋巴间隙或血流侵入胎儿体内。胎儿感染梅毒的时间系在妊娠 4 个月,胎盘循环已建立后。

(二)临床表现

后天梅毒可分为一、二、三期及隐性梅毒。一、二期均属早期梅毒,多在感染后 4 年内出现症状,传染性强;三期梅毒又称晚期梅毒,系在感染 4 年后表现,一般无传染性。隐性梅毒指感染后除血清反应阳性外,无任何临床症状者。亦可按感染后 4 年为界分为早期和晚期。隐性梅毒可终生不出现症状,但也有早期无症状而晚期发病者。

先天梅毒也可分为两期:在 4 岁以内发病者为早期;在 4 岁以后发病者为晚期。

1.后天梅毒

后天梅毒在口腔颌面部的主要表现有 3 种:依病程分别分为口唇下疳、梅毒疹和树胶样肿(梅毒瘤)。梅毒树胶样肿除累及软组织外还可累及颌面骨及骨膜组织。临床上以硬腭部最常见,其次为上颌切牙牙槽骨、鼻中隔。间或可见于颧骨、下颌角部。

腭部树胶样肿常位于腭中线(有时原发于鼻中隔),呈结节型或弥散状。树胶样肿浸润灶很快软化,形成溃疡。初起溃疡底面为骨质,以后骨质坏死,死骨脱落后遗留腭骨穿孔,发生口腔与鼻腔交通。以后穿通口边缘逐渐变平,鼻黏膜与腭黏膜相连,形成瘢痕。腭部树胶样肿波及鼻中隔、鼻骨、上颌骨,可在颜面部表现为鼻梁塌陷的鞍状鼻。若鼻骨、鼻软骨、软组织全部破坏则呈现全鼻缺损的洞穿畸形。上颌骨牙槽骨树胶样肿,初无自觉症状,上唇被肿块抬起,以后肿块溃破造成牙槽骨坏死,死骨脱落后遗留骨质缺损;当瘢痕形成后则进一步牵引上唇底部,表现出明显的上唇内陷畸形。树胶样肿如波及颧骨,可在眶外下部出现瘘孔,最终也形成内陷畸形。

2.先天梅毒

早期先天胎传梅毒多在出生后第 3 周到 3 个月,甚至 1 年半后出现症状。婴儿常为早产儿,表现营养障碍,貌似老人。鼻黏膜受累,致鼻腔变窄,呼吸不畅,有带血的脓性黏液分泌。口腔黏膜可发生与后天梅毒相似的黏膜斑。口周斑丘疹互相融合而表现弥漫性浸润、增厚;表面光滑脱皮、呈棕红色,皮肤失去弹性,在口角及唇缘辐射出深的皲裂,愈合以后形成辐射状浅瘢痕。

晚期先天梅毒多发生于儿童及青春期。除有早期先天梅毒的遗留特征外,一般与后天三期梅毒相似。可发生结节型梅毒疹及树胶样肿,从而导致软、硬腭穿孔,鼻中隔穿孔及鞍状鼻。

此外,因梅毒性间质性角膜炎出现的角膜混浊,损害第 8 对脑神经的神经性聋,以及哈钦森牙,被称为先天性梅毒的哈钦森三征。

(三)诊断

诊断应审慎,应根据详细而正确的病史、临床发现、实验室检查及 X 线检查综合分析判断,损害性质不能确定时可行组织病理检查。实验室检查包括梅毒下疳二期梅毒黏膜斑分泌物涂片直接检查梅毒螺旋体。血清学检查主要为性病研究实验室试验(VDRL test),以及未灭活血清反应素试验、快速血浆反应素试验(RPR test)等,其结果对梅毒的诊断、治疗效果的判断及发现隐性梅毒等均有重要意义。但各期梅毒的血清反应阳性率与病期、病型、治疗的情况,以及患者的反应性有关;也可因其他疾病而出现假阳性。为此,近年采用荧光密螺旋体抗体吸收试验(FTA-ABS test)、免疫组化、聚合酶链式反应(PCR)、逆转录聚合酶链式反应(RT-PCR)等方法提高诊断的敏感性及特异性,且作为最后诊断的依据。

(四)治疗

颌面部梅毒损害无论胎传或后天受染,均为全身性疾病的局部表现,因此应行全身性治疗。驱梅治疗药首选青霉素 G 及砷铋剂联合疗法。必须在全身及局部的梅毒病变基本控制以后,才可考虑病变遗留组织缺损和畸形的修复和矫正术。

第六节　面颈部淋巴结炎

一、病因

该病以继发于牙源性及口腔感染最为多见,也可以来源于面部皮肤的损伤、疖、痈等。小儿大多数由上呼吸道感染及扁桃体炎引起。由化脓性细菌引起的称为化脓性淋巴结炎。由结核杆菌引起的为结核性淋巴结炎。

二、临床表现

(一)急性化脓性淋巴结炎

急性化脓性淋巴结炎:早期病症轻者仅有淋巴结的肿大、变硬和压痛,有时患者有自觉疼痛的症状,淋巴结的界线清楚,与周围组织无粘连,移动度尚可。当炎症波及淋巴结包膜外时,结周出现蜂窝织炎,则肿胀弥散,界界不清,表面皮肤发红。全身反应轻微或有低热,体温一般在 38 ℃以下,此期常为患者所忽视而不能及时治疗,如能够及时治疗,可以治愈或向慢性淋巴结炎转归。如未有效地控制,可迅速发展成为化脓性淋巴结炎,局部疼痛加重,淋巴结化脓溶解。脓肿破溃后,侵及周围软组织,形成广泛的肿胀,皮肤红肿,淋巴结与周围组织粘连,不能移动。脓肿形成后,皮肤表面出现明显压痛点,表面皮肤软化,有凹陷性水肿,可扪及波动感。全身反应加重,高热,寒战,头痛,全身无力,食欲减退,小儿出现烦躁症状,白细胞计数急剧上升,达 30×10^9/L,重者出现核左移。如不及时治疗可并发颌周间隙蜂窝织炎、静脉炎、败血症,甚至出现中毒性休克。临床上小儿的症状较成人更加严重,反应更加剧烈。

（二）慢性淋巴结炎

慢性淋巴结炎主要表现为慢性增殖性炎症，也可以是急性化脓性炎症经有效控制后的转归过程。淋巴结肿大、变硬，大小不等，与周围组织无粘连，活动度良好，有轻度压痛，无明显全身症状。慢性淋巴结炎可持续很长时间，甚至有些病例在治愈后，因淋巴结内纤维结缔组织增生，在肿大的淋巴结消退到一定程度后，仍有一定硬度，但无任何其他症状。此外，慢性淋巴结炎在遇到新的致病因子的侵袭或机体抵抗力突然下降时，可突然急性发作。

三、诊断

根据病史、临床表现可诊断。急性化脓性淋巴结炎与结核性淋巴结炎形成脓肿后可借抽吸脓液进行鉴别诊断；冷脓肿的脓液稀薄污浊，暗灰色似米汤，夹杂有干酪样坏死物；而化脓性淋巴结炎，抽吸物多为黄色黏稠脓液。急性化脓性颌下淋巴结炎应与化脓性颌下腺炎相鉴别，后者可因损伤、导管异物或结石阻塞而继发感染。双手触诊检查时颌下腺较颌下淋巴结炎位置深而固定，导管口乳头有红肿炎症，并可挤出脓液。

四、治疗

（一）局部治疗

急性化脓性淋巴结炎在全身用药的同时，早期可采用局部热敷、超短波、氦氖激光、中药外敷等疗法，以促进炎症的吸收，防止炎症扩散。如有脓肿形成，且脓汁较少，或吸收痊愈，或向慢性淋巴结炎转化。若脓汁较多，或已形成颌周蜂窝织炎，肿大的淋巴结中心已变软，有波动感，或经局部穿刺抽出脓汁者，应及时切开引流，排出脓液。有的婴幼儿颈部皮下脂肪较厚，对脓肿较小且较为局限者，也可采用穿刺抽脓并注入抗生素的方法治疗。慢性淋巴结炎一般不需要治疗，但淋巴结增大明显经久不能缩小，或有疼痛不适，也可采取外科手术方法将肿大淋巴结摘除。急性化脓性淋巴结炎和慢性淋巴结炎都应尽早查明并积极予以治疗原发病灶，如牙槽脓肿、牙周炎、智齿冠周炎、扁桃体炎、疖和痈等。

（二）全身治疗

急性化脓性淋巴结炎，早期常有全身症状，尤其在婴幼儿，常有高热及中毒症状，应给予全身支持疗法及水电解质平衡，患者要安静休息，根据常见病原菌选择抗生素药物。

第七节 颌面部疖痈

颌面部疖痈是一种常见病，它是皮肤毛囊及皮脂腺周围组织的一种急性化脓性感染。发生在一个毛囊及所属皮脂腺者称疖。相邻多个毛囊及皮脂腺累及者称痈。由于颜面部局部组织松软，血运丰富，静脉缺少瓣膜且与海绵窦相通。如感染处理不当，易扩散逆流入颅内，引起海绵窦血栓性静脉炎、脑膜炎、脑脓肿等并发症，尤其是发生在颌面部的"危险三角区"内的感染更应注意。

一、病因

绝大多数的病原菌为金黄色葡萄球菌，少数为白色葡萄球菌。在通常情况下，人体表面皮肤及毛囊皮脂腺有细菌污染但不致病。当皮肤不洁，抵抗力降低，尤其是有某些代谢障碍的疾病，如糖尿病患者，当细菌侵入时很易引起感染。

二、临床表现

疖是毛囊及其附件的化脓性炎症,病变局限在皮肤的浅层组织。初期为圆锥形毛囊性炎性皮疹,基底有明显炎性浸润,形成皮肤红、肿、痛的硬结,自觉灼痛和触痛,数日后硬结顶部出现黄白色脓点,周围为红色硬性肿块,患者自觉局部发痒、灼烧感及跳痛,以后发展为坏死性脓栓,脓栓脱去后排出血性脓液,炎症渐渐消退,创口自行愈合。轻微者一般无明显全身症状,重者可出现发热,全身不适及区域性淋巴结肿大。如果处理不当,如随意搔抓或挤压排脓及不适当地切开等外科操作,都可促进炎症的扩散,甚至引起败血症。有些菌株在皮肤疖肿消退后还可诱发肾炎。发生于鼻翼两旁和上颌者,因此处为血管及淋巴管丰富的危险三角区,如果搔抓、挤捏或加压,感染可骤然恶化,红肿热痛范围扩大,伴发蜂窝织炎或演变成痈,因危险三角区内的静脉直接与颅内海绵窦相通,细菌可沿血行进入海绵窦形成含菌血栓,并发海绵窦血栓性静脉炎,进而引起颅内感染、败血症或脓毒血症,常可危及生命。疖通常为单个或数个,若病菌在皮肤扩散或经血行转移,便可陆续发生多数疖肿,如果反复出现,经久不愈者,则称为疖病。

痈是多个相邻的毛囊及其所属的皮脂腺或汗腺的急性化脓性感染,由多个疖融合而成,其病变波及皮肤深层毛囊间组织时,可顺筋膜浅面扩散波及皮下脂肪层,造成较大范围的炎性浸润或组织坏死。

痈多发生于成年人,男性多于女性,好发于上唇部(唇痈)、项部(对口疮)及背部(搭背)。感染的范围和组织坏死的深度均较疖为重。当多数毛囊、皮脂腺、汗腺及其周围组织发生急性炎症与坏死时,可形成迅速扩大的紫红色炎性浸润块。感染可波及皮下筋膜层及肌组织。初期肿胀的唇部皮肤与黏膜上出现多数的黄白色脓点,破溃后呈蜂窝状,溢出脓血样分泌物,脓头周围组织可出现坏死,坏死组织溶解排出后可形成多数蜂窝状洞腔,严重者中央部坏死、溶解、塌陷,似"火山口"状,内含有脓液或大量坏死组织。痈向周围和深层组织发展,可形成广泛的浸润性水肿。

唇痈除剧烈的疼痛外,还可引起区域淋巴结的肿大和触痛,全身症状明显,如发热、畏寒、头痛及食欲减退、白细胞计数增高、核左移等。唇痈不仅局部症状比疖重,而且容易引起颅内海绵窦血栓性静脉炎、败血症、脓毒血症及中毒性休克等,危险性很大。

三、诊断

有全身及局部呈现急性炎症症状,体温升高,白细胞数升高,粒细胞增多、左移。单发性毛囊炎为"疖",多发性为"痈"。注意疖肿的部位是否位于"危险三角区",有无挤压、搔抓等有关病史,有无头痛、头晕、眼球突出等海绵窦血栓性静脉炎等征象及败血症表现。

四、治疗

(一)局部治疗

尽量保持局部安静、减少表情运动、少说话、进流食等,以减少肌肉运动时对疖肿的挤压刺激,严禁挤压、搔抓、挑刺,忌用热敷、石炭酸或硝酸银烧灼,以防感染扩散。

1.毛囊炎的局部治疗

止痒杀菌,局部保持清洁干燥。可涂 2 %～2.5 %的碘酊,1 d 数次。毛囊内脓肿成熟后,毛发可自然脱出,少量脓血分泌物溢出或吸收便可痊愈。

2.疖的局部治疗

杀菌消炎,早期促进吸收。早期可外涂 2 %～2.5 %的碘酊,20 %～30 %的鱼石脂软膏或纯鱼石脂厚敷,也可用 2 ％的鱼石脂酊涂布。也可外敷中药,如二黄散、玉露散等。如炎症不能自行消退,一般可自行穿孔溢脓。如表面脓栓不能自行脱落,可用镊子轻轻夹除,然后待脓液流出,涂碘酊即可。

3.痈的治疗

促使病变局限,防止扩散。用药物控制急性炎症的同时,局部宜用 4 ％的高渗盐水或含抗菌药物的盐水行局部湿敷,以促使痈早期局限、软化及穿破,对已有破溃者有良好的提脓效果,在溃孔处可加用少量化腐丹,以促进坏死组织溶解,脓栓液化脱出。对脓栓浓稠,一时难以吸取者,可试用镊子轻轻钳出,但对坏死组织未分离彻底者,不可勉强牵拉,以防感染扩散。此时应继续湿敷至脓液消失,直到创面平复为止。过早停止湿敷,可因阻塞脓道造成肿胀再次加剧。面部疖痈严禁早期使用热敷和按一般原则进行切开引流,以防止感染扩散,引起严重并发症。对已形成明显的皮下脓肿而又久不破溃者,可考虑在脓肿表面中心皮肤变薄或变软的区域,做保守性切开,引出脓液,但严禁分离脓腔。

(二)全身治疗

一般单纯的毛囊炎和疖无并发症时,全身症状较轻,可口服磺胺类和青霉素等抗菌药物,患者应适当休息和加强营养。

面部疖合并蜂窝织炎或面痈应常规全身给予足量的抗菌药物,防止炎症的进一步扩散。有条件者最好从脓头处取脓液进行细菌培养及药物敏感试验,疑有败血症及脓毒血症者应进行血培养。但无论是脓液培养还是血培养,可能因为患者已用过抗菌药物,或因为取材时间和培养技术的影响,培养结果可能为假阴性,药物敏感试验也可能出现偏差。为提高培养结果的阳性率和药物敏感试验的准确性应连续3～5 d抽血培养,根据结果用药。如果一时难以确定,可先试用对金黄色葡萄球菌敏感的药物,如青霉素、头孢菌素及红霉素等,待细菌培养和药物敏感试验有确定结果时,再做必要的调整。尽管细菌药物敏感试验结果是抗菌药物选择的重要依据,但由于受体内、体外环境因素的影响,体外药物敏感试验的结果不能完全反映致病细菌对药物的敏感程度。

另一个给药的重要依据是在用药后症状的好转程度,如症状有明显好转,说明用药方案正确,如症状没有好转,或进一步恶化,应及时调整用药方案。此外,在病情的发展过程中,可能出现耐药菌株或新的耐药菌株的参与,所以也应根据药物敏感试验的结果和观察脓液性质及时调整用药方案。败血症和脓毒血症常给予2～3 种抗菌药物联合应用,局部和全身症状完全消失后,再维持用药 5～7 d,以防病情的复发。唇痈伴有败血症和脓毒血症时,可能出现中毒性休克,或出现海绵窦血栓性静脉炎和脑脓肿等严重并发症,应针对具体情况予以积极的全身治疗。

参考文献

[1] 陈宜辉. 实用临床口腔诊疗精要 [M]. 哈尔滨：黑龙江科学技术出版社，2018.

[2] 刘俊红，姚姝博，宋双荣，等. 口腔临床疾病诊疗思维 [M]. 天津：天津科学技术出版社，2018.

[3] 袁得铭. 实用口腔疾病诊疗与临床应用 [M]. 北京：科学技术文献出版社，2018.

[4] 刘琦，杨静，危薇，等. 临床口腔科常见疾病诊疗技术 [M]. 北京：科学技术文献出版社，2018.

[5] 刘龙坤，严俊峰，许晓虎，等. 实用口腔疾病诊疗技术 [M]. 天津：天津科学技术出版社，2018.

[6] 韩姝. 精编口腔医学临床实践 [M]. 长春：吉林科学技术出版社，2018.

[7] 英敏霞. 实用口腔修复学 [M]. 天津：天津科学技术出版社，2018.

[8] 周曾同. 口腔黏膜病学 [M]. 北京：人民卫生出版社，2018.

[9] 李谊，胡静，杨桦. 实用五官疾病诊疗精粹 [M]. 天津：天津科学技术出版社，2018.

[10] 张永红. 五官科疾病诊疗要点 [M]. 天津：天津科学技术出版社，2018.

[11] 谢兰芬，岳金，王双义，等. 现代五官科疾病诊疗 [M]. 北京：科学技术文献出版社，2018.

[12] 齐方梅，刘宏伟，李林，等. 新编五官科疾病诊疗学 [M]. 武汉：湖北科学技术出版社，2018.

[13] 张清娟，殷鹏，王梁，等. 五官科疾病诊治重点与实践 [M]. 北京：科学技术文献出版社，2018.

[14] 周润海，李立国. 五官科常见病的诊治 [M]. 天津：天津科学技术出版社，2018.

[15] 丁广存. 当代口腔诊疗基础与临床进展 [M]. 长春：吉林科学技术出版社，2019.

[16] 蔄荷芽，陈延梅，刘立芳，等. 现代临床口腔疾病诊疗技术 [M]. 北京：科学技术文献出版社，2019.

[17] 冯萍. 口腔科诊疗常规 [M]. 长春：吉林科学技术出版社，2019.

[18] 陈彬，冯晔，韦明霞，等. 现代口腔科诊疗精要 [M]. 哈尔滨：黑龙江科学技术出版社，2019.